La
**Solución
Evolutiva**

La Solución Evolutiva

Dr. Daniel Roberts

Gerente Editorial: Julio Mazparrote

Diseño Gráfico: Alicia Carbajal

Portada: imacion.com

www.editorialbiosfera.com

Lithomundo S.A.

PRIMERA EDICIÓN 2009

Aviso

La información que se publica en este libro es solamente con propósitos educativos y no debe ser vista como consejos médicos personales. La información contenida en este libro no está dirigida a reemplazar, suplantar, aumentar o disminuir la consulta con un profesional de la salud en relación al cuidado médico del lector.

Ni el autor ni la casa editora se hacen responsables por cualquier daño real o imaginario a que diera lugar la utilización de información aquí contenida. El autor considera que siempre es recomendable consultar con su médico antes de emprender un cambio en programas de ejercicios o en alimentación.

Agradecimiento

Mi agradecimiento a la traductora Patricia Torres y a la artista Lorena Tomassi, quienes realizaron su sensible quehacer dando pruebas de una gran paciencia frente a mis exigencias, a veces excesivamente minuciosas.

Índice

Introducción

Una de las características distintivas más importantes que ha transformado al Homo sapiens en la criatura más exitosa sobre la faz de la Tierra es su habilidad para enriquecer el acervo de conocimientos que tiene a su disposición y hacer uso de él: hechos, ideas y conceptos asentados en libros e investigaciones científicas y humanísticas, concebidos por sus contemporáneos o por personas ya desaparecidas. Este formidable cúmulo de información a veces le permite tomar su propia experiencia, cargarla con energía creativa, interrelacionarla con información existente, mezclarlo todo y llegar a nuevas apreciaciones. Muchas veces, este proceso del pensamiento conceptual es precisamente lo que se necesita para seguir la dirección correcta a fin de adoptar nuevos enfoques en el quehacer científico.

Sin embargo, debemos tener cuidado, porque este inmenso acervo de información también contiene ideas y nociones que pueden estar basadas en un pensamiento axiomático erróneo: conceptos carentes de exactitud que aceptamos como ciertos simplemente porque de alguna manera se nos colaron en nuestra mente colectiva y han sido aceptados sin cuestionar generación tras generación. En esta categoría entran el ejercicio y la alimentación. Debemos reconsiderar ideas y conceptos que "sabemos" desde hace décadas simplemente porque los sistemas basados en esas "verdades universales", que en realidad son falaces, no funcionan para la vasta mayoría de nosotros.

Si tenemos suerte, una que otra vez leeremos un libro que ejerce una influencia tan significativa sobre nosotros que nos cambia por completo la forma de ver las cosas y nos proporciona un alimento permanente para el pensamiento y la acción. Eso fue lo que me sucedió cuando mi hijo, Mark Roberts, conociendo el tema del libro que yo estaba escribiendo, me dio a conocer la obra de Elaine Morgan sobre la evolución: *The Descent of Woman* (El origen de la mujer). En mi caso, el impacto fue aún más dramático porque esto ocurrió cuando me encontraba en las etapas finales del presente libro y la obra me reveló información crucial para explicar la idea central que yo deseaba desarrollar. Aunque lo que leí no me llevó a cambiar de forma apreciable el contenido de lo que ya había escrito, sí me impulsó a complementarle mucho más, inspirado por la sensación de maravilla e incluso de reverencia que sentía al identificar el por qué el sistema de ejercicios que había denominado "El Concepto Delfín" es tan eficiente, una pregunta que —debo reconocerlo— me había intrigado desde un principio.

Basándome en mi experiencia personal y en la observación de su aplicación en otros, me había dado cuenta de que este plan de recuperación individual funcionaba bien. Sin embargo, desde el inicio, lo que más me había sorprendido era el profundo impacto que tenía en personas que no habían practicado ningún ejercicio durante décadas. Fue por ello que me impresionó descubrir las lógicas y coherentes observaciones de Elaine Morgan, las cuales confirmaban y aclaraban la idea antes planteada por el biólogo marino Sir Alistair Hardy, quien decía que *el antepasado del Homo sapiens fue, durante un importante período de tiempo evolutivo, un mamífero marino.* Los biólogos definen a los mamíferos marinos como *aquellos que pasan la mayor parte de su tiempo en el mar o cerca de él y de donde obtienen la mayor parte de sus alimentos.* Algunas especies de mamíferos marinos, como los osos polares, las focas y también los homo sapiens se han adaptado al agua en diversos grados; su conformación ha sido parcial. En otras, como los delfines, la conciliación ha sido *total.*

La hipótesis del profesor Hardy sobre nuestro origen —parcialmente costero marino— fue decisiva para poner en movimiento una serie de procesos del pensamiento que contribuyeron significativamente con este libro porque me impulsaron a descubrir información que cuadraba a la perfección en el rompecabezas que yo estaba armando. Pero eso no fue todo. También me alentó a ahondar en el fascinante mundo de los millones de años transcurridos y, al hacerlo, tras muchas horas de investigación y reflexión, nació la segunda parte de este libro: el Concepto de Nutrición y la Dieta del Mono Desnudo, nociones que también están basadas en nuestra herencia evolutiva. Que yo sepa, este libro representa el primer ensayo dónde se proponen nuevos conceptos prácticos, basados en la evolución, con el objetivo de restablecer, en buena medida, la salud del Homo sapiens. Siempre me sentiré agradecido por ello. Gracias, Profesor Hardy y Elaine Morgan, por señalar el camino.

También debo expresar mi reconocimiento al astrónomo Carl Sagan y rendir tributo a su memoria. Sagan siempre se las ingenió para impresionar a mi generación en mis años de formación y en este libro no pocas veces cito sus pensamientos condensados porque éstos combinan a la perfección la filosofía con la ciencia, lo cual nos ayuda a estar conscientes de la inmensidad e importancia del tiempo y el espacio. De igual forma, quisiera darle las gracias al zoólogo Desmond Morris por reavivar mi interés en la teoría de la evolución a través de su excelente libro en la materia, que claramente ilustró la versión aceptada en su época; por otros libros suyos que he disfrutado, pero especialmente por acuñar el término el "mono desnudo", que tan apropiadamente describe al miembro más interesante de todas las especies del planeta.

Además, no podría escribirse un libro sobre la evolución sin reconocer la presencia etérea de Charles Darwin, recordando su valiente batalla para colocar la ciencia y la razón en un lugar preferencial en la sociedad a través del extraordinario regalo que le dio a la humanidad: *El origen de las especies*. He engalanado este libro no sólo con citas mías, sino también con citas de algunos acreditados notables que he usado sin reservas, porque a veces tal estilo de reflexión condensada permite comprender lo que especulaban esos pensadores sobre algunos temas.

Además, estas citas añaden color a mis explicaciones y las aclaran. Un ejemplo de Albert Einstein: *"Todos los días me recuerdo a mí mismo, cientos de veces, que mi vida interna y externa depende del trabajo de otros hombres, vivos y muertos, y que debo esforzarme para dar tanto como he recibido y sigo recibiendo."*

Es éste un pensamiento de un matemático, filósofo y pensador independiente que en pocas palabras expresa muchas cosas a la vez: admiración, gratitud, humildad, deber moral y motivación. En mi opinión, las frases condensadas pueden adquirir cierta personalidad propia; son palabras sencillas colocadas en contexto para ser utilizadas como combustible cerebral de alto poder: eficiencia literaria en su máxima expresión.

Pero, para comprender claramente las cosas que se discutirán en estas páginas, también es necesario condensar otra cosa: el tiempo, tanto el astronómico, como evolutivo. Necesitamos adoptar una mentalidad que nos permita captar conceptos que abarcan períodos gigantescos; comprender esos magnos lapsos de tiempo, e, igualmente, pensar de forma lógica en términos de una historia continua: la crónica de quiénes somos y cómo llegamos aquí.

Para mejor visualizar esta historia continuada, me he propuesto hacer un relato sobre la evolución de la especie humana en términos de presenciar un embarazo. Los millones de años de evolución de los primates representarían los nueves meses de gravidez, con el nacimiento a término del Homo sapiens producido hace más o menos unos 200 mil años. Para nuestros efectos, ellos y nosotros somos uno solo: los componentes del desarrollo de la gestación; mientras que la semilla fecundada viene siendo el primer primate que se subió a un árbol hace 60 millones de años.

Es por esto que no hago mucho énfasis citando períodos específicos en el desarrollo de nuestros ancestros, ni en los nombres dados a ellos, como tampoco distingo las diferentes épocas, como se acostumbra hacer en los estudios clásicos sobre la evolución. Simplemente, podemos entender este colosal período como el tiempo que fue necesario para el desarrollo del feto evolutivo, y, al mundo, donde habitaban, considerarlo como el vientre materno. De esta forma será más cómodo, y de lectura más agradable, el visualizar el tema que nos ocupa. Presenciemos, entonces, con debida fascinación, la gestación y el nacimiento de esta maravillosa criatura, siguiendo de cerca su heroica lucha por vivir, lo cual consiguió aprendiendo; siempre aprendiendo.

Capítulo 1

Al principio...

> *"La razón puede responder preguntas, pero la imaginación tiene que formularlas".* **Ralph Gerard, neurofisiólogo.**

> *"Todo avance en la ciencia se origina desde un pensamiento audaz de la imaginación".* **John Dewey.**

> *"Plantear nuevas preguntas, nuevas posibilidades, enfocar viejos problemas desde un nuevo ángulo, requiere una imaginación creativa y marca verdaderos avances en la ciencia".* **Albert Einstein.**

> *"No siempre los conceptos nuevos se basan en descubrimientos nuevos. Muchas veces nacen al reordenar elementos conocidos de una forma más inteligente".* **Daniel Roberts.**

Me volteé hacia mi hijo Mark y le dije: *"En el mundo actual, además de nosotros, viven ciento noventa y dos especies de primates[1]. Si quisiéramos adaptarlos a la vida de zoológico, lógicamente aspiraríamos a proteger su mandato genético y a preservar su salud imitando su hábitat natural tanto como fuera posible. Al mismo tiempo, querríamos suministrarles los alimentos naturales que se producen en su entorno porque mientras más nos alejemos de estos principios menos saludables serán. Si sabemos que esto es indiscutiblemente cierto para ellos y para el resto de los animales, ¿por qué habría de ser menos cierto para nosotros, el "mono desnudo", el primate número ciento noventa y tres?"* Proseguí. *"Los últimos diez mil años, y particularmente los últimos quinientos, son mínimas partículas de tiempo en nuestra evolución, pero en ellos hemos cambiado por completo la forma de alimentarnos y de utilizar nuestro sistema músculo-esquelético. Ha llegado el momento en que debemos*

---

[1] Esta cifra varía dependiendo del método utilizado para determinar con exactitud cuales animales deben ser clasificados como primates.

desarrollar la mentalidad de zoológico en relación a la salud de la especie más interesante del planeta".

Mark me devolvió la mirada y me dijo: *"Escribe el libro, papá. Escribe el libro"*.

Y así comenzamos...

Hace 65 millones de años, en algún lugar del inmenso espacio, un gigantesco asteroide, de 10 kilómetros de diámetro, se separó de su órbita natural entre Marte y Júpiter y penetró la atmósfera de la Tierra, precipitándose a la superficie del planeta en medio del caos. En su vertiginoso descenso, alcanzó una velocidad superior a los 100.000 kilómetros por hora e hizo impacto justo en la costa de la Península de Yucatán, México, en dirección hacia el Océano Pacífico.

Su colosal tamaño y la velocidad supersónica que alcanzó en su caída crearon una enorme fuerza de impacto —una explosión fantasmagórica equivalente a unos treinta millones de toneladas de TNT, es decir, más de 2.000 bombas como la de Hiroshima— que aplastó por completo el asteroide y todo lo que chocó con él, transformándolo en minúsculas partículas. El enorme planetoide rocoso se estrelló a un ángulo entre 20 y 30 grados desde el sureste, creando enormes bolas de fuego que cubrieron la Tierra en una dirección constante noroeste. Esta inmensa onda expansiva destruyó gran parte de América del Norte. Sin embargo, la fuerza no terminó allí: el impacto fue tan poderoso y el impulso tan grande que la devastación masiva no se limitó a un continente, sino que se extendió a todo el planeta. Se ha dicho que fue el momento en que la Tierra tembló, literalmente.

La profundidad de la depresión con forma de herradura —de un kilómetro— se mantiene como un silencioso testimonio de la gigantesca fuerza del impacto, mientras que su tamaño y contorno reproducen esos cráteres que se ven en Venus y la Luna formados por choques de asteroides en ángulos bajos. Los círculos creados por la onda de choque en torno a esta enorme y profunda cavidad llegaron a casi 200 kilómetros de distancia y aún se observan en la actualidad. La conmoción lo demolió todo en un radio de aproximadamente 500 o 600 kilómetros a la redonda. Una masa de escombros con un peso, imposible de determinar, calculado por los expertos en varios billones de toneladas o incluso más, fue impulsada hacia arriba, hacia la atmósfera, lo que provocó fuertes corrientes de aire que arrancaron la vegetación en todas partes.

Los movimientos sísmicos que se produjeron hacia el centro del planeta probablemente provocaron un desplazamiento de las plataformas continentales y en las capas de roca fundida debajo de éstas se originaron incendios que se extendieron por todas partes del mundo, enviando a la atmósfera cantidades anormalmente grotescas de partículas que se mezclaron con los escombros y los gases tóxicos resultantes de la combustión.

Parte del cráter se encuentra en el mar, lo cual —sumado al desplazamiento de las plataformas continentales— es un indicio de la inmensidad de los maremotos que se produjeron en todo el planeta y la consecuente destrucción de vastas áreas de vegetación[2]. Volcanes que habían permanecido inactivos por mucho tiempo hicieron erupción y terremotos generados por el impacto en el subsuelo sacudieron todo el planeta. Todo esto liberó hollín, partículas orgánicas e inorgánicas y más gases a la atmósfera. Una enorme nube oscura y tenebrosa cubrió la Tierra, impidiendo el paso de los rayos solares lo que interrumpió el proceso de fotosíntesis y provocó una baja considerablemente abrupta y aguda de la temperatura. Este evento catastrófico condujo a un escenario que demoró en desaparecer. Se calcula que en los interminables meses subsiguientes, los efectos combinados de un ambiente tan destructivo aniquilaron cuando menos un 30% de la vegetación del planeta, aunque muchos investigadores opinan que fue mayor – hasta el 50%.

El escenario en los océanos también fue algo terrible. La gigantesca succión provocada por la explosión disminuyó significativamente el oxígeno de los mares y causó una enorme distorsión en los ecosistemas marinos. Murió gran parte del plancton y de los pequeños peces, moluscos y plantas que vivían en los mares, lo que privó de sustento a miríadas de formas de vida marina. Esto trastocó el orden ecológico de la depredación, por lo que también murieron los gigantescos reptiles marinos. Nuevas formas de vida emergieron tanto en la tierra como en el mar, toda vez que las variaciones en la cadena alimenticia alteraron todo el juego de la evolución.

---

[2] El tsunami que en diciembre del 2004 causó estragos en Indonesia y otros países y cobró las vidas de más de 220.000 personas, y los huracanes Katrina y Wilma del 2005 son ejemplos minúsculos de devastación si se comparan con lo que ocurrió con el movimiento de las plataformas continentales y otros fenómenos producidos por el impacto del enorme asteroide hace 65 millones de años en la Península de Yucatán.

Durante 130 millones de años, los dinosaurios habían mantenido el control de la situación: su enorme tamaño los habían transformado en unos fortachones sin contrincantes a su nivel, los guapetones dueños del reino animal. Ninguna otra criatura había podido competir con ellos; hasta ese momento, su reinado había sido absoluto.

Pero entonces, cuando las condiciones cambiaron y la teoría de Darwin de la supervivencia del más apto entró en acción una vez más —esta vez, a gran escala— el enorme tamaño de los dinosaurios y reptiles marinos actuó en su contra. Las gigantescas criaturas necesitaban cantidades de alimentos proporcionales a su tamaño y en las nuevas condiciones de escasez, no lograron sobrevivir. Un analista político contemporáneo probablemente habría acuñado la frase del día diciendo: "Es el medio ambiente, estúpido"[3] y de esta forma habría definido el problema con exactitud, porque la supervivencia o extinción de cualquier criatura individual depende de su habilidad para adaptarse a su medio ambiente. El entorno había cambiado. Los dinosaurios que habrían logrado sobrevivir a la catástrofe inicial del asteroide ahora eran demasiado grandes y no tenían suficiente alimento. Por eso, perecieron. Pero no sólo los magnos se vieron afectados. Nueva información conduce a los expertos a señalar que aproximadamente un 70% de todas las criaturas vivientes también sucumbieron.

Es una ley de la naturaleza: ningún vacío se queda sin llenar. Cuando los dinosaurios salieron del escenario, tras bastidores, esperando su entrada en escena, estaba un grupo de animales diferente a todos los demás, animales que a duras penas habían logrado sobrevivir en su peligrosa coexistencia con esas enormes criaturas, toda vez que habían sido uno de los principales objetivos de los grandes carnívoros. Sus orígenes se remontan a unos 115 millones de años antes de la extinción de los dinosaurios. Una razón por la cual pudieron sobrevivir en esa peligrosa coexistencia es que se reproducían de una manera diferente. No preservaban su raza poniendo huevos, difíciles de proteger. La hembra de esta especie llevaba al feto dentro de su cuerpo hasta el momento de su nacimiento y alimentaba al recién nacido con una sustancia que ella misma producía de forma natural. La madre no tenía que dejar a su retoño solo y desamparado mientras le buscaba sustento, porque ella misma era su fuente de alimentación. Eran los mamíferos, que recibieron

---

[3]Referencia a "Es la economía, estúpido" frase utilizada en la campaña electoral de Bill Clinton para señalar lo obvio.

tal nombre precisamente por esa peculiaridad: alimentaban a sus crías a través de las glándulas mamarias.

Estos animales, en su mayoría, deambulaban por las selvas y sabanas y algunos, llamados primates[4], vivían en los árboles. Sin embargo, un puñado de los mamíferos de mayor tamaño vivían en los estuarios, las zonas donde los ríos desembocan en el mar. Entre estas criaturas unguladas primitivas se encontraban unas llamadas condilartros: los ancestros comunes de las vacas, los cerdos, los hipopótamos y otros. En los estuarios, algunos de estos animales de pezuña hendida, unos cuantos millones de años después, obligados por la búsqueda de alimento y por la necesidad de protegerse de los depredadores, descubrieron que entrando al mar podían sacarle provecho a una enorme reserva de provisiones marinas que les suministraría una fuente de sustento inagotable.

Con el tiempo, estos mamíferos ungulados terminaron adaptándose a la vida en el mar, aunque mantuvieron la mayor parte de las características de los mamíferos terrestres, como el esqueleto. Sin embargo, tiempo después, luego de muchos millones de años en el agua, luego de cambiar la forma de respirar, perder el pelaje, desarrollar grasa subdérmica para aislarse del frío y proveerse de medios de flotación, modificar sus extremidades para convertirlas en remos funcionales, desarrollar cerebros en los que sólo un hemisferio a la vez duerme y establecer mecanismos de homeostasis agua-sal, pudieron hacerse habitantes de los mares a tiempo completo.

Precisamente esta capacidad de desarrollar mecanismos de equilibrio entre el agua y la sal es lo que les permitió *permanecer* en agua salada y dejar de depender del agua dulce de las desembocaduras de los ríos. Al consolidar esta capacidad, completaron su adaptación y rompieron su cordón umbilical con la tierra. Estos descendientes son los cetáceos: los delfines y las ballenas, mamíferos que evolucionaron para vivir permanentemente en el agua, imposibilitándosele igualmente su regreso a la tierra.

Muchos millones de años después, unos miembros de otra especie, esta vez, un grupo extremadamente pequeño de primates y luego de

---

[4]Se cree que los primates aparecieron hace 60 millones de años, es decir, cinco millones de años después de la extinción de los dinosaurios. Desde un punto de vista paleontológico, los hallazgos fósiles validan esa teoría. Sin embargo, datos nuevos obtenidos a partir del ADN apuntan a unos 10 millones de años antes.

muchas penurias, también habrían de llegar rio abajo a los estuarios. Ellos enfrentarían circunstancias similares y seguirían el ejemplo de los ancestros de los cetáceos. Una vez más, pero en otra especie, surgiría la necesidad de buscar alimento y protección en el mar y básicamente por la misma razón: la supervivencia ante una mengua de los recursos alimenticios y las posibilidades de protegerse en tierra, en este caso, no por el impacto de un gran asteroide como el que provocó la extinción de los dinosaurios, sino por una devastadora sequía en el Africa que duró 12 millones de años.

Al igual que la familia de los delfines antes que ellos, estos pocos primates que vivían en los estuarios terminaron ajustándose a un "modo de supervivencia del más apto" y se vieron obligados a buscar sustento y seguridad lejos de sus fuentes usuales. Se unieron entonces a sus parientes mamíferos, los delfines, y al hacerlo, no sólo se adaptaron a nuevas condiciones y sobrevivieron, sino que además cambiaron para siempre su constitución fisiológica, mental y anatómica. Se transformaron en los simios homínidos, nuestros antecesores. El cúmulo de los profundos cambios evolutivos que experimentaron al vivir en las áreas costeras e interactuar con el mar, los condujo varios millones de años después a convertirse en el Homo sapiens y, desde entonces, en los imbatibles nuevos amos del planeta.

Se puede lograr mucho investigando a fondo la conexión primitiva del hombre con el delfín. Se puede lograr mucho estudiando la relación paralela a lo largo de millones de años de coexistencia. Ésta es precisamente la circunstancia evolutiva compartida que les permitió a ambas especies sobrevivir en condiciones difíciles adaptándose al mar: el delfín, mediante una adaptación total; nosotros, mediante una adaptación parcial. Compartimos muchas características con nuestros compañeros mamíferos marinos. Conocer estos rasgos, y los principios derivados de ellos, nos puede proporcionar los medios para recuperar nuestra salud biomecánica, nutricional y músculo-esquelética. Los cambios físicos y mentales producidos por la adaptación al ambiente marino hace millones de años son el eje central del Concepto Delfín de Ejercicios y el Concepto de Nutrición del Mono Desnudo, los dos temas principales de este libro. Cómo evolucionamos hasta llegar a quienes somos ahora y qué pasó en los últimos milenios, pero especialmente en los últimos siglos, serán los asuntos que estudiaremos en estas páginas. El mono desnudo moderno, el hombre, está en problemas. Por qué ocurrió esto y cómo podemos recuperar la salud de estas criaturas asombrosamente interesantes es el objeto de este texto.

Al abordar los temas a tratar, surge una leve dificultad cuando hacemos conjeturas sobre los períodos de tiempo específicos en que ocurrieron los eventos descritos. Esto se debe a que no estamos acostumbrados a pensar en tiempo astronómico. Hace 15 mil millones de años —un par de millones más o un par de millones menos— hubo una gran explosión que fue el origen de la formación del universo. Esta teoría fue propuesta por primera vez por el sacerdote belga Georges Lemaitre en 1927, pero fue el astrónomo Edwin Hubble el primero en señalar que el universo está en constante expansión. Antes del cuidadoso escrutinio que realizara Hubble, los astrónomos creían que el cosmos terminaba en la Vía Láctea, nuestro pequeño patio trasero. Hubble pudo apartar su mirada de nuestra galaxia y plantear que la Vía Láctea es sólo *una de muchos millones* de galaxias que se extienden en el panorama cósmico. El total es tan grande que si lo comparáramos con la población de la Tierra, cada hombre, mujer y niño del planeta podría adoptar una galaxia con todos sus planetas, y aún habría numerosas más para las generaciones del futuro. Esto, sin duda, le garantiza el ser catalogado como uno de los descubrimientos más significativos y trascendentales de todos los tiempos[5],[6].

Hubble observó que la velocidad de una galaxia es proporcional a su distancia y que todas se mueven alejándose de un punto único específico. A partir de esta idea particular, importante desde todo punto de vista, desarrolló la teoría de que sea lo que fuere lo que existía antes[7], eso había sido objeto de una descomunal explosión que marcó el inicio de la formación de todo el universo. Cuatro décadas después, en 1964, unos investigadores, aprovechando los nuevos avances tecnológicos, dirigieron microondas hacia el espacio exterior y descubrieron la presencia de un sonido incesante, contínuo, que venía de todas las direcciones. Este estudio apoyó la idea de Hubble de una gran explosión

---

[5]Los astrónomos calculan que además de nuestro solitario y pequeño planeta Tierra, en estas galaxias hay aproximadamente 10 mil billones de planetas más. Esto conduce a otra pregunta sobre la "verdad absoluta": ¿acaso hay otros escenarios cósmicos que ni siquiera podemos imaginarnos actualmente en el que cifras como éstas, que parecen crecer en todas direcciones, son aún mayores?

[6]Albert Einstein, al enterarse del nuevo descubrimiento y al compararlo con lo que había pensado anteriormente, se sintió tan impresionado que dijo haber cometido "el error más grande" de su vida.

[7]"Sea lo que fuere lo que existía antes", o de dónde salió la primera partícula de materia o el primer impulso de energía, es otra interrogante sin respuesta sobre la "Verdad Absoluta".

originada en un solo lugar. Hubble, modestamente, la llamó "la Teoría del Big Bang" o de la gran explosión y desde su concepción ha sido la descripción aceptada por la comunidad científica sobre el origen del universo. De hecho, hoy en día la Teoría del Big Bang despierta más interés que nunca y continuamente está siendo revisada y modificada para incluir información nueva generada por los descubrimientos que la NASA y otras fuentes científicas han hecho en el espacio exterior. Esta explosión astronómica de proporciones épicas que ocurrió hace *15 mil millones* de años, evidente en la expansión del universo, aún continúa. ¡Vaya explosión! ¡Y vaya que fue hace tanto tiempo!

La mayoría de nosotros aceptamos que los eventos descritos en este libro ocurrieron. Sin embargo, cuando analizamos hechos científicos que abordan cuestiones de esta magnitud, las piezas del rompecabezas a veces no cuadran por completo en un marco temporal exacto. Esto se debe a que una parte de la información puede desorientarnos a todos durante un tiempo hasta que se presenta algo que corrobore una idea u otra. Es normal, entonces, que haya diferencias de opinión en cuanto a cuándo ocurrieron *exactamente* algunos de estos hechos o cuánto tiempo duraron. Los vertebrados existen desde hace *aproximadamente* 350 millones de años, mientras que las primeras criaturas mamíferas aparecieron cerca de 180 millones de años atrás. El reinado supremo de los dinosaurios duró alrededor de 130 millones de años, y su extinción ocurrió hace unos 65 millones de años. Por mucho tiempo se ha pensado que los primeros primates aparecieron *alrededor* de cinco millones de años después que los dinosaurios se extinguieron, es decir, hace *aproximadamente 60* millones de años[8].

La sequía que desoló a África y con el tiempo llevó a los pocos de nuestros ancestros homínidos, que habían sobrevivido, a pasar apresuradamente rio-abajo a los estuarios para interactuar con el mar duró unos 12 millones de años. La completa extinción de la población de homínidos en las sabanas posiblemente tomó *cerca de* dos millones de años. La diferenciación de nuestros primos darwinianos, los gorilas y los chimpancés, *probablemente* ocurrió entre 3,5 y 5,0 millones de años atrás. Cuando se manejan cifras tan grandes, las palabras clave son "unos",

---

[8]Sin embargo, en 2005, investigadores del Field Museum en Chicago, USA, usando información proveniente del ADN señalan que los primeros primates, unos pequeños animales parecidos a las ardillas, coexistieron con los dinosaurios cerca de 80 millones de años atrás. Todavía no se ha cerrado el caso completamente.

"aproximadamente", "probablemente", "alrededor de", "cerca de". No se puede decir de ninguna manera que esos hechos no ocurrieron porque no se pueda señalar con *exactitud* el momento en que se produjeron y mientras no nos acostumbremos a pensar en estas enormes cifras relativas al tiempo y al espacio, nos resultará algo difícil imaginárnoslas. Sin embargo, mientras mantengamos cifras aproximadas y sepamos en qué secuencia ocurrieron los hechos, podemos llegar a conclusiones creíbles y lógicas que pueden conducir a acciones y consideraciones pragmáticas de gran importancia.

El planeta Tierra se formó hace unos de 4,6 mil millones, junto con el resto de nuestro sistema solar. Los primeros organismos vivos unicelulares se formaron hace unos tres mil millones de años, mientras que organismos celulares complejos aparecieron en muchas formas distintas hace aproximadamente mil millones de años. Esto implica que, como somos criaturas del planeta Tierra, la base de nuestro ADN se remonta a un período anterior al surgimiento de los vertebrados, hace 350 millones de años. También implica que éstos evolucionaron a partir de formas vivas en el caldo primitivo; algunos saliéndose de los cálidos sedimentos del antiguo lecho marino y pasando a la tierra antes de hacerse vertebrados. Una vez en tierra, muchos de ellos comenzaron a desarrollarse lentamente y se transformaron en distintos tipos de organismos complejos; todos en constante evolución en respuesta a continuos cambios ambientales, todos siguiendo las leyes naturales de la supervivencia del más apto.

Si calculamos el 1% de 350 millones y le añadimos más tiempo por la evolución de los pre-vertebrados, el resultado que obtenemos explica que la diferencia del 1% entre el ADN de los chimpancés y el nuestro equivale a entre 3,5 y 5 millones de años: el tiempo que nosotros pasamos en el ambiente costero, interactuando con el mar. Entonces, sabiendo que los vertebrados aparecieron hace unos 350 millones de años y —para los propósitos de esta discusión— comprimiendo en un período de un año el tiempo evolutivo transcurrido desde entonces, tendríamos que un millón de años es igual a un día del calendario.

Esto ayuda en cierta medida, pero aún resulta difícil imaginarse períodos de tiempo de un millón de años. Así que si sólo comenzamos a contar desde el momento en que nos diferenciamos de nuestros ancestros primates comunes, es decir, si comenzamos a calcular desde el momento en que aparecieron los primeros homínidos, entonces podemos calcular que un día equivale, aproximadamente, a diez mil años. Así podemos dar varios ejemplos prácticos de lo que ha ocurrido en ese año comprimido desde la aparición de los homínidos. La revolución agrícola y la domesticación de los animales comenzaron ayer por la mañana en Mesopotamia, anoche en Europa y esta tarde en América. Nerón le prendió fuego a Roma hace cinco horas; Atila el Huno atacó a Italia 20 minutos después y Colón y compañía se toparon con el Nuevo Mundo hace una hora y 12 minutos.

Cuando leemos tales afirmaciones, el tiempo sí que parece relativo de una forma muy real y podemos sentirnos debidamente impresionados ante períodos tan colosales. No obstante, incluso cuando podemos imaginar estos hechos y colocarlos dentro de la perspectiva correcta en esta extensión de tiempo, siempre es más importante saber cuáles hechos ocurrieron y en qué orden aproximado más que saber *exactamente cuándo* acontecieron. También es importante, cuando menos, tener algo de consciencia del tiempo *en su plena esencia,* porque entonces podemos comprender, con mayor facilidad, que aunque los últimos 10.000 años —y especialmente los últimos 500— son minúsculos períodos de tiempo en nuestra evolución, en ellos hubo un cambio total en la forma de alimentarnos y en la forma de usar nuestro sistema músculo-esquelético.

Los inmensos períodos de tiempo antes mencionados exigen aproximaciones considerables que sólo se pueden definir con mayor precisión si aparecen nuevos datos, por lo que la búsqueda de información nueva en esta área es una necesidad y una experiencia en pleno desarrollo. Por coincidencia, también ayuda a hacer un poco más interesante un tema que, como el mismo universo, se encuentra en constante expansión.

En alguna ocasión, el gran inventor Thomas Edison dijo: *"El médico del futuro dará pocas medicinas y más bien hará que sus pacientes se interesen en el cuidado de la estructura del cuerpo humano, la nutrición y la causa y prevención de enfermedades".* En mi opinión, esa cita, escrita hace muchos años, se refiere a un futuro que ya está aquí. Nos hemos desviado demasiado de la naturaleza y debemos hacer que la búsqueda de la salud sea una prioridad en nuestras vidas. Debemos procurar que nuestro marco anatómico recupere las condiciones físicas óptimas y al mismo tiempo debemos recobrar nuestra salud nutricional. Las ideas expuestas en LA SOLUCIÓN EVOLUTIVA se diseñaron con el fin de ayudar en el logro de esta aspiración.

Libro Uno

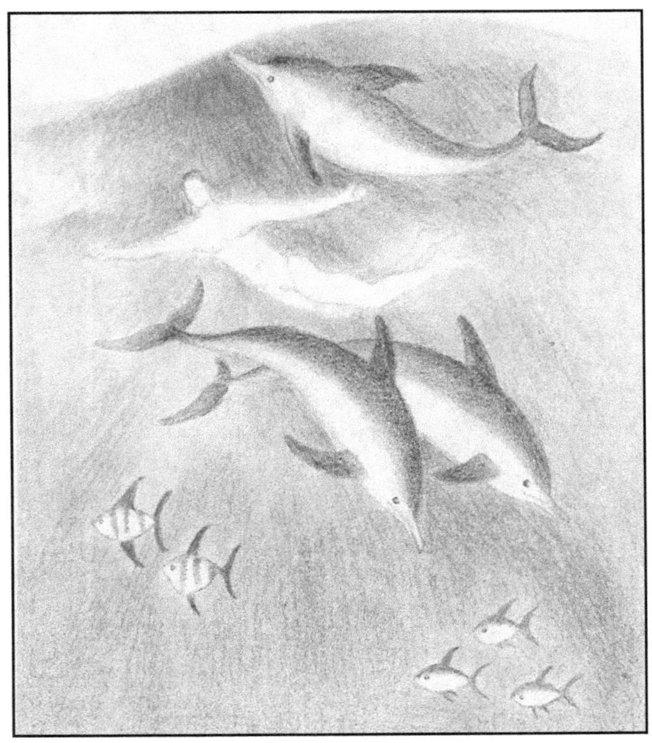

El Concepto Delfín

Capítulo 2

El delfín, un mamífero adaptado al agua..

En 1498, durante su tercer viaje al Nuevo Mundo, Colón descubrió Trinidad y la costa continental de Venezuela, la puerta de entrada a la América del Sur. La exuberante vegetación y el follaje que podía observar desde su navío lo impresionaron tanto que comparó el lugar con los vastos campos agrícolas de Valencia. Se sintió tan abrumado por lo que vio que asumió que probablemente estaba en el paraíso original, por lo que le dio el nombre de *Tierra de Gracia*.

Poco después, en mayo de 1499, se formó otra expedición para hacer un mapa de la costa norte de América del Sur. El cartógrafo de Colón, su compatriota italiano Américo Vespucio, estaba a cargo de este proyecto y al entrar a la boca del Lago de Maracaibo, se sintió impresionado al ver a un puñado de indios que vivían en una veintena de casas construidas sobre pilotes en el agua. Esto le trajo recuerdos de su patria y en ese mismo momento, decidió darle a esta tierra nueva el nombre de *Venezuela*, pequeña Venecia. Naturalmente, había innumerables aspectos geográficos, culturales, políticos, históricos o motivacionales que podrían haber sido más descriptivos o más importantes que un puñado de casas en un lago y que le habrían servido para darle un nombre a un país, pero es probable que Américo haya estado tan preocupado con su proyecto del mapa que no quiso o no pudo ser creativo en ese momento.

Esto en cierta medida recuerda lo que el humorista Laureano Márquez dice con respecto a Colón, cuando éste estuvo dando vueltas por Europa tratando de vender su idea de buscar una nueva ruta a las Islas de las Especias: "No hay nada más peligroso que un italiano con un proyecto". Naturalmente, denominar a todo un país por haber visto unas cuantas casas en un lago, como lo hizo Américo, no acarrea ningún peligro, pero no puede negarse que es superficial, por decir lo menos. Sin embargo, esta ligereza palidece si se compara con la confabulación que él fraguó para que todo un continente recibiera, *en su propio honor,* el nombre de América.

Unos días antes, en su ruta hacia el oeste, la expedición pasó por Cabo Codera, una extensión de tierra que penetra en el Mar Caribe, donde las aguas son traicioneras por la combinación de las profundas corrientes marinas y el constante castigo de las olas que chocan contra los peñascos y su fuerza de retorno. Los nuevos miembros de la tripulación expedicionaria posiblemente se sorprendieron al ver una enorme roca blanca en el extremo de un cabo que, a la prudente distancia a la cual se encontraban, parecía un pico cubierto de nieve —algo imposible, por supuesto, en estas aguas tropicales. No sé si Américo o los navegantes españoles le dieron algún nombre a esta gran roca blanca que encontraron en lo que para Colón era el paraíso original, la *Tierra de Gracia,* ni sé cuál sería ese florido nombre, pero como muestra del irreverente sentido del humor de los venezolanos, aquí todos se refieren a ella simplemente como *La gran cagada.*

Este nombre tan poco romántico se eligió con picardía para honrar la exactitud de miles de pájaros que, por alguna razón que sólo ellos conocen, desde hace sopotocientos años han decidido marcar su territorio bombardeándolo con sus excrementos. Éstos, combinados con una bruma salina y el efecto de un sol abrasador, le dan un color blanco resplandeciente. Junto a ella hay otra roca blanca que, aunque más pequeña, también debió ser visible desde lejos para Américo y compañía. Para mantener la misma terminología, se la llama, apropiadamente, *La pequeña cagada.* ¡Hay que ver lo que hacen los animales para marcar su territorio! Estos pájaros realizan un continuo y tenaz trabajo en equipo muy bien engranado, bomba tras bomba, generación tras generación.

Existe una controversia porque no se sabe con certeza si los pájaros eligen la segunda roca a propósito o si simplemente está así por recibir cargas inexactas originalmente dirigidas a la primera.

En todo caso, tras pasar esas marcas características, el Cabo cumple con su función de rompeolas para formar una bahía interna detrás de él, a la que sólo se puede acceder por mar. Se llama *Puerto Francés,* probablemente en honor a algún ciudadano de origen galo que hizo algo famoso o algo infame, o quizás simplemente porque era francés y ya eso era suficiente distinción. Es en estas aguas tan tranquilas, tan cristalinas en donde casi se ve el fondo del mar, que a los aficionados a la navegación como yo nos gusta echar ancla y pasar el tiempo bajo el espléndido sol de estos cielos, generalmente despejados. La brisa del mar o una zambullida en las agua claras siempre proporcionan un alivio bienvenido, una pausa refrescante en medio de los baños de sol. A medida que uno se acerca a la pequeña costa formada por el Cabo, se observa que el fondo debajo de las aguas superficiales está llena de piedras de diversas formas y tamaños, por lo que es imposible acercar la embarcación a la playa. Es menester echar ancla a una distancia prudencial para evitar que las rocas rompan el casco de la lancha.

Cada vez que llego a este plácido ambiente invariablemente pienso que esta bahía y las montañas que la rodean se mantienen hoy en día en las mismas condiciones prístinas en que esos primeros españoles y sus dos acompañantes italianos las encontraron hace más de 500 años. Es un ambiente idílico y tranquilo que alivia las penurias de la vida cotidiana y le permite a la mente dejarse llevar y regresar a los impulsos instintivos básicos; es más, la invita a hacerlo. Resulta fácil tranquilizarse, relajarse y ponerse a tono con la naturaleza. A medida que me acerco al Cabo, en medio del azul del cielo y el mar, siempre pienso en lo afortunados que somos al poder disfrutar de maravillas como éstas y en lo intacto que ha permanecido por siglos el ambiente natural de la montaña, el agua, la roca, la bahía y el cielo azul: tal como lo vieron los habitantes originales del sector y aquella primera expedición europea en 1499.

Si avanzamos por la costa rumbo oeste durante otros 15 kilómetros, aproximadamente, encontraremos un pequeño pueblo de pescadores llamado *Chuspa,* y es en este punto donde el río desemboca en el mar. Es un estuario. Es aquí donde me puedo imaginar fácilmente el ambiente donde los primeros homínidos se convirtieron en mamíferos dependientes del mar; o sea, lugares exactamente iguales a éste pero ubicados en África donde hace millones de años se vieron obligados a buscar alimento y refugio en el mar. La temperatura y la vegetación son muy similares porque la costa norte de América del Sur, en el Mar Caribe, está a unos 15 grados al norte del ecuador, aproximadamente a la misma latitud de la África central y el extremo sur del Mar Rojo, donde los antropólogos y otros científicos ubican a los homínidos originales. En Chuspa, la gente del pueblo y turistas del país se bañan en la playa y luego caminan unos metros por la arena para meterse en el río y quitarse el agua salada.

Principalmente durante la temporada de lluvias, pero también una vez terminadas las precipitaciones, el río arroja desechos orgánicos que trae de lugares cercanos y lejanos y los deposita en la playa y el mar: hojas, ramas, maleza, matorrales, cocos, raíces y ramas de árboles. En su contraparte geográfica en África, todo esto tuvo un papel importante. El uso de objetos foráneos a su organismo para ser utilizados a manera de utensilios y herramientas tuvo una influencia significativa en el desarrollo de los homínidos, haciendo posible su preparación física y su semiadaptación al mar. Considerando no sólo el área que describí anteriormente, sino también que me gusta mucho el mar, que vivo a sólo un par de horas de la playa, que tengo una lancha y que el clima me permite disfrutar del mar prácticamente durante todo el año, cualquiera pensaría que soy buen nadador. Si acaso lo pensaron, pues se equivocan: no soy un buen nadador. Mi excusa es que mi cuerpo tiene flotabilidad negativa. No tuve la oportunidad de aprender a nadar bien cuando era niño. Además, comencé con esto de la navegación tarde en la vida. Por ello, cuando estoy en el mar, debo gastar buena parte de mi energía sólo para mantener la cabeza fuera del agua.

Un día, en Puerto Francés,—mientras holgazaneaba en la lancha —como es debido, el ancla se aflojó y, mientras trataba de arreglar esto, la cuerda se enredó en una de las propelas. Esto no es gran problema en aguas tan tranquilas, pero me obligó a meterme al agua para tratar de arreglar el embrollo. A fin de facilitarme las cosas y poder utilizar libremente las dos manos, se me ocurrió repentinamente agarrar un viejo cinturón flotador para esquiadores que estaba sobre un asiento, ponérmelo en la cintura y meterme en el agua. Esto me permitió flotar en posición erguida, con la cabeza fuera del agua, mientras soltaba la cuerda. Desde entonces me convertí en usuario frecuente del cinturón, toda vez que me permitía adaptarme al agua por completo y con toda comodidad. Había logrado solucionar mi problema con la respiración manteniendo la cabeza fuera del agua. Ahora podía "nadar" una buena distancia hasta llegar a la playa, como de hecho comencé a hacerlo: mientras no hubiera fuertes corrientes —y en la bahía, éste siempre era el caso— el cinturón me ofrecía una autonomía ilimitada para regresar a la lancha. Ya no me angustiaba la posibilidad de hundirme en el agua; más bien, esperaba ansioso cualquier posibilidad de echarme al mar. Si me cansaba, podía descansar todo lo que quisiera: la cabeza siempre permanecería fuera del agua sin esfuerzo alguno de mi parte. Fue durante esas primeras salidas que comencé a pensar que el cinturón automáticamente me convertía en un mamífero adaptado al agua, como el delfín.

Tras experimentar durante varios meses, usando todas las posiciones anatómicamente posibles, observé con cuidado el efecto que tenía en mí, y después en mis familiares y amigos. Todos estábamos asombrados. Desde el principio comencé a desarrollar las ideas que luego formaron el Concepto Delfín, pero en ese momento, cuando todo comenzó, lo que más me intrigaba era la extraordinaria efectividad de hacer ejercicios con flotación asistida imitando de alguna forma los movimientos de los delfines. Tras unas pocas sesiones en el agua, realmente podía ver una diferencia en mis músculos y tendones. Sin duda, otras personas, otros aficionados a la navegación, han tenido la oportunidad de ver su utilidad. Yo tenía una vaga idea de que nuestros ancestros provenían del agua, pero eso formaba parte de la impresión general de que *todas* las formas de vida tuvieron su origen en el agua. La sensación de tranquilidad o serenidad que muchos perciben cerca del mar, o al escuchar cómo rompen las olas en la playa, quizás podría ser, en sentido místico, un reflejo de algún lejano recuerdo primitivo. La mutua cordialidad mostrada y descrita a lo largo de la historia de dos especies de mamíferos, los delfines y los humanos, parece agregarle un fascinante ingrediente romántico al asunto.

Aristóteles, nacido en el año 384 a.C. en un pueblo griego cerca del Mar Egeo, observó la simpatía y la consciencia social en el comportamiento de los delfines. En los siguientes extractos, relata un incidente en el que un pescador tuvo que ser sancionado y una anécdota triste sobre unos delfines que perdieron a una cría. Pero dejemos que sea el mismo Aristóteles quien nos narre la historia usando sus propias palabras, pronunciadas hace más de 23 siglos[9].

"De todos los peces [sic] del mar, se cita una multitud de anécdotas que demuestran la dulzura y afabilidad de los delfines, y en particular las manifestaciones de intenso apego por sus crías, tanto en Tarento como en Caria y otros lugares. Se cuenta que, habiendo sido herido y capturado

---

[9]Cita original en inglés tomada de Great Books of the Western World, de la Enciclopedia Británica.

un delfín en las afueras de la costa de Caria, un grupo de delfines entró al puerto, donde se quedaron hasta que el pescador soltó al delfín herido; entonces todos se marcharon con él. Los delfines pequeños siempre van acompañados por delfines grandes, que los protegen. Se vio un día a un grupo de delfines, grandes y pequeños, seguidos a poca distancia por otros dos que nadando sostenían, cuando se hundía, a un pequeño delfín muerto. Ellos lo levantaban con su dorso, como llenos de compasión, para impedir que fuera presa de algún pez voraz". Aristóteles prosigue. *"Sobre la rapidez de este animal se cuentan también hechos increíbles. En efecto, de todos los animales, tanto acuáticos como terrestres, es el que pasa por ser el más veloz y además es capaz de saltar por encima de los mástiles de los grandes navíos. Esto sucede sobre todo cuando persiguen a un pez para alimentarse, pues si el pez logra escapar, lo persiguen, instigados por el hambre, hasta aguas profundas; y si el viaje de retorno se les hace demasiado largo, entonces contienen la respiración, como si calcularan la distancia, giran sobre sí mismos y parten como una flecha deseosos de recorrer a toda velocidad el camino que les resta para poder respirar, y saltan por encima de los mástiles si por azar un navío se encuentra por aquellos lugares. Este mismo fenómeno se observa en los buzos, cuando se han sumergido en aguas profundas: se empujan entre sí y suben a una velocidad proporcional a su fuerza. Los delfines viven agrupados formando parejas, los machos con las hembras. Existe una duda sobre ellos y es la de saber por qué saltan a tierra firme, pues se asegura que hacen esto a veces, sin razón obvia"*[10].

Pareciera que sentimos un amor intuitivo hacia los delfines, y este sentimiento parece ser mutuo. Aprobamos leyes para evitar que mueran o salgan lesionados por los métodos de la pesca comercial. Jugamos con ellos cada vez que podemos y los exhibimos en espectáculos acuáticos. Nos encanta observarlos, tocar su piel, que al tacto se siente muy parecida a la nuestra. Nos gusta nadar junto a ellos. Al ser mamíferos marinos, como nosotros, incluso tienen pequeños vellos, vestigios de un pasado en el que también fueron animales terrestres.

Por siglos, se han contado anécdotas de naves guiadas a zonas seguras en aguas riesgosas y traicioneras, así como fascinantes relatos de seres

---

[10]Creo que la preocupación de Aristóteles guarda relación con el estrecho tejido social que tienen los delfines. Probablemente uno o dos delfines quedan varados en una playa por accidente —quizás mientras jugaban, o quizás por alguna dolencia— y el resto se mete en problemas mientras intenta una operación de rescate. Esto sería particularmente cierto si el delfín varado es el líder del grupo.

humanos rescatados por estas benevolentes criaturas. Otro pensador e historiador griego, Herodoto, c484-c425 a.C., narra un relato interesante que muchos siglos después estaba destinado a terminar en una obra de teatro romántica de Shakespeare, Noche de reyes. Es la historia del reconocido músico Arión, considerado en su época como el mejor intérprete de la cítara en todo el mundo civilizado.

Pero retrocedamos en el tiempo y pidámosle al mismo historiador Herodoto, el autor original, que nos cuente con sus propias palabras qué pasó[11]. *"Arión, habiendo vivido mucho tiempo en la corte al servicio de Periandro, quiso hacer un viaje por mar a Italia y Sicilia. Tras haber reunido grandes riquezas en esos lugares, decidió cruzar nuevamente los mares para regresar a Corinto. Fletó un navío cuya tripulación debía ser corintia, porque de nadie se fiaba tanto como de los hombres de aquel pueblo. Y a bordo del navío partió desde Tarento. Pero los marineros, estando en alta mar, decidieron confabularse para echarle al agua, con el fin de apoderarse de sus tesoros. Arión descubre el complot, cae de rodillas y les ruega que no le quiten la vida y se contenten con su fortuna. Los marineros, sordos a sus ruegos, le exigen que ponga fin a su vida con sus propias manos, si desea ser sepultado después en tierra, o se arroje inmediatamente al mar. Viendo que ésos eran sus deseos, pidióles que le permitieran subir a la toldilla, ataviado con sus mejores vestimentas, y entonar antes de morir una canción, dándoles palabra de matarse por su misma mano en cuanto la hubiera concluido. Deseosos ante la perspectiva de escuchar al mejor citarista del mundo, los corintios convinieron en ello, y se retiraron todos de la popa y fueron al medio del navío. Entonces Arión se vistió con todas las galas que ameritaba el momento, tomo la cítara y, de pie sobre la cubierta, interpretó una melodía llamada Orthian. Luego, una vez concluida la composición, se arrojó, ataviado como estaba, de cabeza al mar. Los marineros prosiguieron con su viaje a Corinto. Con respecto a Arión, un delfín —según nos cuentan— lo tomó sobre sus espaldas y lo condujo a Térano, donde puso los pies en tierra, se marchó a Corintio vestido en su traje de músico y refirió lo que le había sucedido. Empero, Periandro [el Tirano de Corintio] no daba crédito al relato, por lo que lo puso en resguardo, para evitar que se marchara de Corintio, mientras esperaba con ansias el retorno de los marineros. A su llegada, los hizo comparecer ante él y les preguntó si podían darle nuevas sobre Arión. Ellos le dieron como respuesta que él estaba sano y salvo en Italia,*

---

[11]Cita original en inglés de Great Books of the Western World, de la Enciclopedia Británica.

y que lo habían dejado en Tarento, donde se encontraba bien. Al decir esto, presentóse Arión ante ellos, tal como estaba cuando saltó del navío. Los hombres, aturdidos y descubiertos en la mentira, no pudieron negar su culpa. Esto es lo que refieren corintios y lesbios; y en Ténaro hasta nuestros días, como ofrenda de Arión en el templo, hay una pequeña estatua de bronce con la figura de un hombre montado en un delfín".

Son muchos los rescates en el mar que han sido reportados. Entre los más recientes, uno de los más famosos es el anillo de delfines que protegió al pequeño Elián González, el niño cubano de cinco años de edad que sobrevivió en las aguas del Estrecho de Florida, infectadas de tiburones. El niño llegó sano y salvo en una tripa de neumático, luego que su madre y otros que viajaban con ellos murieran ahogados. Se desconoce cuánto tiempo estuvo aferrado a la tripa, pero se cree que unos delfines lo cuidaron de alguna forma manteniéndolo a flote cuando se imponía el cansancio.

A lo largo de la historia se ha sabido que estos amistosos mamíferos han evitado que gente se ahogue al mantenerlos a flote con sus narices. También han encontrado la forma de intimidar a los tiburones quienes por lo general guardan cierta distancia de cualquier grupo de delfines. Nuestros amigos marinos no son ningunos tontos; no atacan a un tiburón salvo que sea en defensa de uno de los suyos y sólo lo hacen asestándole múltiples golpes en las agallas después de rodear a su enemigo y desconcertarlo atacándolo desde todas direcciones al mismo tiempo. En esto hay un mutuo respeto; la presencia de un gran número de delfines por lo general basta para mantener a raya al depredador. En lugares tan lejanos como Brasil y África, se sabe de delfines que han colaborado con los habitantes locales en su alimentación al perseguir peces hasta que caen en las redes de los pescadores.

Cuando vemos delfines nadando en su hábitat natural, como he tenido la suerte de hacerlo en los alrededores de Cabo Codera, no podemos dejar de observar su actitud juguetona. Retozan alrededor de mi lancha como convidándome a jugar a la ere: nadan lentamente cuando me les acerco, fingen que van dejarse atrapar y aceleran en el último momento para escapar. Si no les sigo el juego, fingiendo que trato de atraparlos, pronto se aburren y se marchan. Les encanta sacarles provecho a las olas que se forman en la proa. Se meten en esa corriente y nadan, saltando fuera del agua para luego zambullirse, realizando un movimiento que se conoce como "cabeceo" o "delfineo". Su actitud juguetona parece incluir el sentido del humor —una verdadera señal de inteligencia— que se manifiesta principalmente en forma de bromas. Se sabe que se han acercado sigilosamente a un pelícano medio dormido y le han arrancado plumas de la cola, para luego escupirlas de manera que todos los vean, como diciendo: "Miren lo que hicimos". En Portugal, se ve con frecuencia a grupos de delfines jugando a la pelota con una medusa dándole golpes con sus colas.

Se han filmado lanzándose un pez entre sí, como si fueran niños haciendo tremenduras con la comida. Parecen disfrutar particularmente dando vuelta a las tortugas, e incluso les gusta hacer travesuras como molestar a los peces acercándose sigilosamente para atraparlos con cuidado por la cola y hacerlos retroceder. Algunas veces sueltan burbujas cuando están bajo el agua y luego juegan con los anillos que éstas forman. Les encanta retozar entre ellos y parecen necesitar el contacto afectuoso, como lo demuestran los golpecitos que con frecuencia se dan con las aletas de una forma que sólo se puede describir como caricias. Cuando estamos en presencia de estos magníficos animales, la mayoría de nosotros experimenta una sensación de afecto, un poderoso deseo de interactuar con ellos. Esto, en mi opinión, sólo puede ser algo intuitivo, programado en nuestro ser interior a lo largo de millones de años de coexistencia.

Como había suficiente alimento en el océano, no había razón para que las dos especies pelearan. Incluso si hubieran querido enfrentarse, ninguna de las dos poseía armas naturales para hacerlo, como garras o dientes peligrosos. Además, en las áreas comunes del mar que los rodeaba, no existían objetos que pudieran utilizarse como armas. Entonces, como ninguna de las especies representaba una amenaza, y ambas eran inteligentes, estaba abierta la posibilidad de un nuevo tipo de relación. Así nació su amistad. El inmenso y a veces exagerado afecto que algunas personas como mi hija Michelle, por ejemplo, profesan por los delfines podría ser el rastro de una memoria primitiva. El gusto de los humanos por las mascotas, el deseo de volcar nuestro afecto hacia otras especies, como lo hacemos con perros, gatos y otros animales, debe ser un rasgo heredado durante la evolución, comenzando con nuestros amigos los delfines. Desde tiempos muy remotos, los perros han sido guardianes del mono desnudo. A cambio de ello, han recibido alimento y abrigo. De hecho, ciertas razas de perros —como el husky de Alaska y el samoyedo de Siberia— establecen con nosotros una relación de interdependencia, una verdadera simbiosis de supervivencia. Mi hija Mónica una vez adquirió una samoyeda para tenerla como mascota, lo que me motivó a leer sobre el carácter de estos perros.   Hay mucha bibliografía sobre esta raza tan poco usual. Leyendo encontré un texto que resumía bastante bien el lazo con los humanos que forma parte de su estructura psicológica. Decía, grosso modo, que no se podían utilizar como perros guardianes, porque si alguna vez un ladrón intentaba entrar a la casa, el samoyedo probablemente buscaría las llaves de la puerta, lo invitaría a pasar, le ofrecería una taza de café y se acurrucaría a su lado mientras el ladrón se lo tomaba.

Esto quizás sea exagerado, pero Mónica observó que era imposible entrenar a su samoyeda o eliminarle un mal hábito usando algo parecido a la fuerza. El viejo truco de enrollar un periódico para golpearla con él no funcionó: la perrita pensaba que Mónica estaba jugando. Le encantaba saltar juguetonamente mientras hacía como si atacara el periódico. Darle unas suaves palmadas fue una pérdida de tiempo: también en este caso la samoyeda respondía atacando en broma. Llegamos a la conclusión de que no iba a responder de forma coherente a ningún trato de este tipo porque simplemente no reconocía la violencia en los seres humanos. Este comportamiento es de esperarse si dos especies han sido mutuamente dependientes generación tras generación y su propia supervivencia depende del bienestar de la otra, como pasa en esas regiones frías y desoladas muy al norte, donde estos animales y los monos desnudos evolucionaron juntos.

A la luz de estas experiencias con mascotas, no parecería extraño suponer que en los cinco millones de años pasados en un ambiente costero hayamos establecido una relación especial con un animal que en muchos aspectos es muy similar a nosotros. Es más, no es descabellado suponer que todo el concepto de las relaciones con las mascotas pudiese haberse iniciado con nuestros amistosos camaradas del mar. Sin duda, mientras fuimos animales arbóreos no tuvimos interacciones de este tipo con otras especies y en el caso del delfín, la afinidad quizás se intensifica aun más por el lazo que crea el mutuo reconocimiento de inteligencia. Si la relación entre tamaño del cerebro y peso corporal es uno de los verdaderos indicios de inteligencia —un criterio establecido comúnmente desde hace décadas— entonces realmente tenemos frente a nosotros a un animal inteligente. El primer premio se lo lleva el mono desnudo, con un cerebro que tiene 2,1% del peso corporal; el segundo lugar es para el delfín, con 1,19%; y el chimpancé queda en tercer lugar, con 0,70%.

Sin embargo, debemos recordar que el tamaño del cerebro, aunque sumamente importante, es sólo un indicador ya que hay otras señales que se hacen evidentes principalmente al estudiar el comportamiento. El antropólogo Gregory Bateson informó detalladamente lo que los antiguos griegos ya habían deducido por observación: la sociabilidad de los delfines está muy presente en su vida cotidiana, al punto de que pueden interactuar como grupo y como individuos con los humanos, sus compañeros mamíferos marinos. Este toma y dame de pruebas de inteligencia ha sido objeto de amplios estudios, al punto que podemos decir sin lugar a dudas que los delfines se comunican entre sí.

Parece que siguen a un líder que domina el grupo y le rinden tributo; parece que tienen un lenguaje que incluye chasquidos, chirridos, pitidos y otros sonidos característicos de los delfines. Sin embargo, considero particularmente interesante una anécdota reportada por Regina Blackstock[12] según la cual a un delfín lo pillaron poniendo a prueba la capacidad auditiva de los seres humanos. Un investigador estaba tratando de hacer que el delfín respondiera emitiendo un sonido con un tono particular para recibir una recompensa. El delfín siempre respondía, haciendo lo que se esperaba de él, pero en cierto punto de repente decidió darle un giro al experimento. A partir de allí, cada vez que respondía —siempre correctamente— elevaba un poco el tono hasta que llegó el momento en que el sonido estaba fuera del alcance del oído humano. Aunque el investigador no podía oír los últimos ultrasonidos, sabía que el delfín los estaba emitiendo porque podía ver que su orificio nasal se movía. Luego de emitir sonidos fuera del alcance humano unas cuantas veces, el delfín pareció sentirse satisfecho al determinar qué tan alto podían oír los humanos, y al tercer o cuarto intento, otra vez pasó a tonos audibles para nosotros. Después de eso, no emitió más ultrasonidos.

Independientemente de lo que se haya ganado con ese experimento, cuando menos sabemos una cosa: ésa podría ser la única vez en la historia que se tengan registros de que un miembro de otra especie ha sido observado haciendo experimentos con nosotros. Carl Sagan, sólo medio en broma, dice lo que piensa al respecto al señalar: "Es interesante observar que si bien se dice que algunos delfines han aprendido inglés (hasta 50 palabras en contexto), nunca se ha reportado que algún ser humano haya aprendido *delfinés*".

En la actualidad sabemos que tenemos habilidades innatas para interactuar en el agua de una forma natural, tanto como nunca nos lo hubiéramos imaginado. Un artículo publicado hace algún tiempo por la agencia de noticias EFE se refería a un récord mundial en inmersión

---

[12]El autor recomienda leer el excelente escrito por la autora Regina Blackstock, "Dolphins and Man… Equals?" disponible en la Web.

libre establecido por el venezolano Carlos Coste y validado por jueces internacionales de Suiza y Canadá que viajaron a Venezuela para asistir al evento. Este récord, en la modalidad de peso constante sin aletas, lo obtuvo al alcanzar 61 metros de profundidad en dos minutos y 49 segundos. Coste también tiene el record mundial en inmersión libre, obtenido un año antes al sumergirse 93 metros, para lo cual necesitó tres minutos y 50 segundos. Su tercera marca mundial es de 90 metros con peso constante en tres minutos y 33 segundos.

Cuando pienso que 90 metros equivale a la altura de un edificio de 30 pisos, puedo poner esta hazaña en la perspectiva adecuada. Pero lo que más me impresiona es la distancia que recorren sin respirar quienes bucean a pulmón. Sin duda, se han entrenado para lograrlo, pero para que esto ocurra tiene que haber en primer lugar una habilidad innata, natural en la especie, para que logren utilizar el oxígeno con tal eficiencia. Sabemos que en estos episodios de buceo en aguas profundas ocurren varios cambios biológicos. Primero, la presión es tan grande que los pulmones se comprimen a menos de la mitad de su tamaño normal y las pulsaciones del corazón se reducen a un ritmo aproximado de 60 latidos por minuto. El flujo de sangre a las extremidades disminuye considerablemente para poder enviar el preciado oxígeno a órganos vitales (principalmente, al corazón y al cerebro).

Durante mucho tiempo, la apneísta más famosa del mundo fue Déborah Andollo, una ama de casa cubana que actualmente tiene 43 años de edad. Déborah constantemente sorprendía a todos con marcas mundiales en todas las especialidades del buceo a pulmón. Aunque ha nadado desde los tres años de edad, sólo fue en 1992 —a los 26 años— que comenzó a practicar la apnea deportiva. Déborah dice que fue entonces cuando descubrió que tenía esta aptitud para el control de la respiración. Agrega que muchas personas tienen esta habilidad innata, pero simplemente no se han dado cuenta de ello.

Antes del nacimiento de este deporte, muy reciente, fisiólogos y otros expertos consideraban que era imposible llegar a tales profundidades. La idea más difundida era que el hombre enfrentaría problemas si alcanzaba la presión que hay por debajo de 20 metros bajo el agua. Déborah ha acumulado 15 marcas mundiales a lo largo de su carrera. Una de las más recientes fue en una especialidad que le permitió bajar más de 100 metros utilizando una armazón de metal para luego regresar impulsándose con los brazos. Sin embargo, demostrando que los récords se hicieron para romperlos, la inmersionista británica Tanya Streeter, de las Islas Caimán, se sumergió más que su contraparte cubana en esa misma modalidad, llamada "peso variable", al descender 122 metros con un trineo lastrado y regresar en tres minutos y 38 segundos. Tanya derrotó a Déborah por 11 metros en esta especialidad, y fue por corto tiempo campeona mundial tanto en masculino como en femenino porque en ese evento incluso superó el récord de los hombres al llegar un par de metros más abajo que el para —ese— momento campeón belga Patrick Musimu.

Esto, de por sí, suena impresionante, pero lo es aún más si lo vemos en términos comparativos. Tanya, al sumergirse, recorrió una distancia mayor a la altura de un edificio de 40 pisos. Durante su entrenamiento, Tanya —estando en el borde de una piscina— logró sumergir la cabeza debajo del agua y contener la respiración ¡durante seis minutos!

Cuando pienso en la habilidad que tienen estos apneístas para contener la respiración por tanto tiempo mientras bucean en aguas profundas —de forma similar a los delfines— me doy cuenta de que sin duda tenemos la capacidad de adaptarnos al ambiente acuático, lo que a su vez sólo puede significar que en algún momento fuimos seres semiadaptados al agua y que estos atletas han aprendido a sacarle provecho a un talento innato que posee la especie.

Nota: *Este deporte es tan nuevo que las marcas establecidas duran pocos meses. Ya para 2003 Carlos Coste se había convertido en el primer ser humano en romper la barrera de los cien metros de profundidad sin ninguna asistencia, una hazaña que hizo que su nombre apareciera en el libro Guinness de los Récords y en septiembre de 2005, en Niza, Francia, el mismo Carlos Coste batió otro record mundial en la modalidad de peso constante al alcanzar una profundidad de 105 metros. También tiene el récord mundial de 140 metros en peso variable y actualmente se está entrenando para superar los 200 metros en la modalidad "No Limits", sin límites, que permite la inmersión con un lastre, como un trineo, y el ascenso con un globo. ¡Esto equivale a la altura de un edificio de 70 pisos! Y ya los seis minutos de Tanya con la cara en el agua ha sido sobrepasado por varios apneístas a más de ocho minutos. En Agosto de 2006, en el primer intento a la nueva marca, Carlos sufrió un accidente cuando estaba a los 182 metros y tuvo que subir rápidamente luego de más de cinco minutos de inmersión, produciéndose un síndrome de descompresión por efectos de nitrógeno en sangre. En este momento se está recuperando favorablemente.*

A Einstein una vez se le preguntó cómo logró llegar a una fórmula tan avanzada para plantear su Teoría de la Relatividad. "Hice caso omiso a un axioma", respondió. Los apneístas no le hicieron caso al axioma de que los humanos no pueden bajar a tales profundidades en el agua. Más adelante me referiré a esta idea de Einstein en otro contexto y con más detalles. Estoy seguro de que el famoso artista del escape Erich Weiss, mejor conocido como Harry Houdini, se entrenó para desarrollar esta habilidad fisiológica innata que utilizaba para asombrar a su público en sus famosas rutinas de escape bajo el agua. Houdini controlaba las emociones de sus espectadores porque primero presentaba alegatos creíbles sobre los supuestos riesgos de su escape y luego los aterraba pasando una enorme cantidad de tiempo bajo el agua.

Probablemente lograba esos trucos —los que *realmente* hacía bajo el agua— librándose de sus ataduras de inmediato, en los primeros segundos o el primer minuto de la presentación, y luego, ya listo para salir, contenía la respiración tanto como podía —y podía contenerla durante mucho tiempo, más de lo que el público creía que un ser humano podía pasar sin respirar. Tanto más tiempo podía permanecer bajo el agua, cuanto más difícil y heroico era su escape para el público. Se lo imaginaban en serios problemas, pensaban que había ocurrido algo terrible, que necesitaba ayuda urgentemente porque estaba a punto de morir. A decir verdad, salvo que ocurriera un accidente, nunca estuvo realmente en peligro. Siempre controló la situación, listo para salir disparado a la superficie en cuanto se quedara sin aliento.

Harry Houdini era un verdadero maestro en el arte de crear y mantener el suspenso en cada fase de sus actos. Al pensar que se había ahogado, su público, ansioso, a veces petrificado, se quedaba sin palabras hasta que él finalmente reaparecía después de un rato que parecía una eternidad; en ese momento invariablemente se escuchaba un suspiro de alivio colectivo en todo el teatro o en algún muelle, donde a veces también se presentaba. Su reaparición siempre estaba seguida por un aplauso ensordecedor lo cual probablemente era más una señal de alivio que de otra cosa.

La habilidad apnéica que tienen ciertos inmersionistas y artistas del escape como Houdini es un argumento más a favor de la idea de que en algún momento fuimos mamíferos compenetrados con el mar. Podemos hacer un paralelismo con nuestra musculatura, que también desarrollamos en el mismo ambiente evolutivo: al igual que nuestra habilidad apnéica, la musculatura también se encuentra allí, latente en la mayoría de nosotros. Ésta también se puede despertar utilizándola en la manera que originalmente funcionaba, lo que le permitiría restaurarse y recobrar su papel normal.

También he señalado que nos ejercitamos en el agua cuando estuvimos en el útero. Eso explica por qué inmediatamente después de nacer tenemos al menos un mínimo de tono muscular; por qué no venimos a este mundo como si fuéramos muñecos de trapo; por qué el recién nacido tiene intuitivamente la habilidad y fuerza necesarias para agarrar cosas con sus pequeñas manos, talento que —como descubrí luego— ya se había formado en los árboles y en la tierra y muy convenientemente se mantuvo durante millones de años cuando el bebé necesitaba sostenerse del cabello y el pecho de su madre mientras se alimentaba en un ambiente acuático.

Hay nuevas pruebas que apoyan, en forma coherente y racional, la práctica del parto en el agua. Esto es posible gracias a la existencia del "reflejo de apnea", un mecanismo necesario para garantizar que el bebé respirará sólo cuando esté en contacto con el aire. Durante el parto, sigue recibiendo oxígeno a través del cordón umbilical mientras está debajo del agua. Al entrar en contacto con el aire del mundo exterior, llora y realiza su primera respiración. Sin embargo, a pesar de que de inmediato se adapta a esta nueva fuente de oxígeno, el reflejo de apnea continúa activo en el bebé durante mucho tiempo. Siempre es interesante mirar videos de bebés chiquiticos nadando bajo el agua mientras aguantan la respiración instintivamente, una particularidad importante —entre muchas otras— que indica que evolucionamos en un ambiente acuático. Para la madre, el parto en el agua parece ser considerablemente menos traumático y en el caso de los bebés, a aquellos que se les permite interactuar libremente con el agua desde muy pequeños parecen desarrollarse con mayor rapidez y tener un cerebro de mayor peso que sus contrapartes que siempre mantienen los pies sobre la tierra.

Todas estas consideraciones, si bien son significativas, son sólo la punta del iceberg cuando se exponen las pruebas de nuestros orígenes parcialmente costeros marinos. Lo que descubrí en los escritos de Elaine Morgan —esta imaginativa, concisa y lógica escritora científica nacida en Gales— terminó siendo, cuando menos en mi opinión, tan fulminante para la hipótesis de la sabana como esclarecedor para el Concepto Delfín.

Hace varios años, las agencias de noticias internacionales informaron que el profesor Phillip Tobias, uno de los más ardientes y reconocidos partidarios de la hipótesis de la sabana, llegó a una conclusión trascendental. Después de tomar en cuenta descubrimientos muy recientes, especialmente la información suministrada por el hallazgo de un fósil de 3,5 millones de años, declaró que la muerte de la hipótesis de la sabana era un hecho. No sé si cuando se expresó tuvo un lapsus freudiano o si utilizó la siguiente expresión como un juego de palabras para apoyar la hipótesis de los mamíferos marinos, pero el profesor Tobias dijo que *"la hipótesis de la sabana se la llevó la corriente"*[13]. Además, señaló que había pasado a creer que nuestros ancestros homínidos preferían ambientes "con abundante agua".

Este pronunciamiento no es nada insignificante: el profesor Phillip Tobias es nada menos que el co-descubridor del Homo habilis y es considerado el Gran Maestro de la antropología surafricana. Me satisface que una persona de su estatura reconozca que él —al igual que innumerables personas— se había equivocado al mantener su apreciación original. En mi opinión, al reconocer valiente y sinceramente que había cometido un error, demostró inequívocamente su estatus: Phillip Tobias es un verdadero científico cuya meta sólo gira alrededor de la búsqueda de la verdad. Aunque así debería ser siempre, esto no es lo usual cuando nace una idea, particularmente si la idea nueva contradice posiciones arraigadas. Por lo general, el orden convencional de las cosas crea un muro impenetrable que a veces solamente cae después de varias generaciones. En los diferentes campos del saber de casi todas las ciencias existe un obstinado rechazo a toda teoría nueva, especialmente cuando éstas parecen contradecir la versión aceptada de los hechos. Las viejas hipótesis se aferran a su posición de forma caprichosa y con una fuerza sorprendente, formando una especie de apretón de la muerte. Zafarse de él requiere mucho tiempo y esfuerzo.

En *The Descent of Woman,* Elaine Morgan describe su experiencia cuando consideró por primera vez la posibilidad de que la raza humana se hiciera bípeda, desarrollara un cerebro más grande y perdiera el pelaje durante los millones de años que vivió en ambientes costeros. Morgan estaba leyendo el libro de Desmond Morris, *El mono desnudo,* y encontró una pequeña referencia al biólogo marino Sir Alistair Hardy, quien en la década de 1930 propugnó por primera vez la idea —novedosa hasta ese momento— de que el hombre vivió en un ambiente marino durante un importante período de su evolución. Los comentarios de Hardy incluían

---

[13]El subrayado es mío.

la observación de que el hombre era el único de los primates que tenía grasa subcutánea, que sólo se encuentra en los mamíferos marinos. Entre otras cosas, subrayó el hecho de que, también como en el caso de los mamíferos marinos, carecemos de pelaje o tenemos poco pelo, cuando mucho. Morgan dice que cuando leyó esa página sintió "como si un deslumbrante rayo de luz hubiera transformado todo el panorama evolutivo". Algo similar me ocurrió a mí cuando su libro cayó en mis manos. En ese momento casi podía identificarme con Arquímedes, el matemático griego de la antigüedad que, como cualquier bachiller puede recordar, descubrió lo que le faltaba de su famosa teoría de la flotación mientras tomaba un baño. Se dice que se emocionó tanto que corrió desnudo por las calles de Siracusa gritando: "¡Eureka!" "¡Eureka!" "¡Lo encontré!" Yo también me sentí muy emocionado y menos mal que no estaba bañándome en ese momento porque de haber corrido desnudo por las calles, estoy seguro de que me habrían arrestado de inmediato y por razones estéticas plenamente justificadas.

Sea como fuere, había encontrado una base científica y filosófica, indiscutiblemente lógica y sustentada en el sentido común, que podía agregar a mi enfoque práctico, que se había fundamentado estrictamente en la observación de la anatomía y fisiología del hombre moderno y me había conducido a la tesis básica del Concepto Delfín: *La única manera en que podemos ejercitar todo nuestro sistema músculo-esquelético en todas sus posiciones normales es mediante la flotación asistida.* De hecho, tras leer las observaciones de Sir Alistair Hardy pude entender claramente cuál fue el resultado de realizar movimientos con la resistencia del agua, como lo son el caminar, nadar o flotar con la ayuda de algún dispositivo: ¡gracias a ello se formó nuestra musculatura, se definieron nuestros cuerpos y nos convertimos en monos desnudos, bípedos e inteligentes!

Es interesante observar a los delfines nadar a toda velocidad y saltar muchos metros sobre el agua. ¿Cómo adquieren esa fuerza tan increíble? Ese enorme vigor lo obtienen *sólo* de interactuar con la fuerza contraria del agua, moviendo su cuerpo tal como éste se desarrolló para moverse. La estructura ósea humana, al igual que todos los mamíferos, es muy similar a la estructura del delfín. Tenemos el mismo equipo básico, sólo que en vez de la aleta de la cola tenemos piernas y pies. El esqueleto de nuestros hombros, brazos y manos es básicamente el mismo y, al igual que todos los vertebrados mamíferos, la composición de la columna vertebral es similar, salvo la pelvis. La aleta de la cola de los delfines se diferencia de la de los peces porque es horizontal en lugar de vertical. Esto les permite empujarse en el agua arqueándose hacia arriba, luego hacia adelante y después hacia atrás. Cuando nosotros unimos las piernas y estiramos los pies, logramos un efecto similar. Este movimiento es primordial para ellos y para nosotros porque fortalece los músculos del cuello, la parte superior e inferior del torso y las extremidades inferiores *todo al mismo tiempo*.

Todos los domingos tengo la oportunidad de observar a mis pequeños nietos nadar en una piscina junto con muchos otros niños. Aunque durante la semana han tomado clases para aprender a nadar como Tarzán —es decir, libre o crawl— y en otros estilos, si los dejan solos, jugando, todos terminan haciendo movimientos como los del delfín. Aguantan la respiración y se sumergen, dan unas cuantas brazadas y regresan a la superficie para respirar; aguantan la respiración y se sumergen, dan otras brazadas y repiten el proceso una y otra vez, incluso cuando cubren distancias relativamente largas, como para cruzar la piscina.

Así exactamente nadan los delfines. Se llama cabeceo o delfineo. La primera vez que vi a Christian, mi primer nieto, cabecear como un delfín, y luego cuando vi a su hermano Alan hacer lo mismo, pensé que sus padres estaban perdiendo el dinero en clases de natación. Esto es debido a que estaba condicionado por la cultura y por los eventos deportivos que veía en la televisión y creía que nadar como Tarzán es lo normal.

De hecho, cuando la palabra *nado* aparece en una conversación o en un texto escrito, la imagen mental que invoca en la mayoría de las personas es la de un nadador tendido horizontalmente, usando sus brazos y piernas de forma sincronizada y en perfecta armonía para moverse en el agua. Este movimiento no es instintivo; debe ser aprendido. Es como un ballet cuidadosamente planificado y muy bien coreografiado; perfeccionarlo —para quienes logran aprenderlo— requiere años de práctica. En otras palabras y para decirlo en forma sencilla: es un deporte, un arte, una ciencia o todas las anteriores.

Cuando uno mira a los niñitos en una piscina, uno se da cuenta de que su forma instintiva de nadar es muy diferente. Nadan sumergiéndose por breves instantes en el agua, como los delfines. Si los dejáramos por su propia cuenta —como hace millones de años, cuando no había entrenadores de natación— y si pasaran una enorme cantidad de tiempo en el agua —como hace millones de años— perfeccionarían esta forma de nadar sumergiéndose, aguantando la respiración y saliendo a la superficie una y otra vez y podrían pasar varios minutos bajo el agua, como lo hacen los delfines y los apneístas de hoy en día.

El control apnéico habría sido útil para nuestros ancestros cuando necesitaban sumergirse a grandes profundidades en busca de ciertos moluscos como la langosta. Probablemente también habrían evolucionado para nadar al ras del agua cuando buscaban ganar velocidad y recorrer largas distancias, pero su necesidad de nadar bajo el agua —para buscar alimento— superaría lo demás. El nado de los bebés por debajo del agua descrito anteriormente —observado en muchos videos y bien documentado— es un comportamiento instintivo. Durante millones de años, delfines y monos desnudos nadaron juntos realizando movimientos similares y desarrollando su sistema músculo-esquelético al moverse con la resistencia del agua, cada uno de conformidad con su propio esqueleto y la configuración anatómica que alcanzaron con la evolución.

En el bagaje evolutivo que traía el mono desnudo hasta ese momento, no existía la necesidad de actuar con agresividad frente a los miembros de otras especies. Los frugívoros habían obtenido su alimento sin mayor dificultad. Por esta razón, no llegamos a desarrollar garras ofensivas ni dientes afilados y también por esta razón seguramente no pudimos sobrevivir en las sabanas compitiendo con los depredadores.

Durante tiempos de escasez, quizás en algunas ocasiones hubo choques temporales con otras especies de primates debido a la competencia por magros alimentos, pero ni siquiera entonces tuvimos la necesidad de matar a otros animales, porque nosotros no éramos carnívoros. Los delfines, en tanto, eran descendientes de unos herbívoros pacíficos y tampoco tenían armas, salvo su tamaño y su fuerza. Entonces, como ambas especies estaban desprovistas de armas, especialmente en el ambiente marino, como había alimento en abundancia y como durante esa época la agresividad no formaba parte de nuestra herencia, hubo una coexistencia pacífica: ninguna representaba una amenaza para la otra. Y la inmensidad del mar anuló cualquier consideración sobre la violencia relacionadas al concepto del imperativo territorial normalmente presente en todos los seres vivientes.

Los delfines se adaptaron por completo al ambiente acuático porque permanecieron allí durante millones de años. Nosotros, los monos desnudos, sólo nos adaptamos en parte porque comenzamos el proceso tardíamente, nunca nos separamos por completo de la costa y regresamos a tierra antes de que el proceso de adaptación al mar estuviera más avanzado. Sin embargo, la clave es que no *fue necesario* adaptarse por completo al mar, toda vez que nuestra conformación anatómica particular nos permitió vivir una doble vida como habitantes del mar y de sus adyacencias.

Actualmente el hombre lleva consigo todo ese bagaje evolutivo. Aún somos monos arborícolas, monos semiterrestres y monos semiacuáticos. Hoy en día, somos el producto de varios ambientes diferentes y estamos semiadaptados a todos ellos. No nos hemos separado por completo de nuestra experiencia en el agua; aún mantenemos esa conexión. Nuestros primeros antecesores primates subieron a los árboles hace 60 millones de años. Cincuenta y cinco millones de años después llegaron a los estuarios compenetrándose con el mar y sólo recientemente comenzaron a regresar a tierra.

Hasta hace poco se pensaba que el Homo *sapiens sapiens* —es decir, la réplica física exacta más antigua hasta ahora encontrada del ser humano moderno— tiene sólo unos 130.000 años. En el año 2005, cuando se utilizaron nuevos métodos para determinar la antigüedad en los mismos especímenes, esta cifra se actualizó y se llevó a 200.000 años, lo que sigue siendo muy poco su dominio sobre el mundo; sólo 20 días en tiempo comprimido. Y la mayoría de los expertos parecen coincidir en que el *Homo sapiens sapiens* sólo floreció después de la caída y extinción del Neandertal, lo cual ocurrió en fechas muy, pero muy recientes: hace apenas unos 27.000 años, cuando mucho. ¡Menos de 3 días en tiempo comprimido!

A fin de recuperar la completa funcionalidad de nuestro sistema osteo-neuro-muscular, y considerando el hecho de que aún somos monos semiacuáticos, tiene sentido retornar parcialmente a lo que dejamos atrás, a uno de nuestros escenarios básicos, fundamentales: el agua. Estando allí, podemos reproducir los movimientos que hacíamos como mamíferos marinos —similares a los movimientos de los delfines— al mismo tiempo que ejecutamos algunas acciones ajustadas a nuestra anatomía. Por supuesto, no tenemos la necesidad de regresar a nuestra forma de vida arborícola, aunque esta configuración anatómica aún existe en nosotros y está a nuestra disposición si, por ejemplo, queremos practicar gimnasia o unirnos a un circo como trapecistas.

Espero poder demostrarle al lector mi convencimiento de que debemos sacar provecho a la forma de flotar en el agua que dominábamos en otras épocas a fin de recuperar nuestra estructura y nuestras funciones normales. Creo firmemente que de esta forma podemos rescatar al mono desnudo de la atrofia por desuso que se ha transformado en parte de su existencia moderna desde fechas muy recientes, un período de tiempo tan corto en términos evolutivos que apenas se puede calcular: comparable, en tiempo comprimido, a uno o dos días, quizás, y esto probablemente exagerando.

Capítulo 3

El mono desnudo...

"La ciencia es sentido común organizado donde mucha teoría bonita es aniquilada por algún dato feo". **Thomas Huxley.**

"Llegó un momento en la evolución en que la inteligencia llenó el centro del escenario y se convirtió para siempre en la herramienta más importante en el juego de la "supervivencia del más apto". **Daniel Roberts.**

"Hoy día somos primates semimarinos y semiterrestres. Como no ha transcurrido el tiempo necesario para producirse la adaptación total a ninguno de los dos escenarios, debemos interactuar en ambos. Este es el dictamen de nuestro código genético; este es nuestro hábitat de zoológico. Lo que es; es. Lo que somos; somos". **Daniel Roberts.**

En 1967, el zoólogo Desmond Morris publicó un libro cautivante titulado *El mono desnudo*[14], en el cual describía nuestro proceso evolutivo desde los orígenes prehomínidos hasta el hombre moderno. Morris señalaba que al bautizar nuevas especies, los zoólogos suelen recurrir al aspecto más impresionante de la nueva criatura, aquel que a primera vista lo distingue claramente del resto. Si, por ejemplo, un zoólogo llegara a ver por primera vez a un loro con el pico rojo; así se llamaría de allí en adelante: El Loro de Pico Rojo. Fue así que acuñó el término "mono desnudo" porque por sí solo, ese prominente rasgo habría sido suficiente para impresionar a un zoólogo que viera a este primate por primera vez. Morris señaló que de las 193 especies de primates

---

[14]El simio desnudo sería la traducción fiel y correcta, pero el autor prefiere la palabra mono porque se nos ha colado desde el lenguaje coloquial y tiene más valor por choque semántico. Por lo tanto, me permito invocar "licencia poética" para su uso a lo largo de este libro. A la vez, pido excusas a los lectores que podrían no estar de acuerdo con esta imperfección en la utilización del lenguaje.

existentes, sólo una carecía de pelo en el cuerpo: el Homo sapiens. De allí el nombre de "mono desnudo". Su fascinante relato sobre la evolución humana convirtió este nombre en parte del lenguaje cotidiano.

A pesar de que su libro, extraordinariamente atrayente, describe con detalle muchos de los rasgos de este simio y presenta un relato interesante sobre la supervivencia que concuerda con el conocimiento establecido de la época, deja sin respuesta satisfactoria, varias preguntas clave, como la de por qué el mono desnudo está, de entrada, desnudo. Entre las preguntas más relevantes que fueron relegadas al terreno de las teorías caprichosas y carecieron de argumentos convincentes estaban la de por qué el hombre camina erguido sobre dos pies, por qué tiene un cerebro tan grande, por qué puede aguantar la respiración y por qué es el único primate con grasa subcutánea que segrega lágrimas saladas en situaciones de estrés.

En pocas palabras, ¿por qué tenemos características que sólo se encuentran en los mamíferos marinos y que no están presentes en nuestros parientes, los gorilas y los chimpancés? Darwin había desarrollado su teoría de la evolución después de observar las claras e indiscutibles similitudes anatómicas y fisiológicas entre el chimpancé, el gorila y el Homo sapiens, las cuales lo condujeron a la conclusión de que estas tres especies tenían un antepasado común. Sin embargo, Darwin no respondió por qué somos tan diferentes de esas otras dos especies. ¿Por qué los humanos difieren tanto de sus parientes primates? Aunque, en cierta forma, los científicos y legos interesados ignoraron esta interrogante, la humanidad en general se embarcó en la quimérica búsqueda del "eslabón perdido".

Muchos años han pasado desde que tuve el privilegio de leer *El mono desnudo*. Había aceptado con cierta reserva la mayoría de los argumentos que se dan en él a favor de que el hombre, partiendo de sus orígenes arborícolas, evolucionó en las grandes *sabanas* africanas siguiendo una línea ininterrumpida. La hipótesis de la sabana se apoyaba en argumentos que indicaban que, en efecto, la separación entre homínidos y simios ocurrió cuando un grupo de los primeros abandonó los bosques, se mudó a las áridas sabanas y aprendió a erguirse sobre sus dos pies debido a la necesidad de defenderse y cazar: de alguna manera, esto les permitió correr más rápido.

Se supone que la caída del pelo funcional sucedió debido a que, de alguna forma, esto habría reducido los efectos del inclemente sol. Digo que había aceptado esta idea con cierta reserva porque incluso en el momento en que leí aquello, recuerdo haber pensado que no parecía muy razonable suponer que nuestros débiles ancestros homínidos, que en su día no estaban ni siquiera tan evolucionados como estamos nosotros en la actualidad, pudieran competir en la llanura abierta por los escasos alimentos que había en ella. ¿Cómo podíamos acechar a una gacela, por ejemplo, y, sin que ésta advirtiera nuestra presencia, golpearla hasta la muerte o, mucho menos, tratar de perseguirla si se nos escapaba? ¿Cómo podíamos enfrentar leones, tigres y otros feroces depredadores utilizando piedras, palos y huesos y salir victoriosos, como se propone en la hipótesis de la sabana? En retrospectiva, ahora puedo ver claramente que ni yo ni más nadie necesitábamos poseer mucho conocimiento o genio científico para imaginarnos a nuestros antepasados primates homínidos en tal escenario. Si en aquel momento hubiera hecho un ejercicio mental figurado, la escena se habría parecido a ésta:

"Ahí estaba yo, en medio de la amplia sabana; era un modelo muy primario y tosco, primitivo antecesor de la versión moderna del mono desnudo. Caminaba por entre los espacios tórridos y abiertos de la maleza, sin ánimo de competir, pues no tenía pezuñas ni colmillos; mi pequeño y velludo cuerpo semierecto sentía hambre y mi reducido cerebro trataba de imaginar lo que haría para poder almorzar. Unas horas antes, había encontrado algunas hormigas y un par de saltamontes, pero eso no había sido suficiente para tranquilizar mi hambre, sobre todo después de haber pasado dos días sin comer absolutamente nada. Unos días antes, había encontrado en un tronco podrido algunas lagartijas que logré aplastar con un palo; ahora volvía para ver si hallaba alguna otra. Tenían un sabor horroroso, muy diferente al de las dulces frutas que eran mi alimento natural, pero mi instinto de supervivencia me ordenaba que comiera cualquier cosa que me suministrara nutrientes. Un poco más allá de repente me tropecé con un hueso que tenía un ínfimo pedazo de carne todavía adherido a él: los restos de la última víctima de algún depredador. Unos minutos antes había visto pasar a un tigre y la adrenalina producida por el miedo todavía circulaba por mis venas, lo cual mitigaba de alguna manera las punzadas del hambre. Mientras me aproximaba al hueso con los pequeños restos comestibles, temblando todavía como una hoja, apreté en una mano el fémur de una gacela y en la otra una roca, armas que, según la hipótesis de la sabana, yo sabría utilizar para tratar de mantener a raya a ese tigre monstruosamente grande que acababa de ver. Como siguiendo alguna pista, en aquel preciso instante el tigre reapareció en escena detrás del tronco, atraído por el mismo bocado que yo codiciaba. Como no podía saber si estaba interesado en reservarme

a mí para el postre, el miedo me hizo temblar con mayor intensidad, porque, sin importar cuán pequeño fuera mi cerebro, debo haberme dado cuenta de que si aquel musculoso felino decidía atacarme, mi tamaño y mis armas no servirían de nada contra su fuerza y su furia. Me miró a mí y miró hacia el pedazo de carne, una y otra vez, como tratando de decidir en cuál de los dos hundiría sus dientes. Ahora, casi muerto de pánico, quería correr, pero cuando miré a mi alrededor, me percaté de que no había lugar donde esconderse, ni siquiera un árbol que pudiera trepar. Así que me quedé inmóvil, mirando la amenazadora y feroz criatura que tenía mi vida en sus manos —o más bien, en sus mandíbulas— e hice lo único que podía hacer. Mi cuerpo disparó la alerta roja y produjo más adrenalina, con lo que comencé a temblar aun más intensamente. En ese momento, mi única oportunidad residía en la esperanza de que el depredador no tuviera suficiente hambre, que estuviera haciendo una dieta que no incluyera pequeños simios peludos o que, por alguna razón, yo fuera tan feo que no le pareciera lo bastante apetecible como para estar en su menú. Si alguna de estas opciones fuera acertada, su falta de interés podía haberme salvado el lunes, pero el martes o el miércoles ya era otra historia y no puedo, por mi vida, imaginarme escribiendo un final feliz —mi supervivencia— con este panorama en mente".

Había muchas lagunas en la hipótesis de la sabana, pero yo no tenía nada con qué llenarlas. De modo que hice como la mayoría de la gente: no pensé más en el asunto, o lo agregué a la sección de "Misterios sin solución" en mi cerebro de mono desnudo. Pasaron muchos años sin que pensara mucho en la cuestión de la evolución, a no ser por los comentarios que hacía a mis pacientes —como si se tratara de una cruzada— sobre el efecto perjudicial que tiene la gravedad en la columna vertebral humana y sobre la afición por el trote observada en décadas recientes, en contradicción con la anatomía de la criatura resultante del bipedalismo evolutivo —un punto que discutiré más adelante. Seguí ejerciendo mi profesión y, gracias a la observación de los rasgos anatómicos y fisiológicos del hombre moderno en general y la interacción con más de treinta y nueve mil pacientes con problemas de columna en particular, consolidé las bases de este libro.

Ya había llegado a la conclusión de que la mejor manera de que el Homo sapiens, el mono desnudo, recupere su salud músculo-esquelética casi a cualquier edad y casi en cualquier condición es haciendo ejercicios mientras flota en el agua. Me decía que imitando a los delfines y convirtiéndonos durante unas cuantas horas a la semana en mamíferos adaptados al agua podríamos recuperar en gran medida la salud de nuestros músculos, tendones, ligamentos y las superficies articulares de los huesos y, al mismo tiempo, mejorar los sistemas espinal, esquelético, nervioso y cardiovascular de nuestro organismo. De hecho, estaba seguro de que flotar en el agua, ayudados por un equipo de flotación, era la *única* forma en que prácticamente cualquier ser humano podría ejercitar con éxito todo su sistema músculo-esquelético estriado casi de una sola vez y de una manera completamente natural.

Por qué esto es cierto, por qué es tan efectivo y cómo podemos aplicarlo individualmente era, y sigue siendo, uno de los dos objetivos principales de este libro. Pero entonces, tal como conté antes, cuando estaba a punto de terminar mi manuscrito, por primera vez me familiaricé con la idea de que en tiempos remotos habíamos evolucionado parcialmente en un ambiente acuático. Esto, por decir lo menos, capturó mi interés. Si las ideas propuestas por el profesor Hardy eran ciertas, es decir, si en algún tiempo fuimos mamíferos costeros marinos, entonces yo había encontrado la respuesta a la pregunta de *por qué* experimentábamos cambios tan profundos en nuestros cuerpos al hacer los ejercicios del Concepto Delfín. Ahora comprendía que, al desarrollar estos principios, sin saberlo había reproducido una importante condición primitiva en la cual se desarrollaron nuestros ancestros.

Esto significaba que había llegado a conclusiones y había propuesto una forma de recuperar la salud músculo-esquelética que estaba en sintonía con un mecanismo humano que había sido probado y mejorado mediante recursos de selección y medios evolutivos durante ¡cinco millones de años! Si los originales pensamientos del profesor Hardy eran correctos, entonces los ejercicios hechos en concordancia con el Concepto Delfín no sólo tenían que funcionar, *sino que tenían que funcionar bien*.

Mi búsqueda de un mejor sistema para recuperar nuestra normalidad biomecánica había sido alentada por la observación de la flagrante falta de resultados de toda una serie de sistemas de ejercicios que se han promovido en las últimas décadas y que se siguen promoviendo en el presente. Pensé, por ejemplo, que iba contra toda intuición creer que una función biológica normal, como la de hacer ejercicios, tuviera que estar acompañada por el dolor. Esto es un error. El dolor es el sistema de alarma del cuerpo. La idea de *"no pain, no gain"*[15] (quien no sufre, no gana) no puede ser correcta. Pensé que si la recompensa es el dolor,

---

[15]Frase muy utilizada en inglés para promover la equivocada noción de que sin dolor no hay beneficio.

entonces el sistema está completamente equivocado. Otra noción que ni siquiera requiere reflexión es el mensaje comercial de que tenemos que usar alguna clase de máquina para hacer ejercicios. Las máquinas de ejercicios sólo han existido durante unas cuantas décadas; obviamente, no forman parte intrínseca de nuestro desarrollo anatómico.

En la concepción de esta nueva manera de ver el ejercicio físico, me apoyé mucho en el estudio y observación de la anatomía y la fisiología de mis pacientes, fieles representantes del hombre moderno y la versión más reciente y actualizada del mono desnudo de los siglos XX y XXI. Sin embargo, las observaciones de Elaine Morgan me mostraron cómo el hombre había alcanzado su estado actual, *cómo* había llegado a este punto de la evolución. Descubrí que su impecable razonamiento y el mío —modesto en comparación— estaban interrelacionados, que estaban en perfecta armonía. Uno apoyaba al otro. Fue interesante el hecho de que ambos regresásemos al agua: ella histórica, paleontológica, figurativa y geográficamente con respecto a todo lo que existió antes; yo práctica, anatómica y fisiológicamente con el hombre moderno.

Mi investigación acerca de los orígenes del hombre se convirtió en un viaje fascinante que me llevó al principio de los tiempos, a una era muy anterior a la experiencia evolutiva del Homo sapiens, a un tiempo en que existía una sola inquietud intuitiva común a todas las criaturas vivientes: la supervivencia. Todas las formas de vida habían salido del mar hacía miles de millones de años y durante millones de años de evolución se habían adaptado al agua, a la tierra o al aire. La profusa vegetación proporcionó suficiente agua potable, alimento y refugio para permitir que una miríada de formas animales sobreviviera.

Podemos recordar que en un tiempo nuestros distantes antepasados primates se alimentaban de frutas y vivían en los árboles. Debido a que éstos les permitían guarecerse de los depredadores, no sólo no necesitaron desarrollar mecanismos de lucha como colmillos de gran tamaño o garras ofensivas, sino que además, como los árboles también les proporcionaban su dieta de frutas y hojas, no tuvieron necesidad de cazar o competir con otros animales como los carroñeros.

Entonces ocurrió algo terrible: dejó de llover. Comenzó una sequía que duraría doce millones de años en la región del continente africano en la que vivían y millones de kilómetros cuadrados de exuberante selva y vegetación montañosa quedaron destruidos. Los árboles que durante millones de años les habían proporcionado alimento y refugio desaparecieron, lo cual obligó a la mayoría de nuestros peludos ancestros homínidos semierguidos, con sus pequeños cerebros, a aventurarse a la sabana abierta junto con el resto de la población animal, en cerrada competencia para seguir existiendo.

El suministro de alimentos se hizo escaso para todas las criaturas de la tierra perturbando el orden ecológico de la depredación y creó, otra vez, las condiciones para que la ley Darwiniana de la supervivencia del más apto pisara el acelerador. Habiendo evolucionado como frugívoros y arborícolas, no había manera de que nuestros antepasados pudieran, ahora en plena llanura, competir en busca de comida y agua con los animales carnívoros; cazadores que se habían convertido en máquinas asesinas altamente especializadas. El suministro normal de alimentos de estos depredadores también se había reducido y ahora comenzábamos a parecerles más apetitosos. No podíamos pelear más que ellos, correr más que ellos, pensar mejor que ellos o hacer mejores maniobras que ellos. No había dónde esconderse. Las convenientes cuevas de las sabanas que hemos visto en los libros sólo existieron en la imaginación de escritores que vinieron mucho después. De hecho, aun cuando hubiera habido cuevas en las sabanas, nada impedía que los depredadores nos acorralaran dentro de ellas, esperaran a que saliéramos y nos devoraran igualmente. El hecho de que estos prehomínidos fueran los recién llegados a la sabana y que carecieran de los medios físicos para protegerse o encontrar un buen refugio los hizo extremadamente vulnerables y notoriamente indefensos. La larga dependencia de las crías de estos primates fue otro de los factores que creó más dificultades al momento de contrarrestar los ataques.

Lamentablemente para nuestros ancestros, en el momento en que se vieron obligados a participar en la feroz lucha por los magros recursos de alimento y agua en ese escenario específico de la sabana, estaban aun muy lejos de ser los más robustos, los más inteligentes o los mejor dotados. Fue por esta razón que, después de poco tiempo, se hizo efectiva su involuntaria contribución a la supervivencia del más apto. Esa cooperación, por desgracia para la especie, fue integrarse a la cadena alimenticia de aquellos que estaban mejor adaptados.

Después de un tiempo —que en términos evolutivos probablemente serían un par de millones de años— pasó lo que tenía que pasar. Ciñéndose a la teoría de la selección natural de Darwin, que sostiene que la supervivencia o extinción de todo organismo es determinada por su capacidad para adaptarse a su ambiente, toda la población de homínidos de la sabana fue aniquilada y, junto con ella, cualquier esperanza de evolución futura de la especie. Adiós a los homínidos. No más posibilidad de futuras generaciones de monitos desnudos. Kaput. Se acabó. Extinción. Fin de la historia. Baja el telón.

¡Pero esperen! *Casi... casi aniquilados,* porque, por fortuna para la especie, lejos de las estériles montañas y las inhóspitas llanuras, vivía un pequeñísimo grupo de homínidos que había logrado llegar a la costa, en las desembocaduras de los ríos —los estuarios— y existían en las mismas condiciones en que habían vivido los condilartros, los antepasados mamíferos de los delfines. Los árboles que los habían protegido durante 55 millones de años habían desaparecido y, con ellos, los medios para encontrar sus fuentes naturales de alimento y refugio. Cuando desaparecieron sus frutas, su fuente primaria de agua, que eran las frutas mismas, también se desvaneció, y ahora necesitaban urgentemente una nueva manera de saciar su sed.

Esta vez, un pequeño grupo que había podido llegar hasta un río logró sobrevivir allí, aunque, aun así, la mayoría de ellos murió de hambre o fue víctima de los depredadores en esas aguas poco profundas. Finalmente, un número infinitesimalmente pequeño de estos simios, los que eran suficientemente fornidos y tenían suficiente curiosidad y fuerza de voluntad, caminaron a duras penas río abajo. Murieron muchos, pero algunos pocos lograron llegar al final del río donde seguramente habrían de quedar asombrados al encontrarse con la inmensidad del océano, y fue ahí, en los estuarios, donde el futuro de la especie humana estuvo pendiendo de un hilo; era ahí donde había al menos una esperanza, donde la existencia al menos era posible. Y de la misma manera en que los condilartra, los parientes mamíferos de los delfines, tuvieron que hacerlo millones de años antes, estos pocos homínidos tuvieron que aprender a sobrevivir de la manera más dolorosa, a la manera de la evolución: cambiando física y mentalmente para buscar fuentes de subsistencia y protección en el mar.

Al igual que los antepasados de los delfines que vivían en los estuarios y que tampoco habían podido competir en tierra, nuestros ancestros de los estuarios también necesitaron de un nuevo refugio y nuevas fuentes de alimentación. Al adaptarse parcialmente al agua, al cambiar su hábitat natural de los árboles por el del mar y la playa, al calzar exitosamente en la descripción biológica de los mamíferos marinos, en efecto lograron cumplir con las dos condiciones impuestas por la naturaleza para continuar una precaria existencia. Fue en esta forma que pudieron evitar la aniquilación total; fue en esta forma que pudieron pasar la antorcha de la evolución a las futuras generaciones. Dicho en términos sencillos, obedecieron la primera regla de la supervivencia: se adaptaron a las condiciones impuestas por su nuevo ambiente. Este conjunto de circunstancias en el lugar exacto de los estuarios fue una de las dos ocasiones en que, durante la evolución, estuvimos extraordinariamente cerca de no existir hoy en día[16].

Unos cuantos simios arborícolas habían sobrevivido por puro azar debido a que se encontraban en pequeños espacios naturales que en su mayoría no sufrieron cambios y que hasta cierto punto habían conservado su hábitat natural. Esto les permitió vivir sin apenas ser afectados por la sequía y experimentar pocos cambios hasta el presente. De esta manera, los bonobos, orangutanes, chimpancés y gorilas lograron sobrevivir en medio del peligro sin muchos cambios. Sin embargo, no salieron del trance totalmente intactos. Sus fuentes de alimentos también se redujeron, lo que los obligó a buscar nuevas fuentes de subsistencia y hacerse carnívoros: comenzaron a comer carne que obtenían al depredar a primates más pequeños.

Nuestros parientes más cercanos, los chimpancés, desarrollaron sus colmillos a causa de esas nuevas condiciones de escasez, que los obligaron a complementar su dieta de frutas, semillas y hojas cazando en grupos, robando y comiéndose las crías de sus primos de menor tamaño. La escasez fue también la razón por la cual desarrollaron la mentalidad tribal de proteger su territorio de miembros de su propia especie. En el presente, estos animales han sido filmados en parques nacionales de África cazando de manera subrepticia individuos de otras comunidades y matándolos en alevosos ataques. Incluso se han registrado unos pocos incidentes en que bebés humanos han sido robados y devorados por chimpancés renegados.

Mientras esto acontecía tierra adentro, los homínidos siguieron residiendo en áreas cercanas al paso de agua donde las mareas se encontraban con algún río que desembocaba en el mar o, a veces, en islas con recursos acuíferos. No me es posible concebir la vida del mono desnudo sin un suministro constante de agua dulce. No he encontrado evidencia alguna que sugiera que nuestros cuerpos tuvieron alguna

---

[16]También estuvimos cerca de la extinción cinco millones de años más tarde, cuando sólo unos dos mil ancestros sobrevivieron a las masivas erupciones volcánicas que se produjeron en las islas donde vivíamos. Todos los Homo sapiens de la actualidad descienden de estos dos pequeñísimos grupos. Volveremos a este interesante punto más adelante.

manera de filtrar suficiente agua salada o de desechar sal en cantidades suficientes como para darnos la ingesta mínima de agua dulce que necesitamos cada día.

No hay nada que indique que pudiéramos beber agua salada y convertirla en agua dulce mediante algún tipo de adaptación anatómica o fisiológica que nos permitiera filtrarla. Si alguna vez hubiéramos tenido esta capacidad, todavía la tendríamos en la actualidad. Algunos otros mamíferos marinos habían hecho esto, pero ya estaban *totalmente* adaptados a vivir en agua salada y se habían independizado gradualmente de los estuarios gracias al desarrollo de medios excretorios de la sal que les permitieron alcanzar el equilibrio homeostático entre ésta y el agua durante un proceso que duró decenas de millones de años —al menos seis u ocho veces la cantidad de tiempo que pasaron en el ambiente marino nuestros antepasados.

La mayoría de los mamíferos marinos, como nosotros, *se semiadaptaron* al ambiente acuático, y tal adaptación parcial persiste en la actualidad. No pueden sobrevivir bebiendo agua salada. Esto significa que durante toda nuestra historia evolutiva, tenemos que haber mantenido una cercana relación *cotidiana* con una fuente de agua dulce. Estábamos echando las bases para convertirnos en simios acuáticos y esto habría sucedido si las condiciones hubieran dictado esta necesidad para la supervivencia de la especie. Estábamos en la lista de espera evolutiva; nos habíamos adaptado parcialmente, pero todavía nos faltaba un larguísimo período de tiempo para quedar totalmente acoplados.

El pescado que comíamos era muy salado y nuestros riñones, glándulas sudoríparas y conductos lacrimales trabajaban duro para mantener el equilibrio entre agua y sal. Sin embargo, al establecernos en áreas donde un brazo de mar se encuentra con la desembocadura de un río, tal como lo habían hecho los ancestros de los delfines, tuvimos el camino abierto para satisfacer nuestro imperativo fisiológico de consumir agua dulce. Éste, en las condiciones actuales, en tierra, es de un mínimo de 500 cc diarios, pero es muchísimo más alto si se tiene una dieta salada y actividad física continua.

Algunos homínidos también flotaron hasta alcanzar islas, muchos de ellos pereciendo en el camino, mientras otros recalaron en la orilla, sólo para morir de sed. Algunas islas, sin embargo, tenían un adecuado suministro de agua dulce; ésta, junto con ciertas frutas, hojas, huevos y una abundante fuente de alimentos provenientes del mar, garantizaron su supervivencia. En estas islas y en áreas costeras del continente, aprendimos a capturar peces, abrir caracolas con la ayuda de piedras, adaptarnos a comer alimentos del mar y recoger huevos en las inmediaciones de la playa. Nos hicimos bípedos porque teníamos que mantener la cabeza fuera del agua. Aunque fue una parte muy importante de nuestra evolución marina, no creo que la adaptación al bipedalismo haya ocurrido principalmente como consecuencia de *caminar o estar de pie* dentro del agua.

Creo que, aunque primero fuimos capaces de alejarnos de los depredadores entrando en el agua y caminando a pocos metros de la orilla, pasamos muchísimo más tiempo *flotando verticalmente* con el agua hasta el cuello. Cualquiera puede comprobar lo que quiero decir simplemente metiéndose en el mar. Es casi imposible pararse en el agua durante mucho tiempo porque las olas y las corrientes golpean constantemente. Es más, a menos que estemos en una bahía protegida de los vientos y las corrientes, ni siquiera podremos ponernos de pie en absoluto e incluso si pudiéramos, no sería sencillo.

Así, aun estando al abrigo del viento, es decir, en un área bien protegida, necesitaremos haber aprendido a flotar en una posición vertical y a utilizar sombreros de hojas y desechos para proteger nuestras cabezas y rostros del inclemente sol. Nuestros cabellos no desaparecieron porque ayudaban a bloquear los tenaces rayos de sol y les servían a los niños para agarrarse, como ya venían acostumbrados desde los árboles. Como aislante térmico, desarrollamos una capa de grasa debajo de nuestra piel, tal como la tienen todos los mamíferos marinos. Nuestros cuerpos experimentaron muchos otros cambios.

Puede ser que luego aprendiéramos a comer carne de los pocos mamíferos marinos y tortugas que tuvieron la mala suerte de aventurarse a las playas cercanas a nosotros, si es que, por azar, éstos formaban parte del pequeñísimo ecosistema en el que nosotros vivíamos. Estos animales habrían estado desprotegidos e indefensos considerando que podíamos perseguirlos fácilmente al estar parados sobre nuestros dos pies y utilizar armas de piedra. Otro punto que hay que considerar es que habrían tenido que ser agradables a nuestro gusto, lo cual, en condiciones naturales, crudos, no es el caso. No estábamos condicionados para ser agresivos con los animales grandes; además, nuestros dientes, que evolucionaron comiendo fruta y hojas, no estaban bien equipados para desgarrar y masticar carne, por lo que era difícil consumirla cruda. En cualquier caso, estos mamíferos y/o tortugas seguramente no habrían sido nuestra primera elección porque teníamos muchas opciones de alimentos fácilmente accesibles y comestibles: el mar literalmente rebosaba de sustento que estaba fácilmente a nuestro alcance y además teníamos acceso directo a huevos y algunas frutas, semillas y hojas en la costa.

En la batalla por la supervivencia, estos mamíferos marinos —si de verdad los comíamos, lo cual dudo mucho— además de peces y moluscos, se habrían convertido en parte de *nuestra* cadena alimenticia de la misma manera en que nuestros antepasados en la sabana habían sido alimento para los felinos y otros depredadores. Para todas las criaturas del mar fácilmente accesibles que convivían en aquel momento, circunstancia y contexto geográfico, *nosotros* éramos los más aptos como depredadores. La posibilidad de que causáramos su extinción estaba fuera de discusión, porque nuestro pequeñísimo número era infinitamente menor que el suyo. No hubo nunca, por supuesto, ni una remota posibilidad de amenazar su población, como había sucedido con nuestros primates ancestrales en las sabanas.

A medida que pasaban las páginas de la prehistoria, entrábamos y salíamos del mar, siempre con la cabeza fuera del agua, y persistíamos en utilizar nuestro cerebro para aprender a crear herramientas con las cuales abrir caracolas, atrapar peces, usar diversos menesteres para protegernos del sol y encontrar materiales que pudieran utilizarse como equipos de flotación. Nuestro sentido del tacto y la habilidad de nuestros dedos mejoraron al buscar bajo el agua, en la arena, pequeños moluscos que aprendimos a diferenciar de las piedras sin mirarlos, sólo con tocarlos. Ya poseíamos la habilidad de sentir las texturas con la punta de nuestros dedos, pues habíamos adquirido esta aptitud millones de años antes cuando nos colgábamos de las ramas de los árboles y nos balanceábamos en ellas. Nuestros dedos, gracias a sus sensores táctiles prodigiosamente precisos, ahora podían hurgar en la suave superficie de la arena, cerniéndola y discriminando en ella hasta encontrar los diminutos moluscos que calmarían nuestra hambre.

Nuestro cerebro creció no sólo para responder a la adaptación requerida por las condiciones que la vida cotidiana en el mar y sus adyacencias nos imponían, sino también porque seguíamos ingiriendo alimentos del mar, lo que favorecía su crecimiento por contener aceites especiales y ser ricos en fósforo. Y crecimos sanos, llenos de vida. Creo que al principio nuestros días transcurrían mientras flotábamos en posición vertical la mayor parte del tiempo y nos aventurábamos a la playa y sus inmediaciones por cortos períodos para buscar huevos y frutas y satisfacer nuestra sed con el agua dulce de los ríos.

En la noche hacíamos uso de nuestras habilidades arborícolas para escalar los riscos y dormir apaciblemente, resguardados en los escondrijos y grietas de las grandes formaciones rocosas. A diferencia de las sabanas, en estos altos despeñaderos que se levantaban sobre la playa había muchas cuevas que estaban convenientemente cerca y eran fáciles de escalar para seres que habían vivido en los árboles. Una vez arriba, probablemente utilizamos piedras del tamaño de puño como armas para mantener a raya a nuestros enemigos, todo lo cual permitió que nos sintiéramos relativamente a salvo de los depredadores que antes nos habían empujado hasta el mar. Lo que es más, habría sido imposible dormir en el agua, puesto que nuestro cerebro no está preparado para descansar un hemisferio a la vez, como nuestros parientes mamíferos, los delfines, habían aprendido a hacer millones de años antes.

Para dormir, necesitábamos sentir el suelo inmóvil debajo de nuestros cuerpos o, por lo menos, alguna forma primitiva de balsa atada a algún lugar como con un ancla. Es fácil imaginar que de la misma manera en que habíamos desarrollado la capacidad de elaborar herramientas para conseguir alimentos y defendernos, también pudimos haber creado artefactos de flotación que, colocados alrededor de nuestros cuerpos, nos permitiesen permanecer cómodamente en el agua y al mismo tiempo desplazarnos sin llegar al agotamiento extremo.

Muy pronto debimos haber creado también minúsculas balsas hechas con ramas y lianas para que flotaran nuestros bebés. Las hembras, siempre a cargo de los más jóvenes, habrían tenido que dejar de cargarlos durante el día mientras estuvieran en el agua. Elaine Morgan señala que, en esta etapa temprana de desarrollo, sólo hacía falta que se cumplieran dos condiciones para que utilizáramos en la práctica objetos ajenos a nosotros mismos: la abundancia de materiales y que éstos funcionaran la primera vez que se usaran. Pienso que Elaine Morgan tiene razón puesto que, siendo todavía subdesarrollados, nuestros cerebros no habían alcanzado la capacidad de experimentar. No teníamos la aptitud necesaria para imaginar una situación que *quizás* pudiera ocurrir. Sólo teníamos la capacidad de observar lo que *verdaderamente* ocurría.

En otras palabras, si íbamos a utilizar materiales ajenos a nosotros como artefactos de flotación, si íbamos a agarrarnos de algún objeto que flotara, hacía falta que hubiera gran cantidad de estas cosas en nuestro entorno y éstas tenían que permitirnos flotar la primera vez y todas las sucesivas. Sin lugar a dudas, los trozos de lianas, troncos, varas, cocos, raíces, fragmentos de palos y arbustos que los ríos depositaban en el mar, precisamente donde se encuentra el estuario, proporcionaron un formidable conjunto de materiales que desfilaba frente a nuestros ojos, de hecho dándonos en las narices a veces, o que, en cualquier caso, llegaba a estar al alcance de nuestras manos.

Así que los primeros simios ancestrales tuvieron a su disposición muchos materiales con los que podían interactuar y que podían utilizar como artefactos de flotación. Por más toscas que pudieran ser estas cosas, funcionaban. Por ejemplo, sólo necesitábamos aferrarnos a un par de cocos secos o un tronco que pasara para darnos cuenta de que podíamos flotar. Y yo creo que esto fue lo que hicimos. Tal como lo hacen naturalmente la focas, durante los siguientes cinco millones de años flotamos día tras día en posición vertical con la cabeza fuera del agua durante horas. Nuestro sistema neuro-músculo-esquelético se moldeó en concordancia con nuestros movimientos de oposición al agua de la misma manera que lo había hecho nuestro distante primo mamífero, el delfín, excepto que éste había retornado al agua millones de años antes y, habiéndose adaptado totalmente al ambiente marino, no tuvo necesidad alguna de usar cosas ajenas para flotar.

El uso de materiales para flotar también es importante por otra razón. Fue el principio del establecimiento de patrones cerebrales que nos permitieron crear, utilizar y mejorar toda una gama de utensilios, herramientas y otros recursos; es decir, nos permitieron comenzar a desarrollar la idea de que podíamos utilizar objetos ajenos a nosotros mismos para nuestro beneficio. Esto dio mayor habilidad a nuestras manos y mayor creatividad a nuestros cerebros.Haciendo uso de nuestras habilidades mentales, el tamaño y la capacidad de nuestro cerebro aumentaron y nos proporcionaron una actitud mental que tiene elementos intrínsecos de la condición humana: curiosidad, inventiva y uso de materiales ajenos a uno mismo. De hecho, ya habíamos pasado por este tamiz cuando sólo los más aventureros de nosotros habían logrado llegar al final del río desde la sabana.

La utilización de objetos foráneos es una de las características más significativas del Homo sapiens; se inició en los árboles, cuando desarrollamos la destreza manual, y luego se desarrolló en el océano: de un artefacto de flotación a una diminuta y rudimentaria balsa, luego una canoa, después un bote de velas, luego un trasatlántico y medios paralelos de locomoción en tierra y aire; de una piedra afilada para abrir ostras hasta nuestra miríada de herramientas y la línea de ensamblaje; de hojas para protegernos del sol hasta el sombrero, la cueva, la choza, la casa y el rascacielos; del lenguaje gestual a los gruñidos, los gritos, las palabras, las tablas de piedra y luego el papel, el telégrafo, el teléfono, la radio, la televisión y la comunicación vía satélite.

Nuestra capacidad de hablar fue el factor más importante en el desarrollo de nuestra inteligencia. Fue esta práctica la que finalmente nos condujo a convertirnos en el Homo sapiens: los que saben. La evolución dicta que las habilidades especiales se desarrollen principalmente como resultado de una necesidad, y esta necesidad de hablar fue, en primer lugar, la consecuencia de la privación de un medio de comunicación basado en el lenguaje corporal cuando estábamos sumergidos en el agua. Si observamos al chimpancé, nuestro primo terrestre, podemos ver cómo hacen uso de exagerados movimientos corporales y mucha mímica para expresar sus deseos y necesidades.

Con el agua hasta el cuello, este tipo de comunicación era imposible y los pocos músculos faciales que podíamos usar no eran suficientes ni eficientes cuando nos enfrentábamos a las condiciones que imponía la flotación en el agua. El resplandor encima del agua, el distanciamiento forzado entre todos y nuestros constantes movimientos involuntarios redujeron nuestra capacidad de dar señales mediante pequeños movimientos faciales e hizo necesario que nos comunicáramos verbalmente.

Esto también les ocurrió a los delfines, lo cual hizo que desarrollaran un lenguaje de chirridos y sonidos y junto con ello, en ambos casos, hubo un crecimiento del cerebro a causa de la nueva necesidad de establecer los patrones necesarios para el almacenamiento, reconocimiento y verbalización de información auditiva. Millones de años después, seríamos capaces de combinar nuestra habilidad manual y el uso de artefactos y utensilios con el habla para convertir las ideas en lenguaje escrito y almacenar conocimientos fuera de nuestro cerebro: en libros, lo que llegaría a sentar las bases para la revolución de la información.

Aunque existe amplia evidencia que sugiere que las tres curvas de la espina dorsal del moderno Homo sapiens se formaron por caminar a gatas, levantar la cabeza y andar de pie, también flotar en posición vertical habría favorecido al desarrollo de estas modificaciones producidas por la adaptación: puesto que el agua nos empuja hacia adelante y hacia atrás, es natural doblarse en la dirección opuesta a esos movimientos. De hecho, las corrientes submarinas del agua *obligan* al cuerpo a adoptar estas posturas cuando se flota. Si uno se agarra a un tronco, automáticamente levantará la cabeza y el torso y las piernas tenderán a quedar atrás. Desde el punto de vista de la física, es más sencillo flotar con esas tres curvas de lo que sería si no las tuviéramos.

Los homínidos probablemente caminaban en el agua y se ponían de pie por cortos períodos de tiempo durante el día, pero no podía esperarse que se pararan en el agua por muchas horas porque seguramente habrían sufrido fatiga muscular debido a la constante inestabilidad y a la tensión creada por la continua y tenaz embestida del mar. Sin embargo, es probable que el tiempo que pasaron caminando y parándose en el agua haya creado las condiciones necesarias para desarrollar muchos músculos "auxiliares" que tendemos a usar para mantener el equilibrio y que son tan prominentes en los atletas aunque están mayormente atrofiados en el resto de la población. Por ejemplo, para las hembras sería imposible amamantar a sus bebés sosteniéndose sobre piernas tambaleantes, con los pies hundidos en la arena, deslizándose o resbalando sobre superficies rocosas u onduladas o sobre las filosas formaciones coralinas que les cortarían las plantas de los pies o las pantorrillas.

Como necesitaban las manos libres para cargar a sus bebés, ni siquiera podían usarlas para lograr un efecto estabilizador al tratar de mantener el equilibrio, tal como debemos hacer ahora cuando caminamos en el agua. Las corrientes submarinas y las olas de la superficie siempre estuvieron presentes, incluso en los mares internos y los lagos, y movían a las hembras hacia adelante, hacia atrás y de lado, lo cual les hacía perder el equilibrio y les dificultaba mucho las cosas. En estas condiciones, sería muy difícil, si no imposible, sostener a los niños —y mucho más amamantarlos.

Las corrientes, incluso las que pudieran considerarse pequeñas en comparación con las del mar abierto, eran demasiado grandes para luchar contra ellas por mucho tiempo. La incapacidad para permanecer en posición erguida con la cabeza fuera del agua durante cualquier período apreciable de tiempo demuestra que desde el mero principio de la adaptación al mar o a otros grandes cuerpos de agua, tuvimos la necesidad de flotar. Sin embargo, los homínidos como el Homo sapiens de hoy en día, tienen que haber sido malos flotadores, por lo que insisto en que necesitábamos accesorios de flotación externos para sobrevivir en el agua y adaptarnos a ella. Las razones son obvias: no podían mantenerse de pie por las embestidas del mar; no podían respirar o ver alrededor de ellos si flotaban boca abajo; no podían flotar sobre sus espaldas mirando hacia el sol que los cegaba porque aun poniendo hojas sobre sus ojos, en caso de que el sol no los alcanzara, igualmente se expondrían a que sus fosas nasales quedaran paralelas a la superficie del agua, lo cual permitiría un fácil acceso a los pulmones.

No sólo eso, sino que además cuando *realmente* flotamos sobre nuestras espaldas quedamos cubiertos por el agua y sólo es visible una pequeña parte de nuestro cuerpo, lo cual nos obliga a quedarnos totalmente inmóviles mientras mantenemos extendidas nuestras extremidades superiores e inferiores. Cualquier pequeña ola puede sumergir nuestro rostro y hacernos toser repetidamente, ya que nuestras fosas nasales se llenan de agua salada. Por encima de todo esto, necesitábamos poder ver quién o qué se aproximaba a nosotros y cuánto nos habíamos alejado de la orilla. No podíamos sentarnos a no ser en aguas muy poco profundas, lo que sin duda nos arriesgábamos a hacer algunas veces, aunque no por prolongados lapsos de tiempo, puesto que corríamos el peligro de atraer a depredadores solapados que estuvieran a la espera de tal oportunidad.

Entonces, teníamos que flotar en posición vertical con ayuda de materiales externos y, afortunadamente, el uso de materiales que no tenían vinculación a nosotros no nos resultaba extraño. Durante millones de años habíamos utilizado lianas y ramas para subir a los árboles y balancearnos en ellos; el árbol mismo era un objeto extraño cuya utilización se había hecho parte de nuestra vida cotidiana como seres frugívoros. Nuestras manos eran hábiles por escalar árboles, colgar de ellos, balancearnos de una rama a otra y recoger y pelar frutas. Podíamos diferenciar fácilmente la textura de los materiales debido a nuestro muy desarrollado sentido del tacto.

Además de las dos condiciones necesarias para el uso de "cosas", también tenía que haber una necesidad o una recompensa para tal actividad. Ciertamente, poder respirar normalmente para evitar el cansancio y tener una visión de 360 grados y facilidad de desplazamiento eran suficientes incentivos para utilizar desde un principio rudimentarios artefactos de flotación. Esto también nos permitiría cubrir grandes distancias y alcanzar atolones o islas, lo cual, sin duda alguna, al menos las primeras veces, debe haber sucedido sin que mediara la voluntad de hacerlo al ser llevados por las corrientes, pero luego sucedería como resultado de un plan.

Varios millones de años después, habiendo ejercitado todos sus músculos gracias a los movimientos en el mar, luego de haber alimentado su cerebro comiendo pescado y mariscos y después de haber aprendido a hacer y utilizar herramientas, artefactos de flotación, ropas y armas rudimentarias, el simio marino estaba preparado para abandonar el agua y las playas y adentrarse en tierra.

Ya estaba totalmente erguido y desnudo y tenía un cerebro mucho más grande que sus primos arborícolas dejados atrás hacia ya varios millones de años. También poseía un extraordinario sistema neuro-músculo-esquelético que se había desarrollado y mantenido gracias a los constantes movimientos de más de 400 músculos estriados contra las aguas del mar al intentar estar de pie, bucear, nadar y flotar. Ahora tenía una enorme ventaja sobre otros animales. Sus habilidades como trepador de árboles junto con su caminar terrestre le daban una excelente base anatómica y fisiológica, pero ahora ésta iba acompañada de un cerebro que había crecido mucho como resultado de la ingesta de alimentos cerebrales; y también por haberse visto obligado a desarrollar un rudimentario pero efectivo patrón de habla y, junto con ello, un lenguaje básico. Aunado, igualmente, por el manejo en forma creativa de su excelente habilidad manual.

Durante los cinco millones de años que había interactuado con el mar, había utilizado su cerebro para crear, inventar y comunicarse, para transformar materiales externos en utensilios y herramientas para pescar, abrir conchas, flotar, viajar, protegerse del sol y la lluvia y para dormir. Todo esto lo preparó física y mentalmente para su nuevo lugar en el planeta Tierra. Mientras estuvo en el mar y sus adyacencias, su cuerpo se modificó y adquirió características que ahora compartía sólo con otros mamíferos que, como él, se habían visto obligados a buscar alimentos en el mar.

Ahora tenía rasgos que lo distinguían del chimpancé y del gorila, los dos primos a los cuales Darwin lo había vinculado. Entre estas características estaban la presencia de grasa subcutánea, glándulas sebáceas más grandes, himen y lágrimas saladas en situaciones de presión; la pérdida del pelo funcional[17] y las vibrisas[18]; la disminución de las glándulas sudoríparas; el descenso de la posición de la laringe; el control

---

[17]Existen al menos otros dos primates de la sabana que sufrieron cierta pérdida de pelo: los altamente sexuales monos bonobos y los monos násicos, y ambas especies tuvieron que vivir en ambientes muy húmedos. Otros mamíferos como el hipopótamo, el rinoceronte y el elefante también perdieron el pelo funcional y los tres son mamíferos semiacuáticos.

[18]Los pelos rígidos que presentan muchos mamíferos mayormente cerca de las fosas nasales y que les sirven de órganos táctiles.

voluntario de la respiración; los mecanismos reguladores del flujo de sangre durante la inmersión y la regulación de la temperatura. Su tamaño y su peso también se habían incrementado significativamente. Además de esto, tenía un importantísimo rasgo que no compartía con ningún otro: era el único braquial y *además* completamente bípedo. Todas estas cosas le dieron una buena preparación. Ahora estaba en condiciones de conquistar el mundo y reinar sobre él. En el juego de la supervivencia, su inteligencia le había permitido convertirse en el más apto. Sólo le faltaba una cosa para regresar a tierra. Y ésta pronto apareció.

Comenzó a llover otra vez - copiosamente. Antes de que pasara mucho tiempo en términos geológicos y ambientales, el paisaje desolado se transformó. La curiosidad innata, junto con las nuevas condiciones, ahora conspiraban para tentar al mono desnudo a dejar los estuarios y retornar río arriba y redescubrir un mundo que había tenido que abandonar hacía ya varios millones de años. Una vez más, la naturaleza había jugado su carta en la partida de la vida. Una vez más, las exuberantes sabanas y montañas estaban preparadas para albergar las formas de vida que habían sobrevivido a la sequía de los 12 millones de años. Estos recién formados y generosos ambientes permitieron a los ancestros del Homo sapiens regresar a tierra y, finalmente, prosperar.

La evidencia descubierta en un estudio realizado por la National Geographic Society e IBM en el año 2005 demuestra que los antepasados inmediatos del Homo sapiens moderno que vivieron hace un poco más de 200.000 años fueron especímenes muy grandes, con una estatura promedio de dos metros y un peso de casi 130 kilos. De ahí proviene el nombre que se ha escogido para ellos: Goliat. Este aumento de tamaño coincide con el experimentado por otros mamíferos que vivieron en el mar y que también se habían adaptado o semiadaptado al agua. Se hicieron grandes.

Se ha argumentado que Goliat tuvo problemas en tierra porque era demasiado corpulento para refrescarse en los ambientes cálidos que habitaba, de manera que, naturalmente, sus descendientes tenían que ser más pequeños para poder refrescarse con mayor facilidad. Los elefantes, rinocerontes, hipopótamos y otros mamíferos semiacuáticos necesitan estar muy cerca del agua para poder enfriarse en ella constantemente durante el día. Los descendientes de Goliat, cuya curiosidad los llevaba a alejarse de sus fuentes inmediatas cotidianas de agua, resolvieron el problema volviéndose más pequeños.

Las sucesivas generaciones se movieron río arriba y las tribus siempre se establecían bastante cerca de los cuerpos de agua. Habían aprendido bien la lección: encontraron refugio en las cuevas, pero también en el agua. Mientras estuvieran relativamente cerca de un cuerpo de agua, fuera éste el mar, un lago o un río, su supervivencia estaba más o menos garantizada porque ahora podían atrapar peces con facilidad; comer frutas, huevos y, a veces, la carne de otros mamíferos; podían subir a los árboles e ir a lugares rocosos y podían hacer herramientas que usaban para cazar, pescar, flotar, abrir conchas y construir otros accesorios. Paulatinamente fueron haciéndose más hábiles en todos los sentidos.

A medida que pasaba el tiempo y se agudizaba la curiosidad, algunos de los hijos de Goliat migraron a Europa. Este grupo es conocido como los neandertales. Otros migraron a islas de Indonesia y otros lugares insulares. Es este último grupo quien forma la esencia del linaje ancestral del Homo sapiens del presente; todos los que vivimos hoy en día descendemos de este segundo grupo insular. Sin embargo, antes de que nos hubiéramos asentado y verdaderamente nos mereciéramos ese nombre, antes de convertirnos en sapiens, los que saben, tuvimos que pasar por otra gran catástrofe que habría de poner la inteligencia en el centro del escenario y la convertiría para siempre en la herramienta más importante en el juego de la "supervivencia del más apto".

Recordemos cómo nuestros ancestros fueron barridos de las sabanas en una sequía que duró 12 millones de años y cómo unos cuantos de ellos lograron sobrevivir siguiendo el río hasta llegar a los estuarios y luego adentrarse en el mar. Nunca antes estuvimos más cerca de desaparecer durante la evolución. Ahora nos enfrentábamos a otro cataclismo: esta vez, masivas erupciones volcánicas sucedidas en las islas devastaron nuestra población y casi terminaron con nosotros completamente —tanto como lo que había sucedido en las sabanas, o incluso más. Los estudios indican que sólo los más inteligentes habrían tenido la capacidad de sobrevivir a esta catástrofe y que ya quedábamos poquísimos. De hecho, según esta nueva información, todos los Homo sapiens modernos descendemos de apenas unos dos mil que fueron capaces de escapar a la extinción en las islas. Después de la aniquilación en las sabanas, ésta fue la situación más cercana a la extinción que jamás hayamos tenido.

A partir de este grupo inteligente originario que sobrevivió en las islas, conformado sólo por unos dos mil individuos, comenzamos a multiplicarnos otra vez y a migrar hacia otros lugares del planeta. Cerca de 35.000 años atrás, cuando llegamos a Europa, nos sorprendimos al encontrarnos cara a cara con criaturas que se parecían mucho a nosotros, y había una buena razón para ello: estas criaturas también eran descendientes de Goliat, eran nuestros hermanos perdidos del pasado, los neandertales, que habían llegado a Europa mientras nosotros luchábamos por nuestras vidas en las islas. Los neandertales habían permanecido a salvo de cualquier gran catástrofe del proceso de adaptación. Ellos no habían sido trágicamente devastados por erupciones volcánicas y, debido a esto, no gozaban, como nosotros, del beneficio de ser vigorosos sobrevivientes de una selección de los más inteligentes. Por ende, en los enfrentamientos territoriales que se presentan de manera natural cuando dos razas se encuentran de repente, los individuos con la menor capacidad mental tenían las de perder.

Nosotros estábamos mucho más adelantados que los neandertales, pues los descendientes de los más inteligentes, naturalmente, también lo son y, para ese momento, la herramienta más valiosa para la supervivencia ya no residía en la fuerza bruta sino en el cerebro. Parece que los últimos neandertales sobrevivieron hasta hace sólo unos 27.000 años y que su desaparición se debió mayormente a nuestra beligerante presencia, en concordancia con el instinto territorial que regía la conducta de ambos grupos y que los colocaba en la situación de verdaderos Caín y Abel[19].

Nuestros antepasados poseían cualidades que, alguna vez, les habían granjeado los apelativos de monos arborícolas, monos frugívoros, monos hacedores de herramientas, monos hábiles, monos semiacuáticos, monos desnudos, monos cavernícolas, monos omnívoros, monos cazadores, goliats y finalmente alcanzaron la cúspide de la inteligencia al ser capaces de hablar, lo cual los condujo a convertirse en los Homo sapiens, los que saben. Ahora podían transmitir información de uno a otro y de generación en generación. Podían organizarse y, a estas alturas de la historia, podían convertirse en los verdaderos habitantes de las cavernas que tanto hemos leído en libros y visto en películas. Finalmente sí llegaron a las cuevas, sí se convirtieron en cavernícolas, pero luego de un largo recorrido: del suelo a los árboles, de los árboles al mar, del mar de nuevo a la tierra. Para

---

[19]Siempre ha existido una controversia en cuanto a la relación de estos dos descendientes de Goliat. Durante un tiempo, en los años 70 y 80, hubo cierta propensión a categorizarlos en subgrupos humanos: los Homo sapiens y los Homo neandertalis. Sin embargo, estudios más recientes llevados a cabo por genetistas con el ADN mitocondrial han llegado a una conclusión diferente: mientras que los linajes maternos de todos los Homo sapiens modernos en el mundo entero fueron rastreados hasta una mujer africana que vivió hace 150.000 años; el ADN mitocondrial de los neandertales no reveló tal conexión.

el momento en que llegaron a las cavernas, no sólo habían pasado por un pregrado de modificaciones que tuvieron lugar sobre las ramas y en el suelo, sino que habían obtenido ya una maestría en oceanografía después de un curso de cinco millones de años. Estando en la Universidad del Mar, se habían transformado anatómica y fisiológicamente, no sólo en sus sistemas neuro-espinal y músculo-esquelético, sino también en todo el resto, incluyendo el tamaño del cerebro y su capacidad para formar nuevos procesos de pensamiento e incorporar el habla y para diseñar y elaborar accesorios. Se habían convertido en sobrevivientes fuertes, bien constituidos y de primer orden.

Al asentarse cerca del agua, a orillas del mar, ríos o lagos, pudieron mantenerse con vida e interactuar con sus dos enriquecidos orígenes culturales y fuentes de alimentos: la tierra y el agua. Y ahora nos estamos readaptando a la tierra, en un período de transición, un proceso que aún no se ha detenido y que continuará por siempre, a menos que alguna catástrofe ambiental cambie las reglas y, de alguna manera, descendamos otra vez al último peldaño de la escalera de la supervivencia del más apto.

Mientras tanto, nosotros somos el resumen de todo lo que ha sucedido antes, tal como está registrado en nuestro mapa anatómico y fisiológico del ADN. Por supuesto, todavía conservamos características adquiridas mediante nuestra rica herencia evolutiva. Así seguirá siendo siempre. Mientras más nos conectemos con nuestra herencia, más saludable será nuestra existencia presente. Mientras más pueda nuestro estilo de vida sintonizarse con el estilo de vida que nos trajo aquí, mejor responderán nuestros cuerpos.

Podemos usar y disfrutar de todas las maravillosas invenciones de la modernidad que están a nuestra disposición, pero también tenemos que reproducir las cosas buenas que nuestro ambiente evolutivo ha desplegado para nosotros. No es necesario, desde luego, repetir las cosas o condiciones que amenazaban nuestras vidas o que nos hundían en la miseria. Podemos reproducir nuestro ambiente acuático para hacer ejercicios, pero no necesitamos reproducir el riesgo y otras condiciones adversas que nos hicieron huir hacia el agua buscando sustento y protección. No tenemos que escoger lugares llenos de tiburones o cocodrilos. Nuestros artefactos de flotación pueden ser modernos: no tenemos que agarrar una liana para atar cocos o troncos alrededor de nuestros cuerpos.

Afortunadamente, podemos hacer todas estas cosas que están a tono con nuestro recorrido evolutivo sin tener que temer a la muerte pensando que, por ejemplo, al salir del agua puede haber algún animal en espera para convidarnos a cenar: siendo nosotros su cena. No tenemos que vivir en cuevas, ahora podemos conducir un lustroso automóvil a casa para pasar la noche disfrutando del agradable aire acondicionado. Debemos estar conscientes, sin embargo, de que el ejercicio es una parte integral de nuestras vidas cotidianas, que no podemos escapar de la ley natural según la cual *todo órgano que no se usa se atrofia*.

Debemos reconocer que todas estas comodidades modernas han tenido efectos secundarios nocivos pero que es fácil superarlos simplemente poniendo nuestros cuerpos en el ambiente que necesitan para la total recuperación. Ese ambiente es el agua. No tenemos que convertirnos en atletas o pasar cual fanáticos la mitad de nuestro tiempo libre haciendo aburridos y dolorosos ejercicios de calistenia. Mientras pongamos nuestros cuerpos en el ambiente acuático natural de nuestra herencia y lo hagamos reiteradamente, no hay razón para no tener las dos cosas: comodidades modernas y salud.

Capítulo 4

El regreso al agua..

> *"El océano es más antiguo que las montañas y está colmado de las memorias y los sueños del Tiempo".* **H.P. Lovecraft.**

> *"Estamos atados al océano y cuando regresamos al mar, estamos volviendo al sitio de donde provenimos".* **John F. Kennedy.**

> *"Desde su nacimiento, el hombre lleva el peso de la gravedad sobre sus hombros. Está pegado a la tierra. Pero sólo tiene que sumergirse bajo el agua para ser libre".* **Jacques Cousteau.**

> *"La única manera en que podemos ejercitar todo nuestro sistema múscular en todas sus posiciones normales es mediante la flotación asistida".* **Daniel Roberts.**

En este capítulo daremos un salto hacia adelante en el tiempo y discutiremos uno de los principales problemas que ha enfrentado el mono desnudo en los siglos XX y XXI, particularmente en aquellas personas que tienen acceso a la "comida moderna" y al ocio que conduce a una vida muelle. Desarrollamos la habilidad de utilizar objetos y transmitir conocimiento durante nuestra vida en los árboles y esa habilidad se transformó en una parte intrínseca de nuestra conformación fisiológica y nuestros patrones cerebrales mientras estuvimos en la Universidad del Mar. Gracias a ello, el Homo sapiens ha seguido avanzando en el sendero de la inventiva —y aún no se detiene.

Joseph Addison describió muy lúcidamente este rasgo del hombre —la curiosidad— alrededor del año 1690, cuando dijo: "Todo lo nuevo o inusual causa placer a la imaginación porque llena el alma con una sorpresa agradable, gratifica su curiosidad y le da una idea que antes no tenía". Esta aptitud y anhelo de aprender, crear, generar, construir, almacenar y transmitir conocimiento, genéticamente arraigados, fueron posibles no sólo gracias a que comenzamos a usar el lenguaje escrito, sino también gracias a que entendimos y utilizamos de manera inteligente las leyes de la naturaleza que observábamos, lo que nos permitió diseñar herramientas, fabricar productos y crear máquinas que trabajan para nosotros.

Nuestros cerebros se transformaron en computadoras que resolvían problemas ante las dudas que se planteaban. Ello condujo a la masificación de la producción y a prácticas de mercadeo que se tradujeron en una mayor disponibilidad de alimentos, ropas, techo y transporte y lo que a su vez lamentablemente allanó el camino a la desaparición casi total de la actividad física en nuestras vidas cotidianas. Esto ha sido particularmente cierto en los últimos 500 años, período en el cual el continuo ingenio del hombre y su inventiva para producir más y mejores objetos ha provocado una transformación no vista en ninguna otra etapa de nuestra historia.

Aunque es cierto que en promedio la gente de muchos países vive más[20], también es cierto que hoy en día, a los inicios del siglo XXI, nuestro estado de salud se ha deteriorado de forma increíble, no sólo por consumir los alimentos modernos[21], sino también por el abrupto cambio en nuestro ritmo de vida, al pasar de la actividad física al sedentarismo. En algún momento nos convencimos de que era mejor hacer menos y fue natural que esto ocurriera, toda vez que nuestra inteligencia e inventiva superaron con mucho nuestra necesidad de disponer de habilidades físicas. Esto habría funcionado si hubiéramos alcanzado tal grado de ocio a lo largo de inmensos períodos de tiempo que nos habrían permitido desarrollar habilidades particulares y darle al cuerpo tiempo para ajustarse al sedentarismo, como en el caso del manatí[22].

Desde el punto de vista de la evolución, avanzamos demasiado, demasiado rápido: 500 años no es ni siquiera un segundo en tiempo evolutivo. Este sedentarismo nos está causando mucho daño; nos está

---

[20]Principalmente debido a los servicios sanitarios modernos, el control de enfermedades infecciosas mediante el uso de antibióticos y la posibilidad de contar con atención médica inmediata y de primera en caso de sufrir lesiones traumáticas. Nada de esto existía antes.

[21]El efecto nocivo de la alimentación moderna y la solución que se ofrece mediante el Concepto de Nutrición del Mono Desnudo y la Dieta del Mono Desnudo se discuten en detalle en el Capítulo 10.

[22]Gracias a Dios que esto no sucedió, porque la vida prácticamente estacionaria del manatí debe ser increíblemente aburrida.

empujando a transformarnos en una sociedad de observadores. Incluso les pagamos enormes salarios a un puñado de elegidos —nuestros deportistas profesionales— para que hagan increíbles hazañas físicas mientras nosotros nos sentamos a observarlos. Celebramos cada una de sus hazañas y, realizando una especie de transmutación deportiva psicológica, nos apropiamos de sus logros. Esto resulta evidente cuando se nos dispara la adrenalina al ver cómo "nuestro" boxeador favorito le da una paliza a su contrincante o cómo "nuestro" pelotero favorito pega un jonrón, o bien cuando al día siguiente, en el trabajo, comentamos que "nosotros" ganamos el partido de anoche. Mientras más nos adentramos en una vida sedentaria, menos activos somos y más nos ejercitamos "por poder": la versión humana en todo su esplendor de un manatí apoltronado frente a un televisor.

Cada nuevo logro tecnológico nos brinda nuevas formas de hacer las cosas de manera más fácil y cómoda. Casi nunca usamos los músculos "auxiliares", aquellos que desarrollamos para mantener el equilibrio, para realizar giros completos y preservar la fuerza de las articulaciones. Cuando vamos a un centro comercial damos vueltas y más vueltas en el estacionamiento tratando de encontrar un puesto a pocos metros de la entrada, para tener que caminar menos. Las superficies sobre las cuales caminamos —hoy en día hasta cubiertas de alfombras en muchos de los hogares, tiendas y oficinas— son lisas y suaves, lo que nos garantiza que nunca usaremos ciertos músculos auxiliares.

En el pasado, solíamos participar en juegos y deportes corriendo y saltando, lanzando y bateando pelotas; ahora, nuestros hijos se sientan frente a una computadora o una cónsola de juegos electrónicos y ovacionan a sus héroes de microchip que, con sólo unos pequeños movimientos de sus dedos, logran asestar golpes mortales a sus contrincantes, participar en competencias de autos o lanzarse en sus esquís por las laderas de montañas cubiertas de nieve.

Otra cosa extraña ocurrió a medida que nos transformamos en una sociedad de observadores. El sedentarismo se ha arraigado tanto en nuestra vida cotidiana que hemos llegado a pensar que es imposible realizar un esfuerzo y cambiar. Creemos que no es posible estar en forma, que cualquier esfuerzo necesario para lograrlo está fuera de nuestro alcance. Por extraño que parezca, las mismas personas que quieren vendernos programas y equipos para hacer ejercicios han promovido involuntariamente estas ideas. Sus anuncios publicitarios atrapan a unos pocos, pero alejan a millones porque envían un mensaje equivocado. Al promover la idea de que hacer ejercicio es una actividad difícil, aburrida y dolorosa que tiene una fuerte carga emocional negativa, el resultado final que provocan es desfavorable, porque la mayoría de la gente, como respuesta natural, se vuelca en contra del ejercicio en general. Es instintivo evadir todo lo que sea desagradable.

Me he especializado en los problemas mecánicos de la columna vertebral, habiendo ejercido más años de lo que recuerdo. En mi trabajo he atendido personalmente a más de treinta y nueve mil pacientes que han pasado por todo tipo de programa de ejercicios vendido, promovido u ofrecido en forma complaciente a las personas.

Sorprendentemente, algunos de estos sistemas en realidad funcionan, aunque sea sólo en un puñado de personas muy limitado. Pero incluso estos pocos privilegiados caen en una trampa enorme: realmente tienen que realizar rutinas que son extraordinariamente aburridas y dificultosas, en gran medida comparables con el castigo corporal, y que, además de todo, son en extremo ineficientes. En muchos casos, algunas de esas rutinas, como trotar y hacer aeróbicos, en realidad crean nuevos problemas en lugar de resolver los ya existentes. Muchos de los movimientos realizados en tales rutinas someten a las articulaciones a un esfuerzo exagerado, lo que causa un desgaste prematuro; provocan torceduras de ligamentos y tendones y desgarres musculares. ¡Todo en nombre de la salud! Eso explica por qué la amplia mayoría de las personas que comienzan un programa de ejercicios por video lo abandonan después de practicarlo apenas unas cuantas veces o no regresan al gimnasio tras pagar altas cuotas de inscripción. Para la mayoría de la gente, bailar frente a espejos, correr alrededor de una cuadra sin perseguir a nadie, tratar de mantener el ritmo de una estrella de cine u otra celebridad en un video de ejercicios, halar y empujar los accesorios de las máquinas de ejercicios o realizar repeticiones tediosas en casa no resulta muy atractivo.

Para muchos de nosotros, incluso la palabra *ejercicio* tiene una connotación negativa, sinónimo de un trabajo agotador, duro e interminable. En las clases de educación física del bachillerato y en el ejército, se utiliza el ejercicio como método de castigo. "¡Tres vueltas alrededor del patio!" "¡Veinte flexiones de pecho!" Expresiones como "rutina de ejercicios", "entrenar duro", "matarse haciendo ejercicio", "muerto del cansancio", "estar agotado", "sacarse la chicha", "dolerle hasta la cédula", "sudar como un cerdo" y muchas otras se utilizan a menudo para describir qué sucede cuando se utilizan los programas mencionados anteriormente. Como se requieren semanas y meses de dolor, fuerza de voluntad y culpa para *comenzar* a sentirse diferente, no causa ninguna sorpresa que casi todos renuncien y regresen a su estilo de vida sedentario sin experimentar ningún resultado.

Naturalmente, un porcentaje infinitamente pequeño de personas siguen adelante con algunos de estos procedimientos tediosos y rigurosos durante suficiente tiempo como para que les rinda resultados. Merecen nuestros aplausos por el heroico esfuerzo y la firmeza mostrados en esta ardua labor. Lo lamentable del asunto es que estas personas que realizaron tanto esfuerzo podían haber logrado lo mismo de una forma más eficiente, indolora y agradable, y en una fracción del tiempo invertido, si hubiesen conocido el modelo que se utiliza en el Concepto Delfín y hubiesen también modificado la forma de ver el ejercicio. Además, podían haberse mantenido en forma *disfrutando el proceso*. Cuando su ánimo flaquea o cuando atraviesan circunstancias que no les permiten continuar con su penosa agenda, pierden lo que han conseguido; comenzar todo de nuevo se transforma en una lucha cuesta arriba, en la que los cansados caballos reciben golpes con la fusta una y otra vez para intentar lograr ponerse en forma.

El Concepto Delfín de Ejercicios es un programa personalizado de entrenamiento físico con bases científicas que tiene sus fundamentos en sólidos y lógicos principios anatómicos, fisiológicos y evolutivos que forman parte de nuestro patrimonio biológico. Esos principios han sido diseñados para que la actividad física programada sea fácil y agradable para todos, incluso para quienes casi nunca —o nunca— hacen ejercicios. Esto es particularmente cierto para quienes llevan una vida extremadamente sedentaria, quienes lo disfrutan de verdad porque el programa funciona a la perfección en personas como ellos.

Antes de la aparición del Concepto Delfín, la única excepción a lo anterior era el nado con fines recreativos, una actividad magnífica para los seres humanos. Desde el punto de vista músculo-esquelético, es el deporte más completo que existe, puesto que elimina la mayoría de las tribulaciones antes mencionadas y mejora significativamente la fuerza y el funcionamiento de la mayoría de los grupos musculares de una forma totalmente bilateral. Al mismo tiempo, aumenta la capacidad pulmonar y la función cardiovascular.

¡Lamentablemente, también en este caso hay una trampa! *La mayoría de nosotros no nada bien o, cuando menos, no nada de forma suficientemente correcta o eficiente para obtener los beneficios de un verdadero nadador.* De hecho, si tuviéramos la resistencia y el tono muscular necesarios para nadar bien, ¡no estaríamos buscando la manera de mantenernos en forma! Eso quiere decir que, si bien la natación es *el mejor deporte para las personas que ya están en forma, o para quienes casi están en forma y saben nadar,* no es un programa de ejercicios y está fuera del alcance de la amplia mayoría de nosotros por una sencilla razón: físicamente, no estamos en capacidad de practicarlo.

Pero no me malinterpreten. Insisto: la natación es genial. Quienes aprendieron a nadar desde niños, por su propia cuenta o en clases, y desarrollaron las habilidades necesarias para realizarlo, deben practicarla. Pero no debemos engañarnos. Se requieren años para llegar a ser un buen nadador. La natación es tan completa que debe ser considerada un arte, una ciencia y un deporte.

Los buenos nadadores, cuando avanzan en el agua y sincronizan su respiración utilizando todos los grandes grupos musculares al mismo tiempo, desarrollan la precisión de bailarines de ballet. Es más difícil que darse palmaditas en la cabeza y frotarse el estómago al mismo tiempo. Para quienes no tienen experiencia en ello, lograr la coordinación es toda una pesadilla. No es de extrañar que se necesite tanto tiempo para aprender a nadar. Para quienes simplemente no aprendieron en su juventud, comenzar a nadar se transforma en una lucha cuesta arriba, particularmente cuando se quiere obtener resultados de inmediato.

En cierta forma, algunos de nosotros podemos aprender a nadar como los niños aprendieron a manejar bicicleta: usando algo que nos ayude. En el mismo instante en que nos pongamos el Equipo de Flotación Delfín — un cinturón especial colocado alrededor de la cintura— podremos nadar, tanto como un niño puede montar bicicleta cuando usa las rueditas de entrenamiento. Podremos cruzar la piscina imitando los movimientos que hacía Tarzán cuando acudía al rescate de Jane. Por supuesto, no estamos hablando de nadar con toda la propiedad del caso; incluso si fuera así, ése no es el objetivo de este libro. Pero si Tarzán hubiera tenido un Equipo de Flotación Delfín, *habría podido* salvar a Jane incluso sin saber nadar.

Este dispositivo se usará para realizar todos los movimientos en nuestro programa de entrenamiento. Es el accesorio básico —y el único— necesario para transformar a una persona en un delfín, siguiendo nuestros orígenes acuáticos ancestrales y convirtiéndonos nuevamente en mamíferos marinos, *semiadaptados al agua.*

Más adelante les daré más información sobre este sencillo equipo. Sólo se lo menciono ahora porque creo que es importante saber que en las primeras etapas de nuestro programa estaremos en posición vertical, flotando pacíficamente mientras recuperamos la salud y el bienestar. Después que estemos en forma mediante la aplicación del sistema de ejercios del Concepto Delfín, y si estamos interesados, podremos retomar la natación o tomar clases para practicarla como deporte —además de seguir con nuestros ejercicios habituales del Concepto Delfín.

Podremos hacerlo porque para ese momento habremos fortalecido todos nuestros grupos musculares y aumentado la capacidad respiratoria necesaria para esta actividad. Sin embargo, ni siquiera así la natación es un sistema de ejercicios completo. Con el Concepto Delfín, podemos adoptar *todas* las posiciones y así ejercitar *todos* nuestros músculos mientras flotamos. La natación nos obliga a colocarnos en ciertas posiciones y si no las adoptamos, nos hundimos en el agua. Por consiguiente, la natación, por muy buena que sea como deporte, no puede competir con el Concepto Delfín como un sistema de ejercicios integral. Y aunque ambos se practican en el agua, las semejanzas terminan allí. Son dos cosas diferentes que no se deben confundir. El sistema de ejercicios propuesto en este libro fortalecerá todos los músculos gradualmente, casi sin esfuerzo, sin imponer pautas estresantes que le exigen el máximo a nuestro corazón.

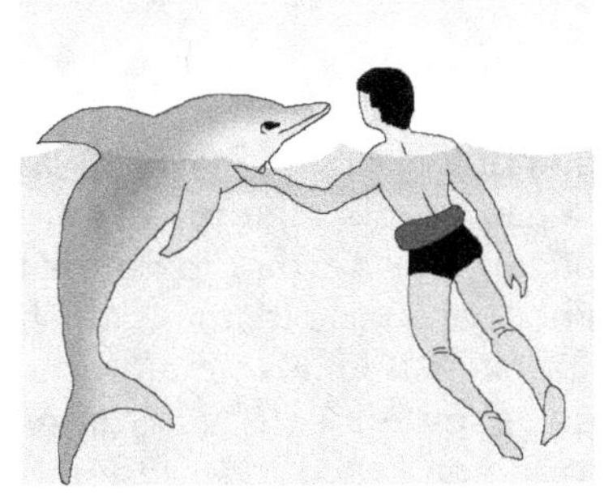

Si acaso queremos practicar algún deporte, independientemente de cuál sea, primero tenemos que estar en forma. No podemos pedirle a nuestro cuerpo que rinda sin darle los recursos necesarios para ello. Pero una vez que estemos en forma, sobresaldremos en la actividad que hayamos seleccionado; incluso los deportistas profesionales mejoran considerablemente en sus disciplinas después de practicar este innovador enfoque, que les permite ejercitar todos los músculos en todas las posiciones, sin levantar pesos y de forma natural, conforme a una gran serie de consideraciones anatómicas y fisiológicas.

Con la ayuda de los ejercicios del Concepto Delfín, quienes en la actualidad practicamos algún deporte mejoraremos nuestro rendimiento, independientemente del que sea —incluso aquellos que no requieren mucha actividad cardiovascular, como el bowling o el golf. Nos sentiremos gratamente sorprendidos cuando veamos apreciables mejoras en nuestras puntuaciones en disciplinas como éstas. Notaremos un significativo aumento de la energía, la vitalidad y el vigor en todos los músculos, así como la normalización de todos los movimientos de las articulaciones.

Todo esto contribuirá a mejorar considerablemente nuestro rendimiento general. En este punto, permítanme plantear una pregunta retórica. ¿Es posible mantener un estilo de vida sedentario y, aún así, ponerse en forma? Por sorprendente que parezca, la respuesta es afirmativa, siempre que sigamos los principios del Concepto Delfín. Es difícil romper con los hábitos, principalmente porque pensamos que son placenteros o, cuando menos, creemos que las otras opciones disponibles son todo lo contrario. Pero cuando diseñé este sistema, una de las cosas que tenía en mente era rescatar a quienes llevan una vida sedentaria. A ellos simplemente les encanta. No tienen que dejar de ver la televisión o de holgazanear por la casa todo el tiempo que deseen, pero ahora lo harán con un añadido positivo: podrán hacerlo sin sentirse culpables.

Cuando observamos videos de personas que han desarrollado su musculatura en forma extraordinaria —esos modelos profesionales del ejercicio con la mayoría de las cuales no nos podemos identificar— llegamos a la legítima conclusión de que no podemos hacer lo que ellos hacen. Y es verdad, no podemos. Sin embargo, lo que no sabíamos hasta ahora es que *no tenemos* que hacer lo que ellos hacen para lograr resultados similares o incluso mejores, ¡aunque llevemos una vida sedentaria! En lo que sí estamos de acuerdo es que resulta imposible lograrlo de *la misma forma* en que ellos lo están haciendo. De todas maneras, no querríamos seguir su ejemplo, porque hay una forma mejor, más rápida, más sencilla y, sobre todo, más agradable de hacerlo.

Cuando vemos a estos modelos profesionales del ejercicio haciendo lo que hacen aparentemente sin esfuerzo, en lugar de sentirnos animados a imitarlos, se produce el efecto contrario. Las consecuencias de ello son terribles porque el mensaje que recibe nuestro subconsciente resulta muy deprimente. Sabemos que no hay forma de que podamos hacer estas cosas y entonces generalizamos rechazando cualquier tipo de ejercicio.

Cuando pensamos en todas las cosas desagradables y perniciosas que *nos han dicho* que tenemos que hacer para poder estar en forma, nos da la impresión de que es una misión colosal, una tarea monumental e imposible... ¿Y saben qué? *Sí* es una tarea imposible para la mayoría de nosotros. Sabemos —por intuición o por experiencia personal— que no nos comprometeremos con nada que aborrezcamos hacer, así que por razones válidas, en estas condiciones no podemos desarrollar el deseo de hacer ejercicios; de hecho, no lo desarrollaremos. Y si no se quiere, no se puede.

Sin embargo, con el tiempo, quizás nos llame la atención una máquina que supuestamente haga todo fácil y evite que el ejercicio sea un trabajo agotador. Sabemos intuitivamente que no resolverá nada, pero algunas veces seguimos adelante y nos compramos una de esas máquinas, para tratar de apaciguar nuestro remordimiento de conciencia. Poco después, cuando nos cansamos de ella y el desorden que crea, la ponemos en el clóset. Ésta es sólo su primera parada en un viaje que concluirá en el garaje o el maletero cuando necesitemos espacio para otras cosas. Después de un tiempo, pensamos que quizás si nos sentamos a ver televisión mientras nos enchufamos a un equipo que provoca contracciones en el abdomen u otro lugar puede que nos pongamos en forma. Así que compramos el equipo y lo probamos. ¡Total! No cuesta mucho. Éste dura cierto tiempo, pero termina olvidado en alguna gaveta. Afortunadamente, estos dispositivos no ocupan tanto espacio como las máquinas.

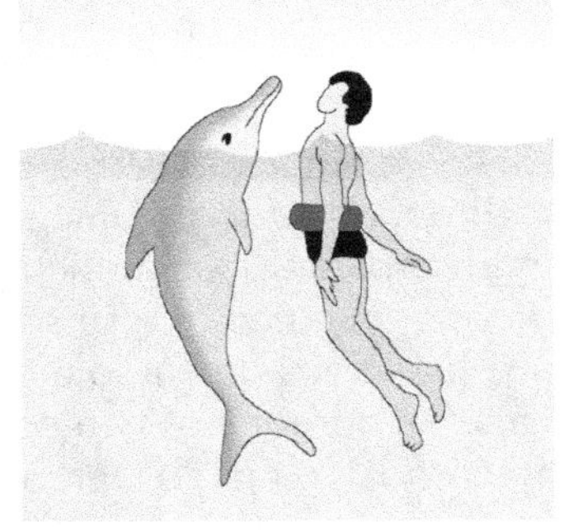

El conocimiento nuevo que voy a compartir con ustedes nos librará del desaliento: son buenas noticias. ¡Podemos lograr lo que queramos sin tener que sufrir lo que han padecido —y siguen padeciendo— los fanáticos del ejercicio al practicar todos los días, hora tras hora! Lo cierto es que mediante el Concepto Delfín podemos ser muy eficientes y obtener resultados excepcionales de una forma asequible y agradable. El primer paso para ponernos en forma es admitir que, al igual que la vasta mayoría de la humanidad, no tenemos ni el tiempo, ni la habilidad ni la predisposición para realizar las penosas actividades que nos han inducido a creer son necesarias para estar en forma. Debemos reconocer un hecho sencillo que revela una verdad sencilla. "No estoy dispuesto a someterme a una tortura para estar en forma". Esa frase deberíamos acompañarla por otra como la siguiente: "Me niego a creer que ésas sean las únicas maneras de conseguir el acondicionamiento físico".

De hecho, una vez que reconozcamos esto y adoptemos esta nueva posición franca y abiertamente, podremos volcar nuestra atención a otra cosa y descubrir que no queremos ni necesitamos transformarnos en el atleta profesional del ejercicio que aparece en la televisión. No necesitamos el tipo de entrenamiento que sólo unos pocos pueden practicar. Además, como tenemos otros intereses en la vida más allá del ejercicio, no podemos pasar la mitad de nuestro tiempo haciendo penosos ejercicios buscando el acondicionamiento físico. Cobrar consciencia de esto no debería causar una sensación de pérdida, remordimiento o culpa. Después de todo, en realidad deberíamos sentir alivio al saber que pertenecemos al más de 90% de la población adulta que no tiene la necesidad de vivir obsesionados con sus cuerpos al punto de dedicar sus vidas a la calistenia. Esto debería liberarnos de los reproches que nos hacemos nosotros mismos y que carcomen nuestra autoestima, los mismos reproches que los promotores utilizan para manipularnos y hacernos comprar sus productos. Pero no sólo eso, también debería permitirnos buscar una solución en otra parte.

Afortunadamente, no tenemos que buscar muy lejos. El Concepto Delfín nos proporciona las herramientas que necesitamos. Con este innovador enfoque podemos descartar, de una vez por todas, la idea de que tenemos que sufrir para estar en forma. Hasta ahora, quizás no nos habíamos detenido a pensar que podría haber una mejor manera de hacerlo, porque nos han condicionado para creer que tenemos que sudar, afanarnos, quejarnos, gruñir, movernos impulsados sólo por la fuerza de voluntad y aceptar afirmaciones como "no pain, no gain" (sin dolor no hay recompensa) para lograr algo que valga la pena.

Cuando veo alguno de esos videos en que el instructor le grita instrucciones a su grupo, recuerdo las viejas películas sobre penitenciarías con presos encadenados unos con otros, sudando profusamente bajo el inclemente sol mientras afanosamente levantan una mandarria para picar piedra tras piedra. Mientras tanto, el guardia de la prisión camina de arriba a abajo con una escopeta en el hombro y una mirada vil, escupiendo tabaco mientras tuerce la boca, gruñendo órdenes para quienes parecen bajar el ritmo de trabajo.

Nos enseñaron a creer que tenemos que usar un látigo mental para estimularnos a juro, que ejercitarnos es como darle con la fusta a un caballo cansado. No es de extrañarse por qué esto no le funciona a casi nadie —ni siquiera al caballo, por cierto. Ya saben como dicen los gauchos: "caballo cansado, si no muere, queda lisiado". Gracias al Concepto Delfín, ideas de tal naturaleza han quedado obsoletas. Podemos recuperar nuestro bienestar físico y, junto con él, nuestra autoestima, de una forma completamente natural y satisfactoria. Y ahora regresemos a nuestra pregunta: ¿Es posible que quienes lleven una vida en extremo sedentaria se pongan en forma y mantengan al mismo tiempo sus hábitos como vagos y holgazanes? Antes de responder, permítanme allanarle el terreno a mi respuesta. Los hábitos de vagos y holgazanes no son la causa de perder la condición física. Más bien, son una consecuencia de una inactividad prolongada que genera más inactividad, lo que crea un círculo vicioso. Así que permítanme primero informarles qué pasará inmediatamente después de comenzar los ejercicios del Concepto Delfín.

Tan solo después de unos días, descubriremos que hemos desarrollado un mejor tono muscular, es decir, realmente sentiremos más firmes nuestros músculos. También veremos que se ha incrementado nuestra

capacidad circulatoria y pulmonar y como esto afectará significativamente nuestra motivación, NO QUERREMOS seguir siendo tan inactivos porque la química de nuestro cuerpo ha comenzado a cambiar y ahora tenemos más energía. Así que desde el principio mismo comenzaremos a crear un círculo positivo: acción que genera acción. ¡Esto quiere decir que la respuesta es SÍ, podemos holgazanear todo lo que queramos y, al mismo tiempo, mantenernos en forma!

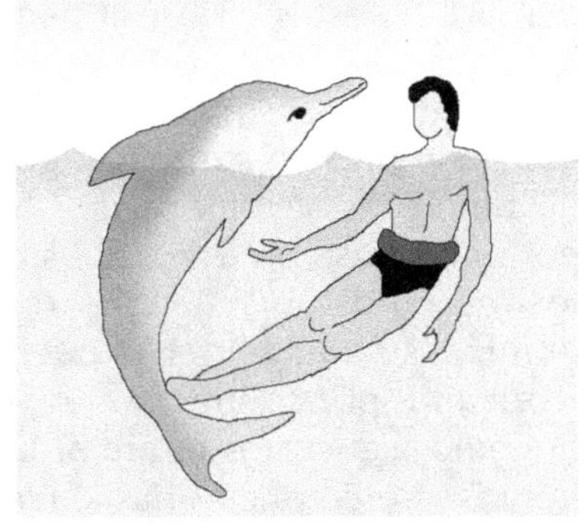

Sin embargo, quiero enfatizar que las palabras clave aquí son *"todo lo que queramos"*, porque apuesto que nuestra actitud y por consiguiente nuestros hábitos cambiarán automáticamente y, junto con ellos, nuestro estilo de vida: nos SENTIREMOS diferente. No *desearemos* andar holgazaneando porque podremos decidir hacer otras cosas que antes nos habrían cansado. Habremos aumentado nuestros niveles de energía, lo que automáticamente nos suministrará el incentivo necesario para hacer otras cosas además de holgazanear por la casa viendo televisión. Entonces, sí, podemos vagabundear todo lo que queramos salvo que cada vez querremos vagabundear menos y ser más fuertes y tener más vigor. Al estimular la acción positiva, nuestras vidas cambiarán de muchas formas. Así como la inactividad genera inactividad, la acción genera acción. Pasaremos del *ver al hacer;* nos transformaremos en personas de acción, los que hacen las cosas, en lugar de ser meros observadores.

Esta nueva determinación no será consecuencia de ejercicios agotadores y fuerza de voluntad, sino que tendrá su origen en un agradable programa que promueve la realización de movimientos naturales según necesidades específicas: las necesidades que nos dictan nuestros propios cuerpos, no las que nos imponemos nosotros mismos o que nos impone algún supuesto experto, celebridad o artista de cine que trata de vender una máquina o un video. No la obtendremos aplicándole choques eléctricos a nuestro abdomen o a otras partes de nuestro cuerpo. Por cierto, la idea de la estimulación eléctrica probablemente proviene de las técnicas de rehabilitación usadas para comenzar a estimular un músculo que se ha atrofiado completamente para que responda cuando menos un mínimo, de manera que el paciente pueda comenzar a ejercitarse.

Éste es el caso típico, por citar un ejemplo, de las personas que se someten a cirugía de rodilla y dejan de usar los cuadríceps por cierto tiempo. En estos casos, el paciente no puede extender su pierna porque los músculos se atrofiaron: se debilitaron demasiado por la falta de contracción ocasionada por la inactividad prolongada. Necesitan algo que los ponga en marcha, algo que arranque los motores: la estimulación de pequeñas secciones de fibras musculares y la electroterapia se usa por unos días con ese propósito. Una vez que el paciente puede contraer los músculos por cuenta propia, no la necesita más. En ese momento, termina su función. No puede reemplazar los movimientos naturales realizados por contracciones voluntarias de los músculos. La idea de que podemos sentarnos frente al televisor y hacer ejercicio estimulando con impulsos eléctricos unas cuantas fibras musculares aquí y allá no nos lleva a ninguna parte.

Además, nuestros cuerpos no necesitan ser castigados, atormentados por el dolor ni *forzados* a alcanzar un alto rendimiento. No tenemos que convertirnos en prisioneros con grilletes que, postrados por el sufrimiento, realizan todas las rudas y penosas tareas que les imponen. NO necesitamos una máquina. NO necesitamos un castigo mental para hacer ejercicios de la forma apropiada.

Aunque todo esto debería ser evidente, décadas de publicidad, ejercicios de video, libros y programas de entrevistas nos han condicionado a pensar lo contrario. Nuestros cuerpos tienen un mecanismo interno que sabe cuánto podemos hacer en cada momento. Aprenderemos cómo ponernos en sintonía con ese conocimiento interno y cómo aplicarlo sin esfuerzo de manera que podamos disfrutar inmensamente el proceso. Esperaremos ansiosamente las sesiones en las que flotando —literalmente— lograremos recuperar la salud. Poco después de comenzar a aplicar el Concepto Delfín, comenzaremos a ver resultados. Empezaremos a ponernos en forma *de una manera placentera* mientras flotamos en una piscina.

En esta primera etapa, descubriremos la dicha de sentirnos mejor y comprenderemos por experiencia propia que la ausencia de trastornos médicos *manifiestos* no es sinónimo de salud. Para ello, tenemos que adoptar un enfoque diferente, en el que la motivación provenga de la buena voluntad y la acción inteligente y no de la fuerza de voluntad. Por primera vez en muchos años, veremos con optimismo esta área de nuestras vidas y comenzaremos a sentirnos bien con nuestros cuerpos, porque por fin habremos descubierto que podemos hacer algo que no es una tortura, que incluso es placentero. Intuitivamente sabremos que éste es el sistema que funcionará para nosotros.

¿Por qué estoy tan seguro? ¡Porque el sistema forma parte de nuestra memoria primitiva, porque nuestros cuerpos poseen la capacidad innata de hacerlo! Le sacaremos provecho a un talento evolutivo preprogramado que la especie posee. Está dentro de nuestras competencias y a nuestro alcance. Así de sencillo. No necesitamos fuerza de voluntad. Avanzaremos hacia el acondicionamiento físico de una forma inteligente, utilizando el cuerpo de manera natural tal como estaba previsto que lo usáramos —y sin tener que castigarnos.

Le sacaremos provecho a la esencia misma de la existencia humana, utilizando los mismos recursos con los cuales creamos y desarrollamos nuestro sistema neuro-músculo-esquelético. Al estar sumergidos en el agua, nos conectaremos con una experiencia evolutiva que duró cinco millones de años e invocaremos patrones cerebrales de nuestra memoria ancestral que nos servirán de guía. Todo esto sin la interferencia de supuestos expertos, reales o imaginarios, que "conocen" ejercicios especiales que, por cierto precio, están dispuestos a compartirlos con nosotros.

Desde la primera vez que pongamos en práctica los principios del Concepto Delfín, apreciaremos el haber encontrado algo que nos produce placer. Nos daremos cuenta de que en lugar del tormento y la agonía que visualizamos cuando pensamos en ejercicio, y a diferencia de cualquier otra cosa que hayamos intentado o considerado en el mezclote de cosas que se ofrecen con este fin, encontramos algo que sí funciona. ¡Algo que podemos hacer, con toda seguridad! ¿Por qué? ¡Porque cualquiera puede flotar con un equipo de flotación! Cualquiera, incluso usted y yo.

Cualquiera puede mover los brazos y las piernas, la cabeza y el torso. Incluso usted y yo. Lo único que debemos hacer es darle tiempo; los beneficios aparecerán tan seguro como que el sol saldrá mañana. Este libro nos enseñará cómo hacerlo. Tan sencillo como eso.

Con los ejercicios del Concepto Delfín, también nos sentiremos gratamente sorprendidos al descubrir que nuestras habilidades mentales mejoran, porque nuestro cerebro es un órgano que requiere mucho oxígeno y ahora se lo estaremos suministrando generosamente. De continuar con los ejercicios, se formará una gran cantidad de minúsculos vasos sanguíneos, lo que aumentará la irrigación de sangre en el cerebro y le permitirá funcionar de una manera óptima. Esto será particularmente notorio en las personas entre 40 y 80 años de edad —o incluso mayores— que lograrán mejorar su capacidad mental y su memoria. Después de un tiempo, a medida que incorporemos estos principios a la vida diaria, se formarán aún más vasos sanguíneos en todo nuestro cuerpo, como respuesta directa a una mayor necesidad de oxígeno. Además, existe un enorme grupo de personas menores de 40 años que no ha realizado actividad física durante muchos años porque han estado ocupadas estudiando, trabajando y teniendo hijos, por lo que dejaron los deportes fuera de sus vidas. Ellos también necesitan el Concepto Delfín. Los beneficios serán extraordinarios para todos. Sin lugar a dudas. Y rápido.

No puedo dejar de insistir en lo rápido que comenzaremos a ver resultados en personas de cualquier edad, incluso en aquellas que no han practicado deportes ni hecho ejercicio desde que eran niños. Es sorprendente cómo el cuerpo humano reacciona ante los movimientos cuando éstos son naturales y apropiados. Casi inmediatamente, observaremos definición muscular: veremos cómo se marcan los músculos y tendones de las extremidades y los glúteos. ¡También dejaremos atrás ese flácido abdomen! Y cuando digo *marcas*, me refiero a verdadera definición, la prueba visible de que se está formando músculo. Asímismo, *sentiremos* cómo éstos adquieren tono, haciéndose firmes al tacto. También pasarán muchas cosas internamente, sin que uno se dé cuenta de ello. El cuerpo responderá fisiológicamente en muchas otras áreas: mejorará el sistema cardiovascular y la densidad ósea, por ejemplo. Muchas cosas buenas sucederán, desde una mejor digestión hasta un sueño más profundo, un pensamiento más claro y una mejor memoria.

Pronto nos daremos cuenta de que comenzamos a adoptar una posición distinta cuando estamos de pie o caminamos. Asímismo, nos sentaremos más derechos sin hacer un esfuerzo consciente. Otras personas también lo notarán. Nuestro caminar estará más lleno de vida; nuestros pasos serán más largos. ¡Y esto es sólo el comienzo! ¡Sin sufrimientos! ¡Sin penosos esfuerzos! ¡Sin dolor!

Varios rumbos me llevaron al conjunto de reglas y movimientos sencillos que conforman el Concepto Delfín, incluyendo el nombre. Al principio me dejé llevar por lo extravagante y lo llamé *Sistema Delfín de Isonometría Dinámica,* porque la palabra "isonometría" describe aquel ejercicio que basa sus resultados en la aplicación de fuerza contra un objeto. Como en el Concepto Delfín la resistencia la ofrece el agua, estaremos actuando contra una masa *en movimiento:* de allí la palabra "dinámica". Además, básicamente, el delfín es un mamífero adaptado a un ambiente acuático, y en eso quiero que nos transformemos, con un poco de imaginación y para los propósitos de lograr el acondicionamiento físico. Simplemente usando un equipo de flotación, nos liberamos de la necesidad y la molestia de esforzarnos para mantenernos a flote. Podemos realizar cualquier movimiento que queramos mientras nuestras cabezas se mantengan sobre el agua y respiremos normalmente. Por esto planteo el símil con el delfín. Mientras estemos en una piscina, usando el Equipo Delfín de Flotación o algo parecido, somos mamíferos semiadaptados al agua.

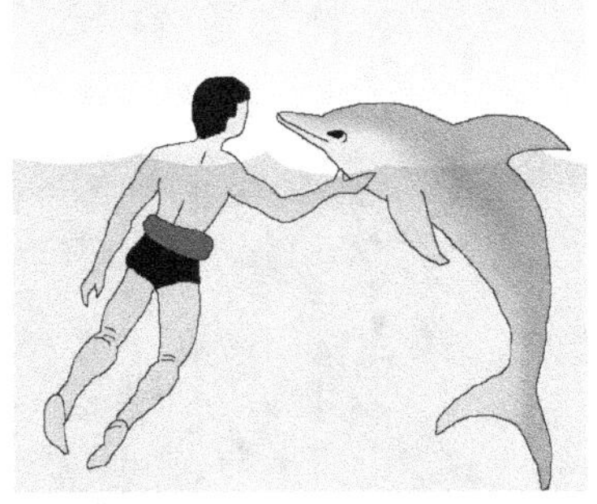

Esto cambia todo el panorama con respecto a la habilidad corporal para adoptar *toda la gama de posiciones normales* mientras se hace ejercicios. El equipo —muy sencillo, especialmente diseñado para este fin— se coloca alrededor de la cintura, por lo que no interfiere con nuestras extremidades. Con él, podremos lanzarnos en el medio de la piscina, sin realizar esfuerzo alguno para mantenernos a flote. Si quisiéramos, podríamos quedarnos allí, manteniéndonos derechos sin tocar fondo, por tanto tiempo como lo deseemos, con el agua al nivel del cuello, y observar los pajaritos, los aviones o las nubes o, en el caso de una piscina techada, las vigas del techo. Aunque nos estaremos moviendo en todas direcciones, la mayor parte del tiempo realizaremos movimientos en esta posición vertical o semivertical, flotando.

El Equipo Delfín de Flotación fue diseñado con el propósito de ayudarnos a mantener la cabeza fuera del agua. Esto es sumamente importante, toda vez que la flotación asistida nos permite realizar

CUALQUIER MOVIMIENTO que el cuerpo pueda realizar en un ambiente casi completamente libre de gravedad. Cuando flotamos eliminamos principalmente el factor peso; no hay presión ni desgaste en las superficies de las articulaciones ni en sus componentes: músculos, ligamentos, tendones, cápsulas y fascias.

Este equipo también nos permite utilizar los *músculos auxiliares* que son esenciales para el desarrollo del tono muscular y que, por razones que luego explicaré, rara vez utilizamos en nuestras vidas cotidianas. Por ello requieren nuestra atención. Por ahora, quiero dejar claro que la frase "mamífero adaptado al agua" es la que mejor expresa el concepto que es el eje central del entrenamiento que nos conducirá al acondicionamiento físico y estado de alerta mental.

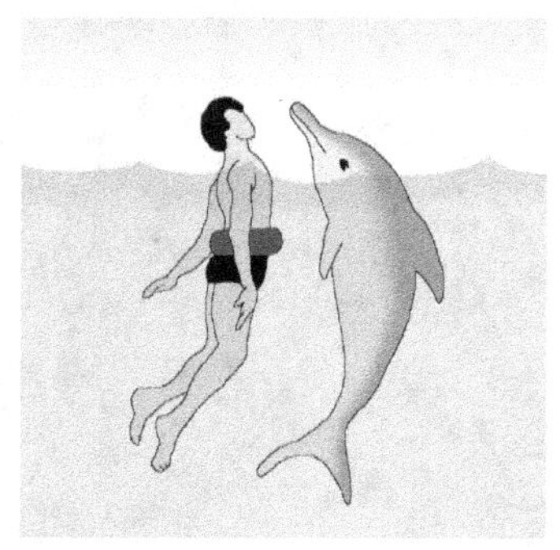

Examinemos ahora por un momento por qué no hay otro programa de ejercicios tan efectivo como el Concepto Delfín. A veces dudo en usar esa afirmación tan temeraria y arrolladora porque suena simplemente exagerada, pomposa o pretenciosa. O parece demasiado buena para ser verdad. Pero sí es verdad. En la actualidad, ningún sistema *puede reproducir este ambiente prácticamente libre de gravedad* salvo que también haya sido diseñado para hacer los movimientos mientras se flota en el agua. Además, actualmente no hay sistema que permita utilizar todos los músculos y articulaciones para disfrutar una gama de movimientos totalmente libre.

Pero vayamos un poco más allá. Supongamos por un segundo que pudiéramos hacer ejercicios en un escenario *totalmente* libre de gravedad, que la NASA de alguna manera nos permitiera montarnos en una cápsula espacial y llegar a un ambiente sin gravedad para poder ejercitarnos. ¿Qué pasaría en este escenario poco probable? ¿Qué tipo de resultados podríamos esperar? Pronto descubriríamos que no funciona porque no hay nada que ofrezca resistencia a nuestros músculos mientras hacemos los movimientos; es la resistencia a la presión del agua lo que permite que los músculos ganen fuerza. Nosotros controlamos directamente la cantidad de resistencia. Ejercer presión contra el agua a mayor o menor velocidad nos da diferentes grados de resistencia a la tensión. La cantidad de desplazamiento de agua es proporcional a la fuerza que uno usa, lo que a su vez es proporcional a la velocidad del movimiento. En otras palabras, un esfuerzo mayor produce olas más grandes; y ese esfuerzo mayor, a su vez, está determinado por la rapidez del movimiento que realizamos, lo que está controlado por la cantidad de fuerza que empleamos. Todo lo anterior es controlado por el cerebro, sin esfuerzo alguno.

Ningún otro sistema disponible en la actualidad puede suministrarle al cuerpo un mecanismo de enfriamiento superficial que mantenga la temperatura del cuerpo en un rango óptimo al combatir eficientemente el calor resultante de la contracción muscular. Al estar sumergidos en el agua, podemos olvidarnos de los problemas que podría generar el calor, porque nuestra temperatura está automáticamente controlada. Esto nos permite contraer los músculos muchas más veces sin agotarnos por sobrecalentamiento.

El sistema de ejercicios del Concepto Delfín es tan efectivo que incluso será beneficioso para deportistas profesionales. Estoy convencido de que si tomáramos cualquier deportista de cualquier disciplina y lo entrenáramos con el modelo del Concepto Delfín, se convertiría en un mejor profesional porque tendría mayor vigor y fortalecería no sólo los músculos que usa todo el tiempo, sino también todos los músculos auxiliares de estos grupos principales.

Esto es importante porque esos músculos auxiliares rara vez se utilizan o, cuando mucho, se usan de una forma poco eficiente. Además, a medida que el deportista desarrolle una mayor capacidad pulmonar y circulatoria, obtendrá más oxígeno en aquellos tejidos que le permiten aumentar su resistencia, fuerza, velocidad y eficiencia. Esto le permitirá ser mejor al momento de correr, lanzar, saltar, brincar, levantarse, patear, empujar, girar, absorber impactos o, en

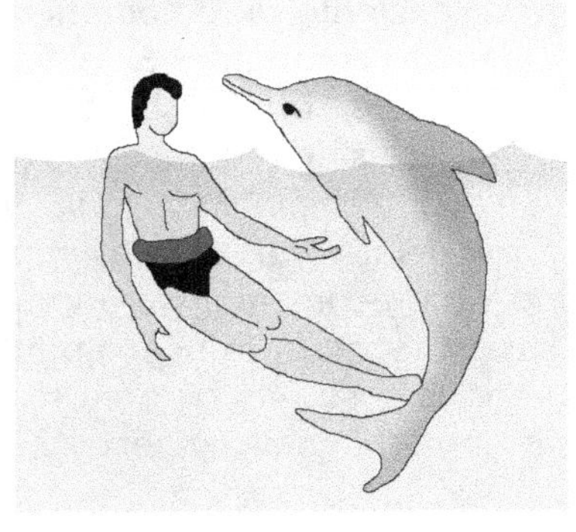

el caso de boxeadores y ciertas artes marciales, golpear y defenderse. Siguiendo los principios del Concepto Delfín, ejercitaremos todos los músculos casi simultáneamente porque podemos adoptar cualquier posición normal mientras flotamos.

Pero no permitan que mis divagaciones sobre los deportistas los desanimen. Ésta no es nuestra principal preocupación. Sólo lo menciono como un argumento más. Nuestro principal interés es la gente común y corriente que necesita estar en forma pero no está dispuesta a sufrir para ello. Estoy hablando de más del 90% de los adultos, incluyendo a aquellos holgazanes que en inglés reciben el nombre de "couch potatoes"[23] –sobre todo ellos.

Creo que para proclamar que algo es provechoso, efectivo o práctico, para asegurar públicamente que es beneficioso, y salvo que se indique lo contrario, debe ser válido para la *mayor parte* de la población. Esto no pasa con los programas de entrenamiento físico ni las máquinas de ejercicios que existen en la actualidad. Ésta es una de las razones por las cuales no tienen mi sello de aprobación – hecho que reconozco no hace perder el sueño a los promotores. Como negocios que son, sólo les interesa vender sus productos. Su objetivo es que les compremos su cachivache y listo. Para ellos, lo importante es la presentación de su producto, el tamaño de su público y lo convincentes que pueden ser. En otras palabras, ellos concentran sus esfuerzos y su dinero en el *marketing*. Para ellos, todo gira alrededor de una publicidad inteligente.

El filósofo, ensayista y poeta estadounidense Ralph Waldo Emerson dijo una vez: "Si construyes una mejor trampa para ratones, la gente hará cola en la puerta de tu negocio". Esa idea ya no es cierta. Ahora, tal parece que cualquiera puede construir una trampa para ratones barata y poco eficiente y promocionar virtudes inexistentes para que la gente haga cola para comprarla. El telemercadeo cercenó uno de los aforismos más famosos de Abraham Lincoln. No me cuesta mucho trabajo imaginar que en las salas de reuniones de esas compañías la gente repite, cual mantra, *"se puede engañar a algunas personas parte del tiempo; algunas personas parte del tiempo; algunas personas parte del tiempo..."*[24]. Saben que uno no va a recomendar su trampa para ratones a nadie, por lo que enfocan sus esfuerzos a un nuevo público. Y como sólo venden promesas, no les importa si su producto en realidad sirve para atrapar ratones o no. Sólo les importa que lo parezca ... a algunas personas.

---

[23]El couch potato es un tipo de persona —generalmente hombre— que se la pasa acostado en el sofá viendo televisión y comiendo comida chatarra. Es el flojo emperdenido que para mover un dedo tiene que pensarlo dos veces, un vegetal (una papa) acostado en un sofá.

[24]La frase completa de Lincoln es: "Se puede engañar a algunas personas parte del tiempo, y se puede engañar a todas las personas parte del tiempo; pero no se puede engañar a todas las personas todo el tiempo".

¡Nuevo!
¡Maravilloso!
¡Genial!

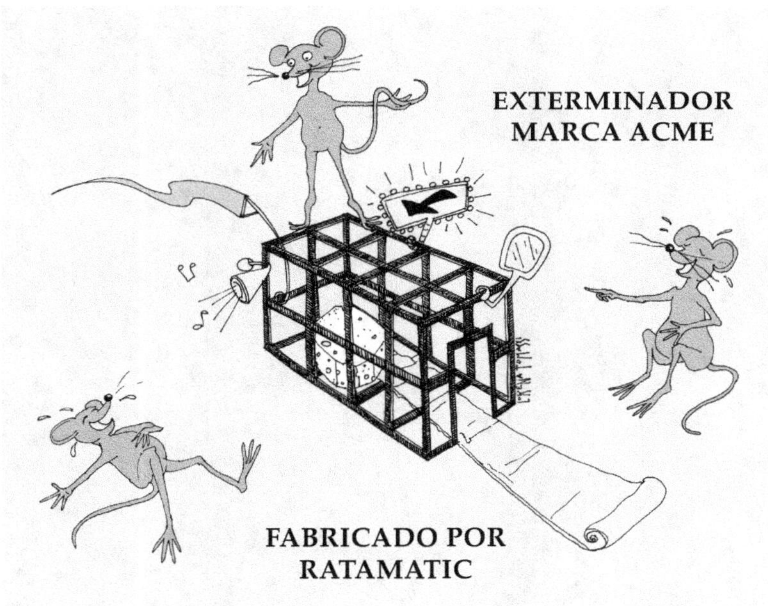

**SI LO COMPRA YA, LE REGALAREMOS
UN RATÓN DISECADO**

> *"No es necesario que en realidad sirva para atrapar ratones. Basta con que lo parezca."* Pedro Cobero, director de Ratamatic, C.A.

Capítulo 5

Una mejor trampa para ratones..

> *"Aerodinamicamente, el abejón no debería poder volar. Pero esto no lo sabe el abejón y se la pasa volando de todas maneras".* **Mary Ash.**

> *"Mirad de manera profunda a la naturaleza y comprenderéis todo mejor".* **Albert Einstein.**

> *"Si el conocimiento puede traer problemas, no es a través de la ignorancia que podremos resolverlos".* **Isaac Asimov.**

> *"La idea de que el ejercicio debe ser doloroso, que tenemos que sufrir para estar en forma, está equivocada. Quiero hacer una afirmación indiscutible: si el dolor es la recompensa, el método es incorrecto".* **Daniel Roberts.**

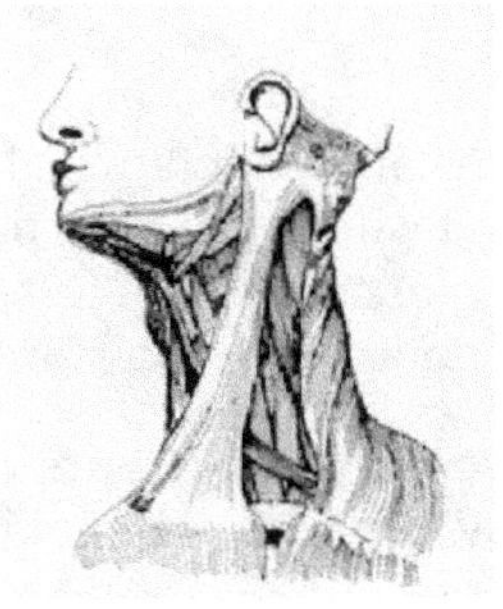

En las próximas páginas enumeraré 26 razones por las cuales este nuevo régimen, el Concepto Delfín, tiene los elementos necesarios para conformar el sistema ideal para ponernos en forma, o sea, explicaré por qué es "una mejor trampa para cazar ratones". Haré todo lo posible para demostrarles a los lectores con exactitud cómo y por qué arroja mejores resultados que cualquier otro sistema utilizado en el pasado. Procuraré exponer de una manera sencilla de entender y fácil de poner en práctica la lógica tras el razonamiento. A medida que avancemos, abordaré de la forma más clara posible cada uno de los temas por separado.

Primero ofreceré un panorama del punto central de esos temas, la raíz de los asuntos que se analizan en este libro: el músculo. Ése será el foco central de nuestra atención. Aunque este libro no pretende ser un tratado dirigido a científicos, hay ciertas consideraciones anatómicas y fisiológicas básicas que se deben explorar para entender mejor las ideas detrás del Concepto Delfín. Independientemente de la labor que se emprenda, cuando se señalan nuevos rumbos es necesario aclarar y desarrollar un puñado de ideas nuevas. Esta norma es válida, sin lugar a dudas, cuando se diseña una nueva forma de lograr el acondicionamiento físico que tiene el potencial de ayudar a millones de personas e implica una manera novedosa y original de ver las cosas. Espero en las próximas páginas arrojar luz sobre el tema de los músculos y mostrarle al lector, de la forma más sencilla, clara y exacta posible, qué es exactamente un músculo y cómo funciona, esto con la esperanza de que pueda comprender mejor el razonamiento que sirve de base al Concepto Delfín.

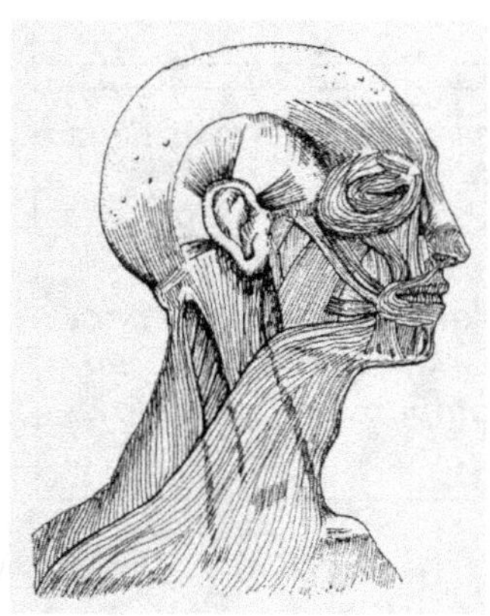

Los músculos son órganos que provocan contracciones. Se cree que esta aseveración tan sencilla la formuló por primera vez el griego Nicolas Steno en el año 1664, lo cual demuestra que ya en aquella época se comprendía el funcionamiento de los músculos. La contracción es la función, el propósito y la razón de ser de los tres diferentes tipos de músculos que existen en el organismo. En este libro nos ocuparemos de un solo tipo de músculo: los estriados. Su nombre se deriva de su apariencia, de la forma de sus fibras. También reciben el nombre de *esqueléticos y voluntarios* porque están conectados al esqueleto y están bajo el control de la voluntad. Esta clasificación sirve para diferenciarlos de los músculos lisos o involuntarios que conforman los órganos internos y también del músculo cardíaco, que no es liso pero sí involuntario, por supuesto.

El mono desnudo tiene más de 400 de estos músculos *estriados, voluntarios,* esqueléticos. Entre esos músculos —así como entre ellos y los músculos lisos— puede haber enormes diferencias en cuanto a longitud y masa. Por ejemplo, el músculo sartorio sale de la parte externa de la pelvis y cruza el muslo de arriba a abajo para insertarse en la parte interna de la tibia, en la articulación de la rodilla. Tiene unos 60 centímetros de largo. Al otro extremo se encuentra el estapedio, el músculo del estribo: un diminuto músculo involuntario ubicado en el oído medio que tiene unos 2 milímetros de largo y sólo pesa 0,1 gramos.

En conjunto, los músculos estriados representan aproximadamente un 60% del peso total del cuerpo. Se calcula que tienen más de *250 millones* de fibras. Su función es permitir el movimiento voluntario de las diversas partes del

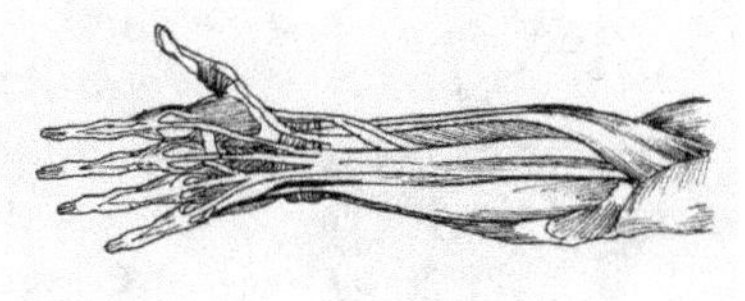

cuerpo; para ello, deben estar unidos a los tendones y otros tejidos similares que, a su vez, están conectados a áreas especiales en la superficie de los huesos. Para que ocurra una determinada función mecánica, primero tenemos que enviarle un mensaje al músculo. Ese mensaje se origina en el cerebro y pasa a través del sistema nervioso espinal. Entonces ocurre la contracción en el grado que preseleccionamos mentalmente y los tendones, actuando como poleas, provocan el movimiento.

Al mismo tiempo que ocurre esto, el cerebro está recibiendo información sobre qué tanto ha avanzado la contracción y cuánta fuerza se debe aplicar para obtener el resultado deseado. Los sensores presentes en los grupos musculares y el cerebro se mantienen en constante comunicación. Es como un sistema bidireccional de walkie-talkie que permite realizar movimientos al suministrar datos en forma secuencial, del cerebro a la unidad motriz y luego nuevamente al cerebro. En pocos milisegundos se pueden enviar, detener, modificar, reactivar, frenar, mantener estables, intensificar o disminuir órdenes, todo a voluntad y sin el menor esfuerzo. Los músculos reaccionan instantáneamente a estas órdenes que se originan en el cerebro, se imparten a través del sistema nervioso espinal y cuentan con la ayuda brindada por la existencia de una memoria muscular, que almacena tanto los datos adquiridos recientemente como los provenientes de nuestro bagaje evolutivo.

Una vez que la memoria muscular cotidiana se encuentra instalada, podemos utilizarla de la misma manera que el piloto automático controla un avión en vuelo. Cuando tenemos experiencia frente a un volante, podemos acelerar, girar, reducir la velocidad y frenar sin ningún esfuerzo. La expresión "es como montar bicicleta" tiene su base en el argumento según el cual una vez que aprendemos a realizar alguna actividad física, conservaremos esa habilidad en nuestra memoria muscular. Todas las actividades dependen de la memoria muscular, desde los primeros pasos

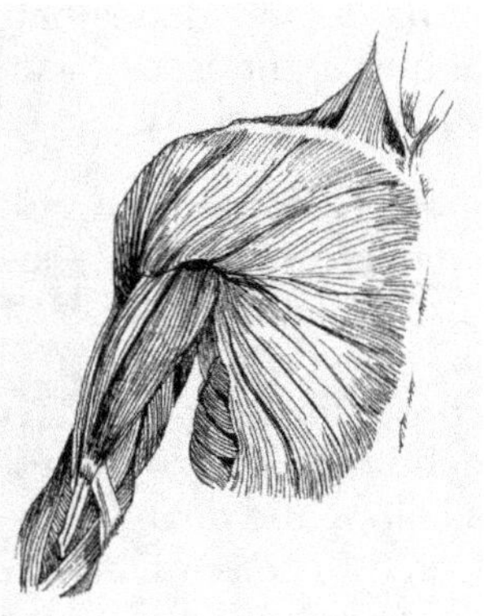

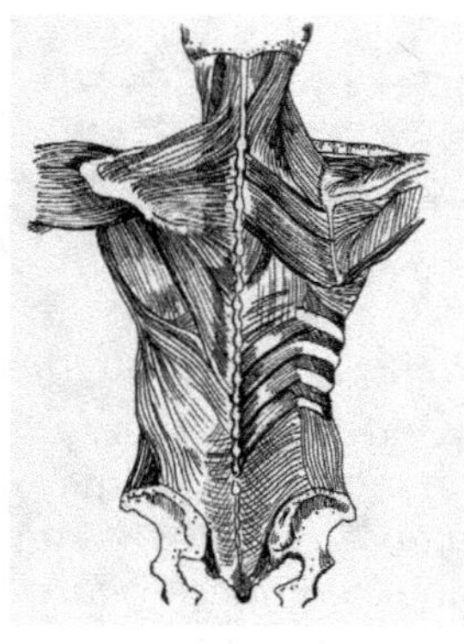

tambaleantes de un bebé hasta el caminar de un equilibrista sobre la cuerda floja. De hecho, la memoria que utilizamos para realizar actividades musculares es la que nos permite aprender y perfeccionar todo lo relativo al movimiento.

Veamos qué pasa cuando realizo alguna tarea mundana de la vida cotidiana, como levantar un objeto cuyo peso no conozco con exactitud. Supongamos que tengo que levantar una mesa pesada por un lado. Les ruego que me acompañen a medida que describo, paso a paso y en detalle, qué ocurre en unos pocos segundos y milisegundos. Seguramente haría lo siguiente:

1. Examinaría el objeto y lo mediría mentalmente comparándolo con otros objetos que he levantado en el pasado para ver si, en términos generales, está dentro de mi capacidad. Esto se demora entre medio segundo y un segundo. (Es una mesa, y ya he levantado mesas antes).

2. Después de concluir que es *posible,* pero aún sin saberlo con certeza, decido cuales músculos debo usar. Esto lo hago automáticamente al seleccionar el lugar aproximado por donde asirme a la mesa.

3. En cuanto coloco las manos por debajo de la superficie de la mesa, mi cerebro recibe información sobre la textura del grano de la madera y la procesa, para determinar si es resbalosa o no. Como la superficie está fuera de mi vista, dependo del sentido del tacto para determinar si hay algo que pueda causarle daño a mis manos, como una astilla, por ejemplo. He desarrollado esta habilidad primitiva desde la época en que utilizaba mis dedos para agarrarme de las ramas de los árboles y luego al buscar mariscos escarbando la arena sin ver. Esta información también va al cerebro.

4. Después de aprobar la superficie donde colocaré las manos, las muevo de un lado a otro, según el ancho de la mesa, para equiparar la carga de trabajo de ambos brazos, en consonancia con las leyes de la física. También debo calcular la altura de la mesa con respecto a la longitud de mis brazos y mi propia estatura. Con esto determinaré si debo usar los músculos del tronco y/o los de los muslos y la espalda y

cuál grupo muscular prevalecerá. Esta información también termina en el cerebro.

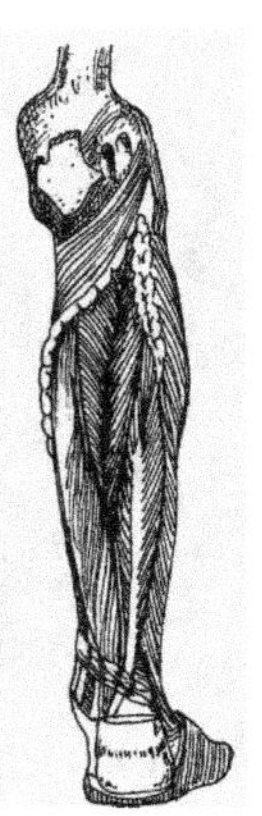

5. En este momento del proceso, aún no sé con certeza si puedo levantar la mesa, pero digamos que mi cerebro —al procesar la información recibida y compararla con lo que he hecho en el pasado— concluye que es *probable*.

6. Ahora que he determinado que es probable, debo invocar la *memoria muscular* y hacer una especie de ensayo. Hago esto contrayendo los músculos y probando su fuerza con respecto al peso de la mesa. La información va al cerebro para ser procesada.

7. Si el peso de la mesa está dentro del peso que puedo levantar, entonces hago un ensayo final y la levanto unos pocos centímetros del suelo.

8. Sólo después que mi cerebro tiene toda la información anterior, determina si los músculos necesarios para tal labor pueden realizarla. Al mismo tiempo, necesito calcular qué tanto debo levantar la mesa y por cuánto tiempo debo mantenerla separada del piso para moverla la distancia que deseo cubrir.

9. Una vez que en efecto comienzo a levantarla, mi cerebro constantemente recibe información sobre cómo van las cosas y en qué condiciones están mis músculos. Cuando empieza a disminuir el oxígeno en las células, mis músculos comienzan a sentir cansancio, por lo que mi corazón se acelera y mi respiración se torna más fuerte. Este monitoreo constante me permite saber si la tarea está dentro de los niveles de energía que tengo en ese momento o si, por el contrario, debo cesar el esfuerzo y darles un descanso a los músculos, de manera que se restablezcan los niveles óptimos de oxígeno y flujo sanguíneo.

10. Si por cualquier razón me excedo en el tiempo que dura la contracción, mis músculos se fatigarán y aparecerá el dolor en creciente intensidad, hasta que me vea obligado a soltar la mesa. Al final, el mecanismo para evitar lesiones que mi cuerpo trae incorporado será más fuerte que mi voluntad. ¡Menos mal! Si no fuera por esto, si nos dejaran por nuestra propia cuenta, no sobreviviríamos mucho tiempo. Debemos recordar que el dolor es el sistema de alarma del organismo; debemos prestarle atención. Ignorarlo o buscarlo —como lo recomiendan algunos programas de ejercicio— no es buena idea. Ésta es una razón por la cual la idea de "no pain, no gain" (quien no sufre, no gana) es absurda.

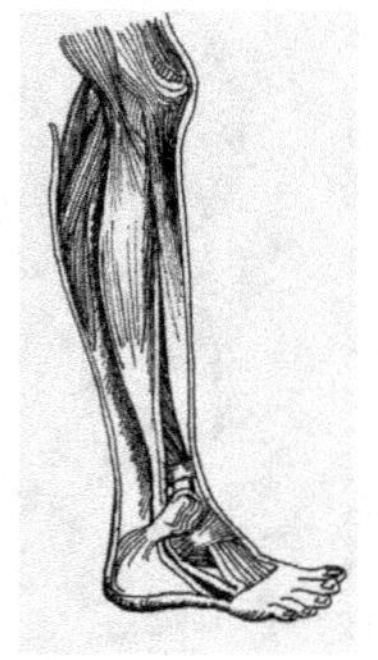

Existe otro mecanismo interesante que entraría en acción si determino que debo levantar la mesa en una situación urgente —como por la posibilidad de que pierda una extremidad o incluso la vida— o si algo o alguien que yo considere de vital importancia corre algún riesgo. De ser ese el caso, pasaría por alto todo el proceso y entraría en lo que podríamos llamar un *modo de emergencia*. Éste activaría en el cerebro un sistema analgésico en el cual se liberan hormonas que eliminan el dolor: endorfinas, endomorfinas y dinomorfinas, entre otras. El cerebro también activa las glándulas suprarrenales para liberar epinefrina, más conocida por su nombre sintético, adrenalina, que me daría una extraordinaria fuerza y vigor.

Esto me recuerda una anécdota muy ilustrativa que me impresionó hace muchos años. Mientras examinaba a un paciente por primera vez, vi que tenía una extraña cicatriz de gran tamaño y bordes irregulares que le cruzaba el abdomen. No parecía tener relación con ningún procedimiento quirúrgico que hubiera visto hasta entonces. Cuando le pregunté, el paciente me relató la siguiente historia. La cuestión ocurrió durante los últimos días de la Segunda Guerra Mundial, en el teatro de operaciones del Pacífico. Durante un combate cuerpo a cuerpo, fue lanzada una granada muy cerca de él y las esquirlas producidas por la explosión le provocaron una herida profunda en el abdomen, desgarrándole la musculatura y haciendo que se le prorrumpieran los intestinos. Me dijo que miró hacia abajo, recogió unos dos metros de intestinos, ya cubiertos de arena y tierra, y se los introdujo apresuradamente en la cavidad abdominal, presionando con las manos. Entonces dio vuelta y corrió, medio agachado, unos 800 metros hasta que encontró un médico, que lo acostó en una camilla y le regó sulfamida en polvo —utilizada como antibiótico en esa época— por toda la herida. Me contó que en ningún momento sintió dolor o cansancio mientras buscaba un lugar seguro. Debido a las condiciones extremas de la guerra, le cosieron la herida precipitadamente, como mejor pudieron, sin preocuparse por reacomodar rigurosamente los intestinos[25].

¿Qué había pasado? ¿Cómo pudo enfrentar una situación que representaba tal riesgo para su vida y sobrevivir? La respuesta se encuentra en la activación de un mecanismo particular de supervivencia

---

[25]Como corolario de esta anécdota, el paciente me aseguró que jamás, durante toda su vida, esta herida le había traído alguna secuela.

que le permite al organismo anular el dolor en situaciones en que para sobrevivir es más importante escapar del área que atender la herida. En estado de emergencia extrema, su cuerpo liberó sustancias que son primas biológicas de la morfina, lo cual le permitió sofocar el dolor y prepararse para entrar en acción. Pero no una acción cualquiera: su cuerpo también liberó epinefrina (adrenalina), lo que le dio combustible de alta potencia para emprender una vigorosa e inmediata retirada a un lugar seguro.

Pero permítanme regresar a la mesa. Aunque el proceso descrito para levantarla en realidad sería rápido, casi instantáneo, y cada paso sólo requeriría unos milisegundos, me tomó mucho tiempo explicarlo. Sin embargo, los lectores deben saber que no quise complicarles mucho la vida, que dejé afuera todas las complejas interacciones neurológicas, bioquímicas y físicas que tienen lugar. Explicarlas requeriría varios capítulos, o quizás varios libros.

Mi intención con todo esto es convencerlos para que cobren conciencia de la enorme cantidad de complejos procesos fisiológicos que ocurren cuando mueven un músculo. Ustedes podrían decir que estoy tratando de maravillarlos, hacerlos sentir en cierta medida lo que siente un estudiante cuando asiste a sus primeras clases de anatomía y fisiología, asombrarlos con los intríngulis del funcionamiento interno del cuerpo humano, esa increíble máquina viva que llevamos a todas partes a pesar de que no pensamos mucho en ella. En realidad, lo que quiero que se entienda es qué tan poco sabe nuestra mente consciente si se compara con lo mucho que sabe el cuerpo, de manera que cuando estemos flotando en el agua estemos más abiertos a la idea de permitirle al cerebro que asuma el control para que establezca el número, la frecuencia y la energía de cada movimiento en lugar de nosotros obligarnos a practicar una rutina de ejercicios salida de la nada.

Quiero transmitir la idea de que no tenemos ni la habilidad ni el conocimiento necesarios para imponerles los términos a nuestros cuerpos. Y quise ilustrarlo describiendo todo lo que ocurre al realizar una acción sencilla como levantar el extremo de una mesa. Imagínense las innumerables fuerzas en juego cuando un pitcher lanza una curva, una pareja participa en la competencia de patinaje artístico sobre hielo en los Juegos Olímpicos, un alpinista trata de alcanzar la cima de una cumbre, un ciclista busca superar a sus competidores, un surfista hace equilibrio mientras reta a las olas o mi nuera Suzanne golpea la pelota de tenis justo en el punto de máximo rendimiento de su raqueta, de manera que pase a pocos centímetros de la red y caiga en un lugar específico fuera del alcance de su oponente. Incluso, la perversa sonrisa de satisfacción que se dibuja en su cara por anotar un punto, es posible gracias a la contracción muscular, y todas estas acciones dependen de la memoria muscular.

Describo todo esto para enfatizar el siguiente argumento: el cuerpo humano es una intrincada maravilla anatómica y fisiológica que ha evolucionado a lo largo de millones de años. Así que cuando en las páginas anteriores afirmé que el Concepto Delfín podía beneficiar prácticamente a todo el mundo, tal aseveración no era ni exagerada ni presuntuosa. En realidad, está en sintonía con la idea de reconocer humildemente lo maravilloso que es esta máquina y su increíble aptitud para recuperar su estructura anatómica y su capacidad fisiológica si tan sólo le permitiéramos estar en el ambiente adecuado: el medio ambiente natural que originalmente y durante cinco millones de años nos suministró las fórmulas necesarias para remodelar nuestros músculos.

Cuando reproducimos nuestros entornos originales, le permitimos al organismo actuar dentro de los parámetros mecánicos naturales para los que fue programado. Esto es un hecho. Estamos frente a las leyes de la selección natural; nuestra principal preocupación es la estructura y función. Esto es un fenómeno observado. No es una teoría alocada a la que he decidido ponerle un nombre ocurrente. Al recrear un ambiente natural para realizar movimientos innatos, establezco una conexión con la esencia misma de la condición humana, simplemente desempeñando el papel de facilitador y cuidando que se cumplan las leyes naturales de la física, la anatomía y la fisiología. El verdadero trabajo lo hace el organismo. ¿Cómo podemos equivocarnos cuando usamos nuestros cuerpos siguiendo el manual de mantenimiento del fabricante? ¿Cómo podemos equivocarnos cuando usamos el producto de conformidad con las instrucciones de uso?

Como se señaló anteriormente, algunos programas presentes en el mercado son hasta cierto punto efectivos para algunas personas. Lamentablemente, no sirven para la inmensa mayoría porque o no contamos con la capacidad física necesaria para ponerlos en práctica o no estamos dispuestos a pagar el precio que exigen en cuanto a esfuerzo, trabajo y dolor. Yo diseñé el Concepto Delfín como un sistema totalmente nuevo porque mi experiencia con más de treinta y nueve mil pacientes me ha enseñado que un programa de acondicionamiento físico debe abarcar un gran número de elementos que no están presentes en ninguno de los programas que he visto en toda mi vida.

Después de muchas reflexiones e investigaciones, llegué a la conclusión de que practicar los ejercicios del Concepto Delfín toma en cuenta cuando menos 26 elementos básicos necesarios para rehabilitar todo nuestro sistema músculo-esquelético. Ninguno de los programas que yo había examinado incluía estos elementos de forma significativa.

Y si yo fuera a cumplir los estrictos patrones que me había impuesto, si yo decidiera construir una mejor trampa para ratones, me parecería indispensable que los ejercicios se realizaran en el agua, flotando, liberando a las articulaciones de la presión que produce el peso. Al mismo tiempo, el organismo tendría que poder adoptar cualquier posición que su configuración anatómica le permita. Además, me di cuenta de que la *flotación asistida,* principalmente en posición vertical, era la única manera de poder lograr todo esto y a la vez obtener una completa gama de movimientos para cada articulación. En otras palabras, y permítanme reiterarlo una vez más: debemos regresar a nuestros orígenes y convertirnos en *mamíferos adaptados al agua* como los delfines. Este programa ideal, tal como yo lo veía, abarcaría los elementos que se enumeran a continuación. No siguen una secuencia en particular porque todos tienen similar importancia.

Esos elementos son:

1. Ser eficaz.
2. Beneficiar a la amplia mayoría de la población.
3. No ser aburrido.
4. Evitar traumas en las articulaciones y los ligamentos.
5. Quemar calorías.
6. No causar dolor.
7. No ser competitivo.
8. Ser relajante; combatir los efectos del estrés.
9. Respetar lesiones músculo-esqueléticas previas.
10. Servir para personas de cualquier edad.
11. No provocar un excesivo calor corporal.
12. Ayudar en el fortalecimiento y la definición de los músculos.
13. Eliminar "adicciones fisiológicas" y promover la regeneración de los discos intervertebrales.
14. Estimular la regeneración de hombros, cadera y rodillas.
15. Reducir la celulitis y centímetros de tejido adiposo no deseado.

16. Reducir los niveles de colesterol.

17. Ayudar en la prevención de la osteoporosis.

18. Aumentar la capacidad pulmonar.

19. Fortalecer la actividad cardíaca.

20. Promover la formación de nuevos vasos sanguíneos.

21. Ser completamente individualizado.

22. Ayudar a controlar el dolor de espalda crónico.

23. Ayudar a adoptar una postura correcta al caminar, estar sentados o de pie.

24. Estimular la función cerebral.

25. Suministrar un completo masaje corporal.

26. Restablecer el sentido de dignidad y valor, elevando la autoestima.

Estos principios no salieron de la nada ni se crearon por arte de magia. En esta nueva forma de ver los ejercicios hay mucha reflexión, tiempo e investigación. Estoy proponiendo algo radicalmente diferente, algo con lo cual casi todos podremos conseguir todo lo anterior.

Tengo la esperanza de ver piscinas en todos los gimnasios, en todas las localidades; piscinas financiadas con fondos públicos para que todos podamos practicar los ejercicios del Concepto Delfín. Me atrevería a soñar con que la lógica prevalecerá y permitirá que esto suceda: las naciones que adopten estas ideas y creen instalaciones donde personas de todas las edades puedan poner en práctica este sistema de ejercicios serán naciones mucho más sanas. Así se usarían mejor las gigantescas sumas de dinero que actualmente se gastan porque no logramos practicar la medicina preventiva en esta área. Pero el principal incentivo para que esto pase debería ser el de eliminar el sufrimiento innecesario.

Mientras tanto, muchos de los centros comunitarios, liceos y clubes privados tienen instalaciones que se pueden utilizar con este propósito hasta que la idea se arraigue. Con un poco de suerte, luego que la idea se popularice, habrá tanta gente en las piscinas que éstas se sobresaturarán y las leyes de la oferta y la demanda entrarán en acción, traduciéndose en una mayor disponibilidad de piscinas para ejercicios.

Antes de entrar en materia, debo hacer una advertencia y disculparme con todos los lectores por decir algo que debería ser obvio. Éste es un buen punto para hacerlo, como lo hubiera sido cualquier otro. La advertencia es necesaria porque alguien, en algún sitio, de alguna manera o en algún momento podría decir que sufrió algún daño porque el cinturón flotador que estaba usando tuvo alguna falla y nadie le advirtió que eso podría pasar. Así que permítanme señalar sin temor a equivocarme que cualquier cosa hecha por el hombre puede fallar en algún momento. Esto incluye cualquier equipo de flotación. *Un equipo de flotación no es un salvavidas. No les mantendrá la cabeza fuera del agua si por algún motivo están inconscientes.* Cuando manipulen las correas, es posible que el equipo se les resbale y se les vaya de las manos. Las mismas correas podrían fallar. Con el tiempo, las piezas podrían desgastarse. Cuando entren al agua, sea con un equipo de flotación o sin él, deben estar preparados y calificados para alcanzar un lugar seguro sin ayuda. Deben asumir su propio riesgo. Deben seguir las mismas normas que se aplican en la natación y en las piscinas. Si creen que no pueden arreglárselas para llegar a un lugar seguro sin ayuda en el caso de que algo falle, les propongo que mejor se compren un chaleco salvavidas y lo usen en lugar del cinturón flotador. Esto les limitará en cierta forma los movimientos, pero aún obtendrán la mayoría de los beneficios.

Algunos pacientes con obesidades patológicas podrían necesitar cinturones flotadores especiales que soporten el doble o el triple del peso. Además, como en cualquier ejercicio, deben consultar a un médico para ver si padecen de algún trastorno que les impida hacer ejercicios en el agua. Por ejemplo, algunas personas tienen dolencias en el oído medio o en el oído interno que lamentablemente les impide estar en el agua. Es posible que alguien sea alérgico al cloro. Puede haber otras razones que les indique su médico.

Los principios que se mencionan continuación no sólo están enumerados sin un orden particular, sino que además algunos de ellos tienen raíces comunes y comparten algunos elementos básicos. Por ejemplo, el primero en la lista, "Ser eficaz", está estrechamente relacionado con el número once, "No provocar excesivo calor corporal". Algunos se entrelazan naturalmente. A continuación se explicará brevemente cada uno de ellos.

1) **Ser eficaz.** Me gusta definir la eficacia simplemente como el vínculo entre tiempo gastado, esfuerzo requerido y resultados obtenidos. Salvo algunas formas de recreación, no puedo pensar en ninguna actividad en que la eficacia no sea vista como algo deseable. Queremos invertir bien nuestro dinero, realizando las mejores compras. Queremos los productos más completos. No nos gusta desperdiciar las cosas. No nos gusta desperdiciar el tiempo. Toda nuestra sociedad gira en torno a la idea de

la eficacia. Incluso cuando no estamos haciendo nada particularmente importante para nosotros o para los demás, buscamos formas de transformar esos ratos en "tiempo de calidad" y que sean eficaces.

Un programa de ejercicios no puede escapar a esta realidad. Mientras realicemos los ejercicios del Concepto Delfín, moveremos simultánea y continuamente muchos de los principales grupos musculares y muchos de los músculos auxiliares. No habrá necesidad de mover sólo un grupo de músculos a la vez. Y como nuestro cuerpo estará flotando, estará listo para realizar todos los movimientos naturales. Así que no perderemos tiempo en cambiar de posición. El rango normal de movimiento de las articulaciones y la presencia de lesiones antiguas serán los únicos factores limitantes.

Simplemente, al sumergirnos en el agua, automática y constantemente realizaremos pequeños movimientos de equilibrio en los cuales utilizaremos muchos de los músculos auxiliares que rara vez se usan en condiciones normales. La ejercitación de estos músculos auxiliares tiene un papel muy significativo en nuestra condición física general. En la amplia mayoría de la población, se debilitan o atrofian porque rara vez se utilizan en las actividades de la vida cotidiana del siglo XX o XXI. Sólo usamos los grandes grupos musculares para una locomoción muy limitada y, con una frecuencia aún menor, los grupos musculares pequeños de nuestras extremidades para realizar movimientos sencillos y repetitivos.

Como todo es *fácil,* como no caminamos por terrenos irregulares, ni subimos ni bajamos pendientes escabrosas, ni intentamos mantenernos parados en el agua con corrientes que sacuden sus fuerzas contra nosotros, como nunca invitamos estos músculos auxiliares a la acción, en su mayoría se atrofian. Pero aún siguen allí: no han desaparecido en el curso de los pocos siglos en que hemos dejado de usarlos. Gracias a Dios que la evolución es un proceso lento. De lo contrario, estaríamos en grandes aprietos. Los últimos 500 años en los que nos hicimos "modernos" ni siquiera se pueden calcular en un contexto de tiempo evolutivo. Ni siquiera representan un abrir y cerrar de ojos. Los deportistas profesionales han desarrollado bastante estos músculos auxiliares porque los usan todos los días en sus actividades deportivas. Cuando practiquemos los ejercicios del Concepto Delfín, realmente podremos ver y sentir la diferencia a medida que se vayan fortaleciendo.

Al ejercitarnos siguiendo los principios del Concepto Delfín nos ocuparemos del tiempo empleado en flotar en el agua y no en contar movimientos repetitivos. El mono desnudo no puede predeterminar cuántas contracciones podrá hacer o cuántas debería hacer. ¿Por qué? Porque no sabe cuáles son sus requerimientos. Nadie lo sabe. Nunca. El concepto nuevo que deben abrazar quienes comiencen a realizar los ejercicios del Concepto Delfín es que pasarán aproximadamente tres horas o más a la semana en el agua flotando con la ayuda de un equipo de flotación. Mientras más tiempo pasen en el agua, mejor reproducirán las condiciones normales del simio marino. Dependerá de cada quien. Después de unos pocos meses, los practicantes podrán dedicarle menos tiempo al ejercicio, como lo prefieran, porque serán cada vez más eficientes. Mientras estemos en un ambiente acuático, realizaremos una amplia gama de movimientos sin nunca *forzar* nuestros cuerpos. Le permitiremos a la naturaleza seguir su curso.

Confiaremos en la memoria muscular evolutiva y le permitiremos a nuestro cuerpo decirnos qué podemos hacer y en qué grado podemos hacerlo. Quien quiera contar sólo por diversión, o para llevar algún orden, podrá hacerlo. Pero no será necesario porque ése es el método que utilizan los viejos programas para tratar de estimularnos a la fuerza y hacer más y más contracciones. ¡El guardia de la prisión que gruñe órdenes desaparecerá para siempre! Debemos recordar que las ideas de mantener a un preso con un grillete y fustigar al caballo cansado son obsoletas. Saldremos de la prisión para meternos en una piscina. Ya no necesitaremos adrenalina para motivarnos. Sólo necesitaremos paz y tranquilidad, un retorno al manto envolvente del agua, para que nuestro sistema músculo-esquelético nuevamente funcione de primera. Así de sencillo. Así de natural. Así de lógico.

Mientras estemos en el agua, el cuerpo nos indicará cuánta fuerza podemos aplicar a un músculo cada vez que queramos moverlo. El número de veces que podamos moverlo dependerá de con cuánta fuerza lo movamos, considerando la resistencia del agua. La conexión músculos-cerebro estará haciendo pruebas constantemente, tal como se explicó en las páginas anteriores con el ejercicio mental de levantar el extremo de una mesa. Nosotros "escucharemos" el diálogo que se establecerá entre el cerebro y los grupos de músculos y reaccionaremos. Automáticamente haremos lo mejor que podamos en ese momento y usaremos los recursos que tengamos en ese instante. Gracias a anteriores procesos de adaptación, sabremos intuitivamente cuánta fuerza aplicar para mantenernos dentro del ámbito del estrés sin entrar en el campo del estrés excesivo. No debemos forzarnos a hacer algo que es una parte normal y necesaria de una función fisiológica. Considerando que debemos hacer ejercicio por el resto de nuestras vidas, debemos hacerlo tan placenteramente como sea posible. ¡Nada de masoquismo! Eliminémoslo de una vez por todas.

2) **Beneficiar a la amplia mayoría de la población.** Como todos los movimientos están basados en lo que cada individuo es capaz de hacer en el momento en que lo hace, y todos flotarán con la ayuda del Equipo de Flotación Delfín, entonces toda persona que no tenga una limitación neurológica o un impedimento físico o mental puede realizar movimientos mientras flota en el agua. Sus propios cerebros les dirán cuánta velocidad/fuerza necesitan aplicar, considerando la resistencia del agua, para provocar cierta tensión en el músculo.

Permítanme en este punto hacer una pequeña disgresión para enfatizar algo. El doctor Hans Seylie obtuvo un Premio Nobel por sus estudios sobre el estrés y su relación con las funciones del cuerpo. De hecho, él fue la persona que acuñó el término "estrés". Se dice que posteriormente, luego que la palabra se colara en el lenguaje cotidiano, lamentó haber usado ese término porque otras investigaciones lo condujeron a la conclusión de que el funcionamiento biológico normal necesita cierta cantidad de estrés. Incluso los organismos unicelulares necesitan estrés para funcionar de la manera adecuada y sobrevivir. Llegó a señalar que el término correcto que debió haber usado fue "distress" o estrés negativo: una cantidad excesiva de estrés.

Al hacer ejercicio, como en cualquier otra actividad, queremos evitar el distress o estrés negativo porque ése es el que puede causar daños, algunas veces irreparables. Sin embargo, una pequeña cantidad de estrés es esencial. De hecho, todo ejercicio se basa en el principio de aplicar cierto estrés físico a un músculo. Esto es natural, necesario. La fuerza aplicada a las contracciones, su duración, el número de repeticiones y el tiempo que pasa entre ellas forman un paquete que es sumamente individualizado, al punto de incluir la energía vital que cada persona pueda tener ese día, a esa hora, en ese minuto, en el preciso momento en que realiza el ejercicio. El Concepto Delfín es el único sistema que efectivamente toma todo esto en cuenta. No se deja nada al azar.

Nadie puede predeterminar la cantidad e intensidad óptimas de las contracciones, ni siquiera nosotros mismos conscientemente. Es ese recóndito cerebro primitivo, el que está en contacto con todas las ramificaciones nerviosas necesarias a las que nos referimos anteriormente, el que realmente puede hacer esa labor. Lo único que podemos predeterminar es la cantidad de tiempo que vamos a pasar en el agua, flotando. El resto dependerá del cuerpo y lo único que tenemos que hacer es aprender a obedecer sus órdenes. Esto es muy sencillo. Es natural. Forma parte de nuestro paquete, como humanos que somos. Todo está en el manual de instrucciones del fabricante, el cual fue sometido a la prueba del tiempo a través de mecanismos de ensayo y error y la obtención de un mosaico de soluciones en el curso de cinco millones de años en un ambiente acuático.

3) **No ser aburrido.** Una de las razones por las que perdemos el interés en los videos y las máquinas de ejercicios es por el factor entretenimiento. Si deseamos incorporar con éxito algo que sea permanente en nuestras vidas —como el ejercicio, por ejemplo—, es indispensable que no sea tedioso. Con esto no quiero decir que debe ser una experiencia vibrante, llena de emoción, sino que cuando menos debe generar ciertos elementos de satisfacción en el momento en que se realiza. Uno debe tener muchas ganas de hacerlo porque le gusta: no sólo por los resultados que uno cree que obtendrá en el futuro cercano, sino también porque en sí mismo es placentero. Como se dijo anteriormente, debe ser posible disfrutar del proceso mismo. Debe haber una recomensa inmediata cada vez que practiquemos los ejercicios del Concepto Delfín. Después de un tiempo, cada vez que sea posible, se debe procurar practicar juegos en el agua como el voleibol, con los equipos flotando a cada lado de la piscina.

En este caso la prueba de fuego es bastante sencilla. Supongamos que usted decidió ponerse en forma trotando, levantando pesas, practicando aeróbicos, haciendo máquinas, montando bicicleta, haciendo gimnasia o cualquier otra cosa. Cuando usted se imagina en esa actividad, ¿la ve como algo agradable o desagradable? ¿Como algo que *puede y quiere hacer*? ¿O como algo que *tiene que hacer* para alcanzar un objetivo? La imagen mental que le viene a la cabeza, ¿es de paz y tranquilidad o de un trabajo agotador?

Le pregunto esto porque la mayoría de nosotros podemos realizar tareas difíciles y desagradables mientras tengamos la impresión de que los beneficios superan los sacrificios, pero *sólo por un tiempo limitado*. No realizaremos adrede una tarea desagradable indefinidamente. Por naturaleza, nos rebelamos si nos obligan a hacer cosas que no deseamos hacer. Esto es importante porque la imagen que tenga en su mente es lo que a la larga determinará si alcanza el éxito o si fracasa, si incorpora o no el ejercicio como un actividad para toda la vida. Con respecto a esto, me esfuerzo en señalar que si vamos a realizar una actividad por un período prolongado de tiempo —en este caso, de por vida— tenemos que lograr que sea una experiencia placentera, que haya incentivos positivos durante el proceso.

El sentir desagrado, e incluso dolor, es una de las principales razones por las cuales todos los programas de ejercicios que existen en la actualidad tienen un éxito tan limitado. La gran mayoría fracasa precisamente por eso. Los ejercicios del Concepto Delfín producen satisfacción. ¿Por qué? Por varias razones, pero la principal de ellas es que el flotar, por sí mismo, es agradable, porque es natural en nosotros, mamíferos marinos. ¡Incluso flotábamos antes de nacer! Mientras estábamos en el útero realizábamos ejercicios parecidos a los propuestos en el Concepto Delfín. Por esto, Sebastián, mi último nieto, al igual que todos los bebés, tiene la fuerza y el tono muscular necesarios para mover sus brazos, piernas y torso. Incluso podría asirse de uno de mis dedos. Pronto nacerán su hermana, Valeria, y su prima, Claudia: ambas ya están haciendo ejercicios en el útero, preparándose para sus entradas triunfales y esto explica por qué los bebés tienen fuerza al momento de nacer. No nacemos como muñecos de trapo, lo que implica que debimos estar haciendo alguna actividad física.

La ciencia relativamente nueva de la ecosonografía nos enseña exactamente qué estábamos haciendo. ¡Nos movíamos como locos mientras flotábamos! ¡Hacíamos ejercicio en el vientre materno! Puedo probarlo: tengo los videos del pequeño Sebastián y la palabra del doctor sobre montones de bebés.

¿Recuerdan cuando les hablé sobre la memoria muscular al principio de este capítulo? Ahora, cuando nos ponemos a flotar otra vez, experimentamos una primitiva sensación de bienestar sumamente placentera. ¿Tiene esto algo que ver con flotar en el vientre materno? Si es así —y ello parece muy probable— la memoria muscular se remontaría al principio mismo de nuestra existencia. En ese momento, éramos sin duda mamíferos adaptados al agua. Presumo que lo mismo ocurre con todos los mamíferos, aunque no tengo ninguna grabación del ecosonograma de delfines o elefantas preñadas, por ejemplo, ni de ningún otro animal. Sin embargo, apuesto que sus crías también se mueven en el útero, agitando sus extremidades exactamente igual que sus contrapartes del género humano.

Naturalmente, mucho más importante es la evidencia de nuestros orígenes como mamíferos marinos hace millones de años, orígenes que sustentan una memoria muscular evolutiva: la esencia misma de nuestra configuración anatómica, fisiológica y neurológica.

4) **Evitar traumas en las articulaciones y los ligamentos.** Las articulaciones son las uniones entre los huesos. Dependiendo de su movilidad, se dividen en tres tipos. Los huesos del cráneo son articulaciones *rígidas,* separadas sólo por una delgada capa de ligamento o cartílago. Las articulaciones semimóviles de la columna vertebral o el área púbica son muy duras, y están hechas de fibrocartílagos. Luego están las articulaciones móviles, como el hombro y la cadera, que están cubiertas por cartílagos y cápsulas. Dentro de estas cápsulas hay una membrana que segrega líquido sinovial para suavizar las estructuras, de forma muy similar al aceite que lubrica las partes mecánicas de un automóvil.

Los ligamentos son bandas elásticas duras que unen los huesos. En los extremos de los músculos se encuentran los tendones, cuya función es permitir el movimiento. Estas complejas maravillas mecánicas han sido específicamente diseñadas para mover partes del cuerpo hasta una distancia determinada y de una manera particular. No podemos forzarlas y doblarlas en ángulos anormales o en sentido opuesto al normal, salvo que queramos provocar un estrés excesivo, un desgarre o incluso una fractura. Practicando los ejercicios del Concepto Delfín estamos seguros de que no someteremos las articulaciones a una excesiva presión por dos razones. Primero, como estamos sumergidos en el agua, la tensión producida por el peso corporal prácticamente desaparece. Segundo, estamos limitando todos los movimientos extremos al rango normal de movimiento de la articulación, lo que le permite funcionar tal como fue diseñada.

5) **Quemar calorías.** Todo esfuerzo requiere energía. Cada vez que movemos un músculo, cada vez que respiramos o cada vez que nuestro corazón late, consumimos energía. Un hombre dormido consume aproximadamente 65 calorías por hora; despierto, sentado, consume unas 100. Cuando nos ejercitamos moderadamente consumimos aproximadamente 300 calorías por hora. Esta cantidad se eleva a un máximo de 600 calorías cuando la actividad muscular es muy intensa.

Nuestro cuerpo es un motor que consume combustible de una forma muy eficiente. Por eso, cuando consumimos más alimento del que el organismo puede utilizar, lo convierte en grasa para almacenarlo. Tocaré este tema más adelante. El Capítulo 10 está dedicado a un concepto que, en mi opinión, será muy interesante y útil para lograr el peso adecuado, sin castigarnos, sin sufrir, sin pasar hambre y a tono con nuestra historia evolutiva. Se llama el Concepto de Nutrición del Mono Desnudo e incluye la *Dieta* del Mono Desnudo. Ésta suministrará el esquema básico completo de un programa nutricional fácil de seguir. Les indicará por qué comemos de más y qué hacer al respecto. Por ahora basta mencionar que con los ejercicios del Concepto Delfín quemamos más calorías por tiempo y esfuerzo invertido, toda vez que podemos realizar más contracciones musculares durante un período determinado —parte del paquete "eficacia" mencionado en el punto No. 1. Usando el concepto del tiempo y no el de fuerza excesiva —es decir, practicando ejercicio moderado— consumimos energía derivada de la grasa, no de la masa muscular.

6) **No causar dolor.** Debo insistir en que no tenemos que forzar nuestro organismo con fórmulas masoquistas para realizar una de las funciones básicas y cotidianas de la naturaleza: el ejercicio. La idea de que el ejercicio debe ser doloroso, que tenemos que sufrir para estar en forma, está equivocada. Quiero hacer una afirmación inequívoca: *si el dolor es la recompensa, el método es incorrecto.* Ningún animal estaría en forma si la recompensa que obtuviera por hacer ejercicio fuera el dolor. Piénsenlo un minuto. Si un animal de la selva recibiera una sensación de dolor al usar sus músculos para correr, por ejemplo, ¿correría más o dejaría de correr y sólo caminaría? Si al entrenar a los animales les infligiéramos dolor en lugar de darles premios, ¿acaso su reacción natural será hacer aquellas cosas por las que recibirán dolor como respuesta? ¿Esa reacción realmente estaría dentro de lo esperado? ¿O más bien se rebelarían contra ello?

La idea de que un sargento tiene que motivarnos gritándonos para que sigamos ejercitándonos hasta que nuestros músculos chillen por el dolor es absurda, incluso si ese sargento está dentro de nosotros mismos. Es natural que la amplia mayoría de las personas se rebelen ante un entrenamiento que causa dolor; con toda razón lo dejan después de muy poco tiempo. ¿Qué de bueno tiene una disciplina en la que está garantizado que sólo unos pocos persistan el tiempo suficiente como para obtener los resultados deseados? Además, en el caso de aquellas personas que persisten con sus rutinas dolorosas durante suficiente tiempo como para obtener beneficios, ¿cuántas querrán pasar el resto de sus vidas haciendo algo doloroso y desagradable? El ejercicio debe formar parte de nuestras vidas cotidianas, desde ya y para siempre. No debe ser doloroso ni desagradable; el Concepto Delfín nos garantiza que no castigaremos nuestros músculos y articulaciones.

Nuestros cuerpos fueron construidos para desempeñar no sólo funciones mentales sino también físicas y pagamos un precio muy elevado cuando descuidamos una de estas funciones vitales e indispensables. Podríamos llamarlo abuso por omisión. Entonces, cuando intentamos reactivar estas funciones vitales, ese esfuerzo no debe estar acompañado de dolor. Carece de toda lógica, desde un punto de vista biológico. Cualquiera podría argüir que el dolor del parto, por ejemplo, es natural; pero el parto es un hecho aislado que no dura para siempre. En este caso, es lógico sentir dolor porque éste dispara la alarma ante la importancia del hecho y nos obliga a prestarle atención. El dolor es el sistema de alarma del organismo. Su propósito es obligarnos a prestarle atención a una lesión o tomar medidas para preservar nuestra vida. Sin duda, el dolor del parto cumple estos criterios: obliga a la madre a enfrentar los procesos necesarios para tan magnífico acontecimiento.

7) **No ser competitivo.** Como el objetivo del Concepto Delfín es recuperar, de una manera sana, la fuerza y el tono muscular *de uno mismo*, no nos vemos involucrados en ningún tipo de competencia. No rivalizamos con nadie. Esto nos quita cualquier presión, real o supuesta, relacionada con la idea de que tenemos que alcanzar cierto rendimiento en comparación con lo que dice o hace *otra* persona o lo que esa otra persona dice que *nosotros* supuestamente debemos hacer. Cuando comencemos a realizar los ejercicios del Concepto Delfín, quizás lo único que recibamos de otras personas que ya los practiquen sea apoyo moral: la amplia mayoría habrá comenzado su entrenamiento Delfín en condiciones físicas alejadas de lo ideal, igual que nosotros, y ya habrán visto cómo sus propios cuerpos experimentaron enormes diferencias en poco tiempo. Lo importante es que todos avanzarán a su propio ritmo. Es como jugar golf o bowling: para medir su desempeño sólo observará qué tanto usted mismo ha mejorado. Mientras más practique, mientras más tiempo pase en el agua, mejores resultados obtendrá.

8) **Combatir los efectos del estrés.** El estrés siempre ha estado entre nosotros. No es cierto que se limita a la sociedad moderna. Durante nuestros 60 millones de años de evolución como primates, el estrés estuvo abiertamente presente la mayor parte del tiempo, toda vez que nuestra vida estaba en constante peligro. Esto fue particularmente cierto cuando nuestros ancestros descendieron de los árboles en las sabanas y fueron aniquilados por completo, salvo el puñado que logró escapar hacia los estuarios, donde logró encontrar refugio y alimentos del mar. Además de la escasez de alimento y agua, tuvieron que enfrentar desastres naturales como inundaciones, incendios y sequías. Asimismo, durante el período

en que los homínidos permanecieron en el agua, existía el peligro real de morir ahogado o exponerse a algún peligro al ser llevado por la corriente. Aún más estresante y siempre presente era el continuo nerviosismo debido a la insistencia de los depredadores de que tuviéramos un papel pasivo en la cadena alimentaria, ya que siempre estábamos en su lista de invitados: invitados a su desayuno, almuerzo, cena y a una que otra merienda. Esta situación nos mantenía constantemente en estado de alerta, causándonos estrés. Debemos recordar que los depredadores eran excelentes en su trabajo, la depredación, que más que nada consistía en acercarse furtivamente a nosotros y tomarnos de sorpresa. ¡Cómo si permanentemente estuviéramos jugando al gato y el ratón! Excepto que no era juego, era de verdad, ocurría entre el tigre y el mono y siempre ganaba el tigre. Usando este invariable estado de vigilancia y las respuestas fisiológicas que provoca es fácil definir el estrés —o el *distress*, el término que el Dr. Hans Seylie, ganador del Premio Nobel, deseó haber acuñado originalmente.

Otra forma de entender fácilmente lo que es el estrés es observando qué pasa cuando activamos los mecanismos biológicos que preparan nuestro organismo para luchar o huir. Si nos acercamos a un gato o un perro —o a una persona, si vamos al caso— y aplaudimos duro, veremos cómo se activa esta respuesta al observar, como primera reacción, una contracción general de los músculos. Ésta es una reacción preparatoria que alista al cuerpo para huir o pelear. Sólo después que se analiza la situación y se determina que es inocua, la contracción parece ceder. Y digo que *parece* ceder porque algunas fibras musculares continúan contraídas en un prolongado estado de alerta.

Entonces, el estrés es la respuesta biológica ante la impresión —real o imaginaria— de que hay un peligro. Es una respuesta evolutiva básica, primordial; disponemos de pocas herramientas para controlarla. Debemos aprender a vivir con él y encontrar formas de mitigar algunas de sus consecuencias más nefastas; de tales efectos, la contracción muscular general por prolongados períodos de tiempo es una de las respuestas biológicas más perniciosas.

En la sociedad moderna, salvo que uno viva en un ambiente tipo ghetto, rodeado de pandillas, el peligro de sufrir daño *físico* no está presente, al menos, permanentemente. Las amenazas reales o imaginarias del mundo moderno son otras: nuestra posición con respecto a la sociedad, la salud, la familia, los amigos, la autoestima y el trabajo. Las razones para que ocurran situaciones que generan estrés siempre estarán con nosotros.

Cuando nuestro cerebro percibe un "peligro moderno", nuestros cuerpos automáticamente se ponen tensos al provocar una serie de contracciones preparatorias que forman parte de la respuesta de luchar o huir. Como no podemos huir ni pelear, porque ninguna de estas dos opciones solucionará el problema, mantenemos entre bajo y medio el nivel de respuesta, es decir, la contracción. Esto, a su vez, provoca dolor muscular.

Debemos aprender no sólo diversas formas de disminuir la percepción de estrés, sino también cómo enfrentar un estado de contracción muscular casi permanente. Éste es el efecto más evidente del estrés. La fibromialgia es un doloroso trastorno muscular que afecta aproximadamente a cuatro millones de personas en los Estados Unidos. Se cree que es producida por insuficientes niveles de serotonina en el flujo sanguíneo. Tiene muchos síntomas, pero a nosotros nos interesa en particular las crónicas contracciones musculares y el dolor muscular y articular general presentes en estos pacientes.

El ejercicio moderado de cero impacto que se puede practicar con el Concepto Delfín probablemente será muy beneficioso para estos pacientes porque sus necesidades de ejercicio son aún mayores que la persona promedio. Además, necesitan "soltar" las superficies articulares del hueso eliminando los efectos estresantes de la gravedad. Necesitan urgentemente la relajación muscular que pueden obtener con los ejercicios del Concepto Delfín y en particular, las posiciones y la relajación tipo "yoga acuático" explicados más adelante.

En el punto No. 12 analizaré en detalle la respuesta biológica que se genera en algunos jugadores empedernidos al apostar. Al colocarse en una situación peligrosa que podría producirles terribles consecuencias sociales —y probablemente lo hará— las personas con esta mentalidad hacen uso de una reacción primitiva del cerebro, el cual envía la señal de producir adrenalina. Esto les provoca un intenso estado de excitación que les parece muy emocionante. Nosotros debemos hacer lo contrario. Debemos hacer uso de un mecanismo que nos lleva a la relajación, para que se envíe la señal de que todo está bien y baje el estado de alerta. Esto lo logramos flotando en un ambiente sereno; sacando de nuestras mentes cualquier conflicto o pensamiento negativo y permitiéndoles a nuestras articulaciones que se suelten para liberar los músculos. Lo logramos porque los ejercicios del Concepto Delfín son relajantes. Ésta es una de sus principales contribuciones al acondicionamiento físico. Este efecto tranquilizador se produce cuando se estimula en nuestra memoria primitiva esa sensación de que "todo está bien" al entrar en el agua, porque esto representaba para nosotros haber llegado a un lugar seguro donde los depredadores no nos podían atacar.

No me cansaré de enfatizar el efecto tranquilizador de flotar. El hecho de que flotar sea placentero también ayuda a que sea reconfortante. La cuestión funciona de las dos maneras. Cuando se practican los ejercicios del Concepto Delfín, nos proporcionamos múltiples descansos de corta duración que están en relación directa con las numerosas contracciones. No nos estamos majando ni moliendo a golpes para alcanzar un número preestablecido de contracciones que sacamos de la nada. Durante estos períodos de relajación —que podemos extender tanto como lo deseemos— nuestros cuerpos están casi completamente ingrávidos, lo que nos brinda una agradable sensación de bienestar. Esto relaja nuestros músculos y nos alivia cualquier estrés físico o mental. También nos prepara para realizar más movimientos durante la sesión de ejercicios.

Nos "recargamos" cada pocos segundos entre contracciones. El oxígeno fluye libremente a las extremidades, al cerebro, a todo nuestro organismo. Recuerden que uno de los objetivos del Concepto Delfín es hacer que el ejercicio sea una experiencia placentera, de manera que podamos incorporarlo a nuestras vidas fácil y gustosamente. ¡Qué importante es *querer* hacer algo, en contraste a *tener* que hacerlo! También nos permitirá esperar nuestras sesiones con mucho entusiasmo, porque siempre estarán a tono con lo natural, lo bueno, lo apropiado para nuestros cuerpos. Si todo lo que hiciéramos fuera meternos en una piscina y relajarnos mientras flotamos en paz, sin hacer más nada — incluso si hiciéramos un esfuerzo consciente para *evitar* el ejercicio, para no hacer absolutamente ningún movimiento—, aún así obtendríamos un beneficio significativo, porque estaríamos quitándoles a nuestras articulaciones el peso producido por la gravedad y, al mismo tiempo, estaríamos combatiendo el estrés, tanto físico como mental. Cada minuto que pase equivaldrá a una situación ganar/ganar.

9) **Respetar lesiones músculo-esqueléticas previas.** A medida que avanzamos en la vida, es inevitable que suframos lesiones de diversa índole, provocadas por traumas o por falta o exceso de uso. Algunas veces, un factor genético nos predispone a sufrir lesiones. Como algunas de ellas permanecerán con nosotros el resto de nuestras vidas, siempre debemos tenerlas en cuenta cuando hagamos ejercicio. A veces, tenemos que "consentir" a una articulación que se ha debilitado por un trauma ocurrido hace tiempo. Esto es más fácil cuando flotamos, toda vez que la articulación se libra del peso. Por ejemplo, yo tengo una vieja lesión en la

rodilla, que me causé hace muchos años al caerme de una hamaca. En ese momento sufrí un desgarre en uno de los ligamentos internos de la tibia. El ligamento sanó tanto como pudo, pero sigue siendo débil y a veces me causa problemas, cuando hago cierto movimiento que coloca el peso del cuerpo más directamente sobre él. Sé cuáles son esos movimientos y trato de evitarlos, pero a veces me muevo sin tener cuidado y la articulación de la rodilla se desplaza levemente, lo que me produce dolor e inflamación debido al exceso de presión aplicado a ligamentos débiles.

El ligamento mejoró en forma significativa con los ejercicios del Concepto Delfín: todos los ligamentos y tendones de la rodilla, que son muchos, se han fortalecido y han asumido las funciones del ligamento que se desgarró. Pero lo que trato de enfatizar es que flotando puedo fortalecer la rodilla sin la presión ejercida por la gravedad, sin el peso corporal. Practicando los ejercicios del Concepto Delfín puedo realizar muchos más movimientos necesarios para fortalecer la articulación de los que podría hacer si tuviera el peso de mi cuerpo. Ahora puedo de nuevo practicar ciertos deportes —como el bowling— que durante mucho tiempo me fue vedado y la condición general de mi rodilla ha experimentado una mejoría. Aún tengo cuidado con ciertas posiciones críticas que implican algún riesgo, pero no he tenido problemas con la rodilla desde dos semanas después de haber comenzado a hacer los ejercicios del Concepto Delfín. A medida que avancemos en la vida, sin duda experimentaremos diferentes grados de degaste producido por traumas que limitarán nuestros movimientos en mayor o menor medida. Diremos que tenemos un "codo malo" o la "espalda mala" o una "pierna mala" o un "hombro malo". El Concepto Delfín ayuda a mejorar estas cosas "malas".

10) **Servir para personas de cualquier edad.** Como el Concepto Delfín no incentiva la competencia, como el número de ejercicios no está predeterminado, como es completamente individualizado y como ninguna articulación está sometida al estrés generado por el peso, prácticamente cualquier persona puede realizar los ejercicios del programa. Las limitaciones están relacionadas con impedimentos físicos o mentales, no con la edad. De hecho, las personas mayores recuperan muchos de sus movimientos normales. Además, es probable que tengan muchas más "cosas malas" que pueden mejorar. Y lograrán hacerlo con el Concepto Delfín porque al flotar podrán mover sus cuerpos de formas que de otra manera ni siquiera intentarían. Detengámonos un momento para recordar que la naturaleza estipula que todos deberíamos permanecer activos haciendo ejercicio físico durante toda la vida.

Los movimientos del Concepto Delfín nos permitirán mantenernos activos dentro de los límites normales —los límites normales para nosotros, como individuos, con todas nuestras abolladuras y raspones y con el desgaste natural que hemos acumulado durante toda una vida. Podremos practicarlos a cualquier edad, insisto. Funciona muy bien para mejorar las "cosas malas" y las mejora significativamente.

11) **No provocar un excesivo calor corporal.** ¡Esto sí que representa una ganancia, por donde quiera que se mire! Éste es uno de los elementos clave que determinan el éxito del Concepto Delfín. ¿Qué mejor manera de mantener la temperatura corporal dentro de sus límites normales que sumergiéndose en el agua? ¿Qué otro sistema de ejercicios podría equiparar esto? Uno de los principales inconvenientes de todos los programas de ejercicios —los que me parecen buenos, los que en mi opinión son malos y los que no me causan ninguna impresión en particular— es el cansancio producido por un sobrecalentamiento del cuerpo que nos obliga a dejar de ejercitarnos hasta que la temperatura disminuya nuevamente y se ubique dentro de sus límites normales.

Debemos recordar que uno de los productos derivados más importantes de la contracción es el calor. Este aumento excesivo de la temperatura pocas veces ocurre al practicar los ejercicios del Concepto Delfín —y si ocurre, se observa en un mínimo grado—, porque al estar rodeados por el agua podemos controlar la temperatura de forma rápida y eficaz con tan sólo descansar unos segundos flotando. Este enfriamiento de la superficie del cuerpo con el agua nos permite producir muchas más contracciones de las que haríamos de estar fuera del agua. Nuestro sistema de enfriamiento natural —las glándulas sudoríparas— no lo equipara. No puede competir con una piscina. Con el Concepto Delfín, nos transformamos en un motor enfriado por agua que puede suministrar suficiente energía para permitirnos realizar muchas más contraciones, de conformidad con nuestras necesidades en un momento particular y por prolongados períodos de tiempo —todo eso sin recalentarnos. De hecho, ¡podemos hacer muchas más contracciones *porque* no nos recalentamos!

12) **Ayudar en el fortalecimiento y la definición de los músculos.** A medida que progresemos en nuestro programa Delfín personalizado, aumentaremos automáticamente el número de contracciones y, junto a ello, la presión por la resistencia del agua, ya que cada día seremos más fuertes. Realizaremos los movimientos con mayor rapidez, con lo cual intensificaremos el impulso y desplazaremos más agua. Poco a poco,

produciremos olas más grandes y esto será una señal de que nuestros músculos se han fortalecido, que nuestro motor, enfriado por agua, es más poderoso.

El fortalecimiento de los músculos, tendones y ligamentos es el principal objetivo del juego, y las marcas o definición muscular constituyen la prueba visible y objetiva de que está pasando algo. A medida que los músculos ganen fuerza, sus fibras se harán más grandes para poder realizar mejor las funciones que les hemos encomendado. Esto pasa en un período de tiempo increíblemente corto, si consideramos el número de años que han permanecido latentes, como si estuvieran hibernando, presentes pero no activos. Nos sorprenderá su habilidad para recuperarse cuando tienen la oportunidad de hacerlo.

13. **Eliminar "adicciones fisiológicas" y lesiones por microtrauma repetido y promover la regeneración de los discos intervertebrales.** Nuestra columna vertebral tiene 24 vértebras móviles. Entre cada una de ellas hay un disco fibroso de cartílago, cuyas principales funciones son actuar como separadores y amortiguadores para absorber los impactos. Estas estructuras que soportan buena parte del peso del cuerpo están bajo una constante presión gravitacional, desde que nos levantamos en la mañana hasta que nos acostamos en la noche y ese es uno de los precios que debemos pagar por ser bípedos. Las últimas tres vértebras están fusionadas y forman el coxis; las cinco anteriores al coxis también están fusionadas y forman el sacro. A veces vemos en algunos pacientes pruebas de una mayor fusión, que llamamos anomalías. Una anomalía anatómica es algo que está fuera de la norma, pero no es patológico, osea, no tiene consecuencias adversas conocidas. Es bastante común ver la quinta vértebra lumbar fusionada con el sacro, por lo que en estos casos la cuarta vértebra lumbar es, en realidad, "la última vértebra móvil". En mi opinión, esto es un intento evolutivo por fortalecer la región lumbar, cediendo algo de movilidad.

En ciertas actividades, como el trotar, estas estructuras, y particularmente los discos intervertebrales, sufren microtraumas por las ondas de choque generadas por movimientos repetitivos. Cuando trotamos, se produce un fuerte impacto al tocar tierra apoyándonos principalmente sobre los talones. En cambio, cuando corremos, nos apoyamos más en la planta del pie y redistribuimos en forma más equitativa las ondas de choque por todo el sistema esquelético. Correr y trotar son dos actividades muy diferentes.

Algunas personas, *si están en forma,* pueden trotar de manera razonable por períodos relativamente cortos de tiempo sin causar gran daño a sus articulaciones porque éstas son fuertes. Pero trotar no es buena idea para las personas que están tratando de ponerse en forma, ni para quienes lo hacen compulsivamente, como vemos a menudo en la actualidad. Es posible fortalecer los músculos, pero siempre mediante un proceso gradual. La forma apropiada de hacerlo no es sometiendo a articulaciones débiles y su tejido conectivo a golpes repetitivos. Ésta es una razón más para tener cuidado con el tipo de ejercicio que hagamos. Mientras estemos en la base de la pirámide del acondicionamiento físico, deberíamos liberar de peso a nuestras articulaciones, músculos y tendones, no imponerles más estrés.

Después de haber logrado ponernos en forma a través de la flotación asistida y los ejercicios del Concepto Delfín, podremos correr tan rápido como un deportista, o participar en deportes que exigan correr, si ése es nuestro deseo, siempre que nuestro cuerpo pueda manejar nuestro peso de la forma apropiada y que hayamos recuperado suficiente capacidad pulmonar y reserva cardíaca como para cubrir mayores necesidades de oxígeno.

Hay millones de personas con discos herniados o desgastados en diversos grados que se beneficiarían enormemente al practicar los ejercicios del Concepto Delfín, incluso si no hicieran nada más que flotar varias horas varias a la semana. Quitar el peso de las superficies articulares de las vértebras y de los discos que absorben los impactos, es significativamente beneficioso porque ayuda a descomprimir el disco y, por ende, a abrir levemente la foramina (los orificios intervertebrales). Éste es el lugar por donde salen los nervios; precisamente en ese lugar los nervios de personas con discos protuidos pueden sufrir daños mecánicos por compresión.

Cuando logramos una descompresión, también aumenta el flujo de sangre en el área. De esta manera, los discos herniados o desgastados reciben un mejor suministro de los nutrientes necesarios para el proceso de reparación y sanación. Estos pacientes nunca deben trotar, porque esto tiene un efecto exactamente opuesto al que se desea. En lugar de estimular la apertura de las superficies articulares, tiende a provocar un mayor desgaste de los discos. En lugar de favorecer la sanación del anillo fibroso que rodea al disco, tiende a anular cualquier recuperación en progreso debido a las repetidas ondas de choque, lo que ocasiona microtraumas. Es interesante acotar que al trotar se produce otro fenómeno curioso y perjudicial. En este caso no me refiero al trotador ocasional, sino al realmente comprometido que vemos sudando profusamente, resoplando y jadeando, corriendo inquebrantablemente kilómetro tras kilómetro a un lado de la calle, con una expresión de cansancio y enojo en su cara.

Estos partidarios incondicionales de la manía del jogging en realidad trotan kilómetros y kilómetros en una especie de ritual agotador. Algunos se levantan antes del amanecer casi todos los días para tener tiempo de trotar. Me he preguntado qué reportaría a su nave nodriza un extraterrestre que nos observara. *"El comportamiento de estos terrícolas es extraño. Se levantan antes del amanecer y corren por las calles solos, y corren y corren aunque nada ni nadie los persigue. Y siempre regresan al sitio de donde partieron… Raro, muy raro el comportamiento de algunos de estos terrícolas"*.

Uno sólo puede preguntarse cómo es que los trotadores logran mantener esa rutina durante años. Si se cree que nadie en su sano juicio haría algo desagradable y doloroso por largos períodos de tiempo sin obtener una recompensa acorde al esfuerzo realizado, es razonable asumir que el trotar de alguna forma debe darle una recompensa proporcional inmediata al trotador consumado.

Y aparentemente lo hace, pero para alcanzar esa recompensa deben recorrer una ruta muy tortuosa, ruta que al final causa cierto daño a la mayoría. Yo comencé a observar este fenómeno hace muchos años cuando una paciente vino a mí con un tobillo inflamado. Se había caído y al hacerse, se torció varios ligamentos. No ameritaba una inmovilización total, pero sí unas seis u ocho semanas de descanso relativo. Esto no es mucho para este tipo de lesión. Algunas veces, pueden requerir aun de más tiempo. En todo caso, no podría trotar durante ese período.

Cuando le informé que debía mantener la articulación lesionada en reposo parcial, su reacción fue asombrosa, fuera de lo normal. Lo que para la mayoría de nosotros habría sido una molestia, para ella era algo catastrófico. Tan desproporcionada respuesta me tomó por sopresa. Me dijo que le era imposible pasar tanto tiempo sin trotar. *Imposible:* ésa fue la palabra que utiizó. Dijo que nunca había estado tanto tiempo sin trotar en los últimos 10 años. Le dije que no podíamos acelerar el proceso de sanación de forma significativa, que lo único que podíamos hacer era aplicar ultrasonido al tejido inflamado circundante y que eso podría brindar cierta ayuda, pero que cualquier sobreestiramiento de los tendones y ligamentos requería mucho tiempo para sanar porque estas estructuras son las que reciben el menor flujo sanguíneo de todo el cuerpo. Le dije que si no cumplía con el reposo, probablemente desarrollaría un padecimiento crónico. Le expliqué que las fracturas sanan mucho más rápido. Pensaba que estaba siendo muy razonable, pero pronto descubrí que a ella no le interesaban para nada mis explicaciones. Recuerdo que en ese momento pensé que la paciente estaba actuando como un drogadito al que le quitan la droga, pero no le eché mucha cabeza al asunto.

Han pasado muchos años después de eso. Desde entonces, he recibido más pacientes que actuaban de forma similar cuando se les planteaba la posibilidad de tener que pasar inactivos un período de tiempo relativamente prolongado. Todos trotaban con regularidad. Todos reaccionaban como imagino que lo harían los drogadictos cuando se les quita la droga. En ese momento aún fumaba, y comparaba sus reacciones con lo que yo sentiría si me dijeran que no podía fumar durante seis semanas. Entonces, yo también habría dicho que era imposible, y probablemente habría tenido una reacción similar a la que observaba en estos trotadores lesionados.

Pero esperen. ¿Cómo alguien se vuelve adicto a una actividad? Por definición, una adicción es una dependencia anormal a una sustancia. Pasarían varios años para que la comunidad médica en general comprendiera la verdadera naturaleza de las adicciones. Recuerden que en esa época, el fumar se clasificaba como un *hábito físico*. Sólo hace relativamente poco tiempo se clasificó como lo que verdaderamente es y hemos sabido que la gente fuma para satisfacer su adicción a la nicotina. El fumarse un cigarrillo es simplemente el mecanismo utilizado para enviarle nicotina a la corriente sanguínea y por último al cerebro, pasando por los pulmones. Lo que los fumadores ansían es la nicotina. El resto —y disculpen el juego de palabras— es una cortina de humo.

Tengo un amigo que fue "despedido" por su médico debido a la adicción de fumar. Hace ocho años, sufrió un infarto al miocardio y lo operaron de emergencia. Le hicieron un bypass coronario. Seis meses después de la operación, regresó para hacerse un control. Por mala suerte, el médico lo encontró en la cafetería fumándose un cigarrillo. El doctor le preguntó qué hacía allí, y mi amigo le respondió que había ido para una cita de control. "Ni se moleste", le respondió el especialista. "Búsquese otro cardiólogo". Puedo empatizar con aparentemente insensible médico. Tras realizar un procedimiento del cual se puede sentir muy orgulloso, un procedimiento que salvó la vida de un paciente, aborrece la idea de ver al mismo paciente coquetear con la muerte, lanzándolo todo por la ventana. A mi amigo le gusta contar esta anécdota. Parece ser impasible ante el hecho de que él es el único de nuestro grupo que aún fuma y el único que ha sufrido un infarto o una cirugía cardíaca.

Cuando mediante un examen ortopédico identificamos señales y síntomas clínicos de importancia neurológica; cuando una tomografía axial computarizada o, con mayor exactitud, un estudio por imágenes de resonancia magnética lo confirma y el paciente tiene un disco herniado que produce un síndrome compresivo radicular, por ejemplo, sé que voy a tener problemas dobles si el paciente trota con regularidad. Sé, personalmente y por experiencia propia con más de treinta y nueve mil pacientes, que a través de una minuciosa aplicación de las técnicas manipulativas de la quiropráctica, más de 95% de los pacientes que sufren ese síndrome pueden recuperarse sin necesidad de someterse a una cirugía. De hecho, sabemos que podemos mantener a la amplia mayoría de estos pacientes alejados de los riesgos relacionados con una sala de operaciones. De por vida. Esto lo sé con certeza porque he podido comprobarlo, no porque lo haya leído en alguna parte o porque alguien me lo haya dicho, sino porque es lo que hacemos todos los días en el Instituto Roberts. Es simplemente un fenómeno observado.

Al mismo tiempo, casi podría apostar que cuando un trotador consumado comienza a sentirse mejor, vuelve a trotar; no importa cuántas advertencias le haya hecho: regresará a una actividad que le provocará más lesiones al disco. Al hacerlo, sus posibilidades de mantenerse lejos de un bisturí caen en picada; lo más probable que en algún momento, durante los próximos años, aterrice en una mesa quirúrgica, después que nosotros logramos ponerlo nuevamente sobre los dos pies en varias oportunidades. Usando la creatividad para plantear mis argumentos, he logrado meterles miedo a algunos para que dejen de trotar. Pero no a la mayoría. Éste es, definitivamente, un comportamiento adictivo.

Entonces, ¿qué los transforma en trotadores empedernidos? ¿Qué mecanismo causa este comportamiento? La respuesta es sencilla. Los verdaderos trotadores son drogadictos. ¿Sorprendidos? ¿Acaso creen que soy muy duro? Quizás, pero es la verdad. Me gusta definir la adicción de la forma más sencilla posible y si me siguen, creo que podré convencerlos de que los verdaderos trotadores son drogadictos. No lo digo de forma negativa o peyorativa ni por criticar. Simplemente es un hecho. Aunque algunos trotadores lo han considerado e incluso unos pocos admiten que es así, la mayoría se sorprendería tanto como ustedes al leer estas líneas. Pero es verdad.

Examinemos qué es una adicción definiendo primero qué es un impulso fisiológico normal. A los fines de la supervivencia, existe una serie de funciones fisiológicas a las que les daré el nombre de *imperativos fisiológicos*. Estas funciones naturales perentorias tienen una característica común: tienen un control consciente y un control inconsciente. Esto quiere decir que podemos controlar estas funciones conscientemente, podemos ejercitar con ellas el libre albedrío, pero sólo *hasta cierto punto*. Si por ignorancia o por alguna circunstancia queremos ir más allá de la cuota permitida de libre albedrío, el cerebro —el máximo rector— asumirá el mando.

La respiración es la primera de estas funciones, la más importante de todas. Podemos aguantar la respiración por cierto tiempo. Después de eso, no importa cuánta fuerza de voluntad tengamos: el organismo se impondrá y nos obligará a respirar, incluso en contra de nuestra voluntad. Por ende, existe el *imperativo fisiológico de obtener oxígeno*. Nadie se ha suicidado aguantando la respiración.

De los imperativos fisiológicos, el segundo en importancia es tomar agua. Nuestro deseo de tomar agua es tan fuerte que podemos llegar al punto de matar a alguien por él. ¡A lo largo de la historia, casi nadie —ni siquiera los más lunáticos, ni los fanáticos religiosos, ni los más radicales, no importa cuál sea su causa— casi nadie, repito, se ha declarado en huelga de sed! Pueden atarse unos explosivos y hacerlos volar o vertir gasolina sobre sus cuerpos y prenderse en llamas, porque una vez que comienza la acción, no pueden controlarla. Pero es prácticamente imposible abstenerse de tomar agua cuando el vital líquido está a nuestra disposición. El imperativo fisiológico es tan fuerte que la voluntad está subordinada a él. Y considerando que una manifestación de protesta, como lo sería una huelga de sed, por lo general se realiza en cautiverio, es muy difícil confirmar si alguien alguna vez se ha suicidado negándose a tomar agua. Esto se debe a que la persona en muy poco tiempo se debilita y cae en un estado de semiinconsciencia, lo que les permite a sus cuidadores rehidratarla por vía intravenosa sin su aprobación.

El tercer imperativo fisiológico es el *dormir*. Podemos postergar el sueño por un tiempo, pero poco después invariablemente sucumbimos y caemos en los brazos de Morfeo, incluso en contra de nuestra voluntad.

Comer es el cuarto imperativo fisiológico. Sin embargo, éste compite con otro mecanismo de supervivencia. Podemos pasar mucho tiempo sin comer porque a veces en nuestra evolución hubo condiciones en que era más importante usar nuestra fuerza y nuestros recursos para buscar alimento que para pensar, obsesionados, en las punzadas de hambre. El organismo libera adrenalina "anti-hambre" como un mecanismo de supervivencia, de una forma muy similar a cuando hay una lesión y es más importante huir de la escena que prestarle atención a la herida.

Cuando se le priva de alimento por mucho tiempo, el cuerpo pasa a consumir primero la grasa almacenada; luego, las proteínas de los tejidos musculares estriados. Todo mientras intenta ganar tiempo y conseguir alimento. Por esto, al enfrentar el dilema "comer vs. no comer", la mente consciente tiene un mayor control que en los tres ejemplos anteriores. Esto es lo que hace posible el ayuno e incluso las huelgas de hambre.

El deseo sexual es otro imperativo fisiológico relacionado con la procreación de la raza. Forma parte de la biología de cualquier cosa viviente: nacer, crecer, reproducirse y morir. Hay quienes se vuelven adictos a las endorfinas producidas durante el acto sexual.

Los otros dos imperativos fisiológicos están relacionados con las funciones *urinaria y excretoria*. Podemos posponer ambos —por cierto tiempo— para tener tiempo de llegar a algún lugar o alguna situación en que sean más aceptables desde un punto de vista social e higiénico. Si por alguna razón se hace un esfuerzo consciente para aplazar la satisfacción de alguno de los imperativos fisiológicos antes mencionados, cuando finalmente se puede realizar —inhalar oxígeno, saciar la sed, conciliar el sueño, colmar el apetito o el deseo sexual o satisfacer la necesidad de expulsar los desechos— se experimenta una sensación mixta de placer y alivio, cuya intensidad dependerá del tiempo que hayamos permanecido en emergencia. Satisfacer la sed, por ejemplo, produce placer. Satisfacer una sed prolongada produce más placer. Satisfacer una sed inmensa, que se ha extendido por mucho tiempo, causa un placer aún más intenso. Si una persona se encuentra en una situación en la que las convenciones sociales le impiden orinar durante mucho tiempo, en la que debe realizar un tremendo esfuerzo para aguantar la orina, la consecuencia será una gratificante sensación de alivio cuando finalmente pueda realizar esta función. Tanto más tiempo deba aguantar, cuanto mayor será la satisfacción. Menciono estos ejemplos para sentar las bases de una discusión sobre las adicciones.

Comencemos por decir que 100% de las personas nacen con una afinidad física por el oxígeno. Eso es bueno porque necesitamos oxígeno para vivir. Los glóbulos rojos de la sangre absorben oxígeno en los pulmones y lo transportan a todas las partes del organismo. Pero lo que la mayoría de la gente no sabe es que los glóbulos rojos tienen una mayor afinidad física por el monóxido de carbono —el gas venenoso resultante de la combustión— que por el oxígeno. Tal afinidad es entre *200 y 300 veces mayor*. Por ello, el monóxido de carbono desplazará al oxígeno si uno inhala los dos gases juntos. Eso explica por qué pequeñas fugas de monóxido de carbono producen tragedias si una persona lo inhala mientras duerme: no despertará nunca. Morirá tal vez sin saber siquiera qué le pasó.

Es importante señalar estas cosas para demostrar que el cuerpo humano tiene afinidades físicas por sustancias que le son dañinas. Se calcula que el 90% de la población tiene una afinidad física por la nicotina. Esto quiere decir que sólo el 10% de las personas pueden fumar sin volverse adictas. El 90% desarrollará indefectiblemente una adicción si hace contacto con el cigarrillo.

Con el alcohol, en cambio, ocurre todo lo contrario. Un 90% de las personas puede tomar sin volverse adicta. Un 10% nace con una afinidad física por el alcohol y si toman, se volverán alcohólicos, sin importar cuánto beben o por qué razón. De hecho, si no tienen esta afinidad física innata, la gente no puede volverse adicta, no importa cuánto fumen, en el caso de la nicotina, o cuánto beban, en el caso del alcohol. Lo que cuenta en una adicción no es la cantidad, sino la afinidad genética, innata, por la sustancia en cuestión. Esto no quiere decir que aquellas personas inmunes a la adicción de estas dos sustancias no vayan a sufrir los efectos que la nicotina y el alcohol producen en la mente y el cuerpo; sólo implica que ante tales sustancias no reaccionarán de la forma compulsiva típica de los adictos.

Una adicción es un imperativo falso. No es algo real. Es un engaño total, una imitación diabólica. En lugar de ser un imperativo fisiológico presente para la mejora del individuo para ser utilizado como mecanismo de supervivencia y procreación de la raza, se transforma en un *imperativo patológico* que crea una dependencia por sustancias que dañan el cuerpo. Nacemos con estas afinidades físicas; no podemos hacer nada para cambiar eso. Si pertenecemos al 90% de la población que tiene afinidad física por la nicotina y fumamos, nos volveremos adictos a la nicotina. Si pertenecemos al 10% de la población que tiene *afinidad física por el alcohol* y bebemos, nos volveremos adictos al alcohol.

A lo largo de los años, se ha hablado mucho sobre la personalidad adictiva. Ésta, de existir, se formaría después que la persona se sumerge en la adicción, no antes. Es una consecuencia, no una causa. Si el Papa Juan Pablo II y la Madre Teresa hubieran pertenecido al 90% de la población que tiene afinidad por la nicotina y al 10% de la población que tiene afinidad por el alcohol y ambos hubiesen fumado y bebido, habrían terminado adictos a ambas sustancias, sin importar su personalidad. Tarde o temprano los paparazzi los habrían filmado echando humo, con una botella de vino en sus manos, cantando *O Sole Mio* y picando caucho con el Papamóvil por la Vía Veneto.

La única forma de enfrentar un imperativo patológico —una adicción de cualquier tipo— es dejando de consumir la sustancia por completo. *No hay otra manera de hacerlo.* Todo eso nos lleva nuevamente a los trotadores. Si una adicción es una relación patológica con una sustancia, ¿cómo es que hay personas adictas a trotar? ¿Cómo puede alguien volverse adicto a una actividad?

En realidad, no pueden. Los trotadores se vuelven adictos a las *sustancias* producidas por el cuerpo que se *disparan* cuando uno trota. ¿Recuerdan el caso del veterano de la Segunda Guerra Mundial que describí en otro capítulo? ¿Recuerdan cómo pudo llegar a un lugar seguro después de sufrir una herida horrenda, que aparentemente lo incapacitaría? Logró hacerlo porque su cuerpo pudo activar un mecanismo primitivo de supervivencia que entra en acción en circunstancias extremas, cada vez que es más urgente huir de la escena que atender la herida. Para hacerlo, el organismo segrega hormonas especiales, es decir, drogas: adrenalina para proporcionar fuerza adicional y poder huir y endorfinas y otros opiáceos —primos farmacológicos de la morfina— para calmar el dolor de manera que el cuerpo pueda centrar toda su atención en la acción más importante: la supervivencia.

Se observa la misma respuesta en los trotadores empedernidos. Trotar es correr lentamente. En nuestro bagaje ancestral no tenemos ninguna razón que nos haya impulsado a correr lentamente. Si cualquiera de nuestros ancestros corría, lo hacía por una de dos razones: o perseguía o era perseguido. En la precaria situación en la que vivíamos en las sabanas, correr era una forma de irse de un lugar rápidamente, de huir del peligro. Los corredores lentos eran el alimento de algún depredador. Correr era sinónimo de intento de escape, casi siempre. No tenía sentido correr lentamente, y tampoco lo tiene ahora. Nuestra configuración anatómica y nuestras respuestas fisiológicas no están diseñadas para eso.

Como ya lo he señalado, cuando corremos lentamente —es decir, cuando trotamos— caemos sobre los talones, lo que envía ondas de choque a nuestra columna vertebral y produce un efecto perjudicial en las vértebras y los discos intervertebrales[26]. A lo largo de la evolución logramos crear un diseño anatómico y fisiológico que nos permitió *caminar* grandes distancias en busca de alimento. Sólo utilizábamos el correr para distancias cortas, en casos de emergencia. De alguna manera, el acto de trotar engaña a este sistema de emergencia y lo activa, desencadenando una serie de acciones necesarias para salvar la vida. Por eso, al trotar, una persona puede recorrer trechos más largos y avanzar a mayor velocidad de lo que le resultaría normal. Puede elevar su resistencia utilizando la adrenalina, una droga potenciadora, y al mismo tiempo puede sofocar cualquier atisbo de dolor en los músculos, huesos y ligamentos con las drogas opiáceas, producidas naturalmente para aliviar el dolor.

Alcanza un estado inducido por las drogas en el cual se siente bien y poderoso, en el que misteriosamente desaparece cualquier dolor que pueda haber tenido antes de comenzar a trotar. Y es precisamente este escenario bioquímicamente inducido lo que el trotador anhela; esto es lo que su subconsciente busca. Al trotar segrega las sustancias que anda buscando, las que le han creado una adicción. Éste es el efecto deseado y esto explica por qué algunas personas se levantan antes del amanecer y recorren las calles trotando, para sorpresa de cualquier espía marciano que por casualidad esté de guardia observando.

El trotador consumado está buscando a su proveedor: las glándulas que generosamente le suministran sus drogas si hace lo que ellas le indican. Y con gusto lo hace en nombre de la salud, sin saber el daño que le está causando a su cuerpo. En lo personal, cuando trato con trotadores compulsivos que no están dispuestos a cambiar de ejercicio, procuro llegar a un acuerdo que les seguirá suministrando sus sustancias adictivas pero les causará un daño considerablemente menor. Intento convencerlos de que en lugar de trotar, más bien caminen y corran; caminen y corran; caminen y corran. De esta manera, cuando menos están haciendo algo que anatómicamente es más cónsono con la conformación de nuestros cuerpos, incluso a pesar de que están forzándolos al drogar al centinela del dolor para que no active un sistema de alarma que es natural en nosotros. Los trotadores, como verdaderos adictos que son, defienden enérgicamente su dependencia utilizando mecanismos de negación.

---

[26]Hay otra actividad que genera repetitivas ondas de choque en la columna y causa aún más daño que el trotar: el taconeo, elemento esencial del flamenco. Como baile, el flamenco es hermoso, pero fisiológicamente, el taconeo causa un daño terrible a la columna vertebral.

Muchos se alteran y se molestan conmigo cuando trato de explicarles estas cosas. Sin duda, algunos reaccionarán acaloradamente cuando lean estas páginas y defenderán vehementemente el mecanismo a través del cual consiguen la sustancia que causa la adicción: el trotar.

Ya que estoy tratando este tema, permítanme mencionar otras dos actividades y una actitud mental relacionadas con la adicción a la adrenalina. Las dos actividades son *los deportes extremos y los juegos de azar y la actitud mental es la indignación justificada*. Los dos primeros colocan al individuo en una situación que representa una amenaza para la vida. En los deportes extremos, el peligro es muy real y obvio: la posibilidad de sufrir una herida grave o incluso la muerte. En los juegos de azar, el individuo se coloca en una situación que podría traerle terribles consecuencias sociales, como perder todo lo que tiene: el respeto, los medios de ganarse la vida y el amor de su familia, además de su fortuna y su hogar. Cuando coloca todo esto al borde del abismo, crea las condiciones para que el cuerpo comience a producir adrenalina apresuradamente. No es cuestión de ganar o perder. La clave está en la *posibilidad* de perderlo todo. El jugador empedernido y el deportista extremo se vuelven adictos *porque el colocarse en situación de peligro* es lo que estimula al cerebro para que mande la orden de suministrarle su droga: adrenalina. Al igual que en el caso de otras adicciones, la única forma de tratar esto es absteniéndose de reproducir la circunstancia que provoca la producción de la adrenalina: evitar el juego por completo.

Una tercera forma de adicción a esta poderosa droga natural, no tan obvia pero devastadora desde un punto de vista social, está relacionada con la ira. La ira es una emoción primaria que también provoca la liberación de adrenalina debido a la respuesta primitiva de luchar o huir. A algunas personas les *gusta* sentirla porque han aprendido a disfrutar la sensación de poder inducida por la droga. Estas personas inconscientemente caen en esta trampa y no logran zafarse de ella, por lo que siempre están encontrando "injusticias" para poder recibir su droga de premio. Les encanta encontrar errores para poder validar sus sentimientos. Por eso constantemente están buscando alguna falla, traspié o equivocación —grande o pequeña, no importa— en sus cónyuges, hermanos, hijos, jefes, compañeros de trabajo o vecinos para culparlos por cualquier cosa y por todo lo que pasa sobre la tierra y así justificar su ira.

Pareciera que suponen que el mundo en el que viven es un paraíso donde todo es color de rosa, donde todo marcha a la perfección hasta que —a su modo de ver las cosas— llega alguien y lo arruina todo. No han aprendido que cuando algo sale mal —lo que ocurre todos los días— por lo general se debe a que vivimos en un mundo imperfecto. En lugar de enfrentar el problema y ofrecer soluciones sensatas o ayudar a resolver la situación, gastan toda su energía buscando a quién echarle la culpa y la persona más cercana a ellos generalmente se gana la lotería.

Además, cuando ellos mismos son los que cometen el error, eligen a otra persona y logran, con la pericia de un experto, transferirle la culpa. Al enojarse, estimulan la liberación de adrenalina y *se sienten bien y poderosos,* pero para proteger su psique, tienen que convertirla de alguna manera en una *indignación justificada* transformando a la persona elegida como "culpable designado" en un individuo "malo", "insensible", "indolente", "idiota", "negligente" o cualquier otro apelativo que refuerce su "derecho" a estar molestos. Esta forma de pensar destruye sus posibilidades de mantener relaciones significativas[27].

Al mismo tiempo, les impide probar cosas nuevas, experimentar las facetas de la vida que se aprenden por ensayo y error, lo que de hecho les anula ciertas habilidades innatas porque no pueden tolerar estar en una posición en la que ellos puedan cometer un error y —ni Dios lo quiera— tengan que aceptar la responsabilidad.

Cuando crían a sus hijos, los castigan inapropiadamente por sus errores e imperfecciones, en lugar de preocuparse por cualquier posible mala intención a fin de corregir su comportamiento. Esto de la ira justificada, tan necesaria para estimular la liberación de adrenalina y hacerlos sentir bien durante unos minutos diariamente, controla sus vidas de una forma negativa y causa estragos en sus seres queridos, quienes se cansan de ser siempre elegidos como los culpables de cuanta cosa suceda.

La gente que vive con un adicto a la indignación justificada conoce de cerca lo que se siente. Están seguros de que la "Espada de Damocles de la Indignación" los está acechando, y que serán culpados por todos y cada uno de los inconvenientes de la vida cotidiana, pero no saben en qué momento o por cuál incidente aparecerá: sólo saben que está allí, próxima a atacar. Cuando la persona elegida como *culpable designado* realmente comete algún pequeño traspié —y no es que los cometa con más frecuencia o que éstos sean más graves que los de cualquier otro

---

[27]Salvo que se casen con alguien masoquista y la pasen muy bien al tener dos patologías que se alimentan una a la otra, en una espiral ascendente que sólo se detendrá cuando haga explosión.

ser humano— la indignación justificada se incrementa y estalla con aún mayor fuerza.

Es sumamente difícil convencer a los adictos a la indignación justificada de que tienen un problema, en particular porque *se sienten* tan bien cuando se molestan. Además, se han convencido de que ello es normal y que tienen el derecho divino y el deber de castigar al "infractor". Pero lo peor de todo es que se han vuelto expertos en justificarse, porque necesitan sentir la ira para obtener su dosis de adrenalina. De hecho, creen que es normal enojarse por cada imperfección que la vida les ofrece y aceptan como cierto no sólo que es necesario señalar cuanto antes cualquier error, real o aparente, que cometa la persona elegida como culpable, sino también que ellos han sido nombrados como los defensores de la ira en todo el universo.

La solución es difícil porque ellos mismos no saben que tienen un problema. En mi opinión, deben consultar a un psiquiatra o a un psicólogo que esté familiarizado con este tipo de situaciones y sepa manejarlas a través de la terapia cognitiva. Este tipo de terapia se basa en la aplicación práctica de la lógica y la razón y en el aprendizaje de técnicas que permiten manejar actitudes disfuncionales. Recomiendo encarecidamente leer el libro "Sentirse bien", del Dr. David Burns, en el cual se ofrecen métodos científicamente probados para superar actitudes disfuncionales basados en estudios realizados en la Facultad de Medicina de la Universidad de Pensilvania. De momento, ya hablamos bastante sobre las sustancias adictivas. Luego analizaremos otro comportamiento cuasi-adictivo relacionado con el consumo de sustancias botánicas y el hábito de comer en exceso.

14. **Estimular la regeneración de hombros, cadera y rodillas.** La articulación de la rodilla es una compleja maravilla mecánica. En realidad son tres articulaciones en una, que se mantienen unidas gracias a doce ligamentos y otros tejidos. Cuando éstos sufren algún daño y se requiere ejercicio para fortalecerlos, enfrentamos un problema, toda vez que la articulación de la rodilla, que debe realizar muchos movimientos en muchas posiciones diferentes, es una de las estructuras que más peso corporal soporta. A primera vista, pareciera que la rodilla soporta la mitad de nuestro peso corporal, pero en realidad no es así: al caminar, cuando levantamos un pie del piso, apoyamos *todo* el peso del cuerpo en el otro pie. Esto quiere decir que cada rodilla soporta todo nuestro peso corporal cuando caminamos o corremos, por lo que diseñar una técnica de rehabilitación, que funcione bien, generalmente es una

batalla cuesta arriba. Con los ejercicios del Concepto Delfín podemos lograrlo más fácilmente porque eliminamos el peso de todo el cuerpo al flotar, y además empleamos el principio de la presión gradual ejercida por la resistencia del agua en todos los movimientos requeridos en el tratamiento. La clave se encuentra en la realización de ejercicios de forma gradual, con la presión de la resistencia del agua y sin el peso, y eso sólo se logra flotando en el agua. La cadera y los hombros también son estructuras muy complejas. Al quitarle a la cadera el peso del cuerpo se facilita su recuperación; y al quitarle peso a los hombros, es más fácil rehabilitarlos.

15. **Eliminar centímetros de tejido adiposo no deseado.** A medida que comencemos a ganar tono muscular, a medida que nuestros músculos ganen fuerza, comenzaremos a ver una gran diferencia en aquellos sitios donde la grasa tiende a acumularse. La diferencia será particularmente evidente en el abdomen y los muslos. Esto se debe a varios factores. Para comenzar, con los ejercicios del Concepto Delfín realizaremos movimientos que rara vez o nunca se hacen. Esto fortalecerá áreas antes controladas por la grasa no deseada. Permítanme darles un ejemplo. La mayoría de nosotros está consciente de la importancia de ejercitar los músculos rectos del abdomen flexionando el tronco. Esto es lo que hacemos cuando "hacemos abdominales". Sin embargo, estos movimientos sólo están dirigidos a un grupo de músculos. A cada lado de ellos hay siete músculos directamente relacionados con la cara frontal del abdomen y otros ocho en la parte posterior. A pesar de que estos músculos son tan importantes como los que solemos utilizar, les prestamos poca atención.

Entre los movimientos que pasamos por alto en nuestra vida cotidiana se encuentran los relacionados con el uso de los músculos oblicuos internos y externos. Éstos son los principales responsables de los movimientos que permiten girar el tronco. Salen de los bordes de las ocho costillas inferiores y se insertan en sentido descendente en la mitad frontal de la pelvis. También atraviesan el abdomen y se insertan en una banda central llamada Línea Alba. Los músculos ubicados en la parte de atrás del abdomen —en particular el psoas mayor y menor y el cuadrado lumbar— tienen un papel importante si se desea mantener el abdomen en buen estado. Todos éstos son músculos grandes e importantes que deben ser tomados en cuenta.

Al realizar los ejercicios del Concepto Delfín, les prestamos atención a TODOS estos músculos y los ejercitamos con la resistencia que ofrece el agua. De esa manera se fortalece el área completa. Por esto vemos una marcada reducción no sólo en el área frontal del abdomen, sino también a sus lados. Cuando hacemos abdominales con los ejercicios del Concepto Delfín, utilizamos de forma intensiva y combinada unos 32 músculos principales y auxiliares, en lugar de usar sólo un grupo.

Cuando la pérdida de peso se produce sólo con dieta, se tiende a perder músculo y hueso. Si se realiza una dieta del tipo yoyo, el resultado es un aumento significativo de la proporción de tejido adiposo cuando la gente recupera el peso que había perdido. En cambio, cuando se pierde peso haciendo ejercicio y a la vez modificando los hábitos alimenticios, entre los cambios fisiológicos que ocurren, se encuentra una mejor manera de quemar la grasa. Por esto, la pérdida de peso lograda mediante el ejercicio tiene un efecto favorable al incrementar el tejido muscular y reducir el tejido adiposo. Ya he señalado que el Capítulo 10 está dedicado a lo que, en mi opinión, debe ser la nutrición adecuada del mono desnudo. Allí presento una alternativa sencilla, práctica y lógica para recuperar nuestro peso normal y mantenerlo sin pasar hambre: el segundo objetivo principal de este libro.

16. **Reducir los niveles de colesterol.** Existen muchos estudios que demuestran que es posible reducir el colesterol haciendo ejercicios y adoptando buenos hábitos alimenticios. En este sentido, el ejercicio moderado y prolongado que forma parte del Concepto Delfín parece ser el más eficaz. De acuerdo con un informe presentado en 1996 por el Director General de Salud Pública de los Estados Unidos, *"incluso un solo episodio de actividad física puede traducirse en una mejora del perfil lipídico en sangre que persiste durante varios días"*.

En el informe también se señala que hacer ejercicio con regularidad promueve la actividad de una enzima particular cuya función es eliminar los ácidos grasos y el colesterol del flujo sanguíneo. Existen muchos estudios doble ciego que apuntan en una dirección: la dieta sola no reduce los niveles de colesterol. Sin embargo, si se combina la dieta con el ejercicio se reducirán significativamente los niveles de LDL (siglas en inglés de lipoproteínas de baja densidad), el llamado "colesterol malo". Siempre regresamos al mismo punto.

El ejercicio es un elemento integral de la condición humana en su estado normal. Es tan necesario como comer o dormir. Cuando nos ponemos a tono con las leyes naturales, ocurren muchos cambios fisiológicos. Nuestras interacciones bioquímicas, así como nuestro equilibrio y nuestras actividades motoras cambian para mejorar.

17. **Ayudar en la prevención de la osteoporosis.** El Concepto Delfín tiene otro punto a favor en el área de la osteoporosis. Naturalmente, no es el único programa de ejercicios que ayuda a prevenir esta enfermedad,

pero sí ofrece el tipo de ejercicio moderado y prolongado que favorece el transporte de nutrientes al sistema esquelético.

Numerosos estudios apoyan la afirmación de que huesos fuertes necesitan actividad física para mantenerse sanos. Una investigación reciente demostró los efectos negativos de la inmovilización. El estudio se realizó con un grupo de *jóvenes* que por diversas razones de salud debieron guardar reposo absoluto durante un período prolongado de tiempo. Utilizando equipos modernos de medición, se calculó que estos pacientes perdieron un 0,9% del contenido mineral óseo en la columna lumbar por cada semana que permanecieron en cama. Este hallazgo es significativo, pero aún más porque las pruebas se realizaron en personas jóvenes en las que la pérdida ósea no tenía otra justificación. Solemos pensar que el hueso es una especie de materia estructural inerte. Todo lo contrario: al igual que todos los otros órganos del cuerpo, es tejido vivo, que experimenta cambios. El ejercicio es necesario para mantener el intercambio fisiológico normal de contenido mineral del hueso. Esto quiere decir que los movimientos realizados en programas de ejercicios integrales, como el Concepto Delfín, beneficiarán a todas las personas que corren el riesgo de sufrir de osteoporosis.

18. **Aumentar la capacidad pulmonar.** La capacidad pulmonar tenderá a aumentar con cualquier ejercicio aeróbico. La ventaja que tenemos con los ejercicios del Concepto Delfín es que además de ello, mejoraremos la postura gracias a un aumento del tono muscular. Esto tiene un efecto directo en la expansión de los pulmones a través de la gravedad: estamos fortaleciendo los músculos pectorales y los de la espalda, lo cual mejora notoriamente el tono muscular y combate el hundimiento del torso. Gracias a esto, la inspiración es más fácil. En otras palabras, es más fácil expandir los pulmones cuando eliminamos la presión provocada por músculos flácidos, caídos.

En la inspiración, el principal músculo es el diafragma, pero otros —como el esternocleidomastoideo, los escalenos y el pectoral menor— también tienen un papel importante. Otros músculos —los intercostales externos, los supracostales y el serrato posterior superior— también ayudan significativamente en la respiración porque elevan las costillas y expanden la cavidad torácica permitiendo que la persona absorba más aire. Todos estos músculos recuperan su tono al hacer los ejercicios del Concepto Delfín. Y al mejorar la inspiración, aumenta la oxigenación, lo que provoca una reacción más sana en *todos* los tejidos del cuerpo.

19. **Fortalecer la actividad cardíaca.** La actividad cardíaca aumenta por un incremento de la demanda de oxígeno en los tejidos del cuerpo.

La circulación venosa, en la cual la sangre retorna al corazón, mejora considerablemente con la contracción física de los músculos, los cuales actúan como bombas y evitan la acumulación de sangre en las extremidades. Esta circulación venosa también mejora gracias a la presión del agua contra el músculo y su efecto envolvente. Y como estamos contrayendo y relajando prácticamente todos los músculos estriados del organismo, la actividad cardíaca en general mejorará, lo que nos permitirá recuperar a plenitud las funciones de una entidad fisiológica llamada reserva cardíaca. Esto es de suma importancia, porque gracias a la reserva cardíaca, entre otras cosas, el corazón sigue funcionando bajo condiciones de estrés aumentando de tamaño, elevando el ritmo de las pulsaciones e incrementando el volumen de sangre que se mueve con cada latido.

El músculo cardíaco es diferente al músculo estriado pero sigue los mismos principios fisiológicos básicos: se necesita cierta cantidad de estrés para fortalecerlo. La gente que hace ejercicios desarrolla una reserva cardíaca más elevada y vive más.

20. **Promover la formación de nuevos vasos sanguíneos.** En respuesta a una mayor demanda de oxígeno, el cuerpo constantemente produce minúsculos vasos sanguíneos en todos los órganos. Esto se sabe desde hace mucho tiempo, y se ha demostrado más allá de toda duda en pruebas de laboratorio con animales. La formación de vasos sanguíneos es particularmente efectiva en el tejido muscular, pero también lo es en otros órganos, incluyendo el corazón y el cerebro.

En los estudios clásicos, los ratones que debieron realizar un esfuerzo físico para encontrar su comida desarrollaron una mejor circulación en los músculos, mientras que aquellos que debieron realizar un esfuerzo mental atravesando laberintos para encontrar su comida desarrollaron un mejor suministro de sangre al cerebro. Pero nuevos estudios demuestran que usando solamente el esfuerzo físico, los cerebros de estos animales de laboratorio también incrementaron nuevos vasos sanguíneos en sus cerebros. Esto representa otra prueba que apoya la idea básica de que un estrés gradual, tanto físico como mental, es un elemento necesario para llevar una vida plena y balanceada. A la vez nos proporciona el arma más potente para usar contra el Mal de Alzheimer.

21. **Ser completamente individualizado.** Uno de los atributos más prominentes del Concepto Delfín es que el rendimiento de cada persona está basado en sus propias circunstancias, considerando su condición anatómica y fisiológica exacta *con respecto a ella misma y nadie más*.

La habilidad que cada uno de nosotros tenemos para hacer ejercicio no tiene nada que ver con la habilidad de otra persona o de un grupo.

Cada vez que uno entra a una piscina y se pone el Equipo de Flotación Delfín automáticamente se consideran las características personales propias, determinadas por la genética, edad, estatura, peso, fuerza, metabolismo, tono muscular, capacidad pulmonar, lesiones sufridas y energía vital. Es *nuestro* cuerpo el que hace ejercicio, con sus propias fortalezas y debilidades. Incluso considerando todo lo anterior, nos daremos cuenta de que nuestras condiciones generales pueden variar en cierta medida de un día a otro. Con los ejercicios del Concepto Delfín, aprenderemos a escuchar a nuestro cuerpo; nos sorprenderá la facilidad con que podemos hacerlo. Esto no es una especie de "psico-bla-bla-bla" esotérico ni nada por el estilo, me refiero a hechos con bases fisiológicas. El origen se encuentra en el mismo mecanismo que damos por sentado cuando aprendemos a hacer algo mecánicamente, como montar bicicleta, conducir un auto o lanzar una pelota en el béisbol. Podremos aprender cómo realizar todos estos ejercicios increíblemente beneficiosos en un período de tiempo muy corto; sólo bastará tener la disposición necesaria para comenzar. El proceso evolucionará casi sin hacer esfuerzo y los beneficios pronto serán evidentes.

22. **Ayudar a aliviar el dolor de espalda crónico.** Como desde hace muchos años dirijo una clínica multidisciplinaria especializada en problemas mecánicos de la columna vertebral, he tenido la oportunidad de tratar más de treinta y nueve mil casos de dolor de espalda. Y aunque sería una exageración decir que todos estos casos fueron causados por problemas musculares, puedo decir sin temor a equivocarme que los músculos paravertebrales desempeñan un papel muy importante en el dolor de espalda porque ellos, junto con otros tejidos conectivos, constituyen el soporte de la columna vertebral.

La debilidad muscular es un factor contribuyente que intensifica los problemas de la espalda en casi todos los casos. Ninguna terapia está completa si no se incluye un programa de ejercicios. Como este libro no es un tratado sobre el dolor de espalda, no me extenderé en este punto. Basta decir que después de dar recomendaciones, poner a prueba y observar a miles de pacientes en sus esfuerzos por mejorar, he llegado a la conclusión de que en lo concerniente a ejercicios, los principios que sirven de base al programa del Concepto Delfín superan con creces todo lo que he visto en todos estos años y en todos estos casos. Y algunos casos de dolor de espalda se deben *sólo* a la debilidad muscular y *sólo* mejorarán practicando el ejercicio apropiado.

23. **Ayudar a adoptar una postura correcta al caminar, estar sentados o de pie.** De no haber ninguna deformidad vertebral real, el adoptar la postura correcta al estar de pie o sentados depende básicamente de una sola consideración: el tono muscular. Éste se puede definir como la fuerza que un músculo tiene en estado de descanso. La gente con buen tono muscular automáticamente adopta una postura correcta. La gente con escaso tono muscular automáticamente anda desgarbada.

No sirve de nada tratar de corregir la postura haciendo un esfuerzo mental. Las madres que siempre les gritan a sus hijos adolescentes que se sienten o se paren derechos no están haciendo nada para resolver el problema. Incluso los muchachos que quieren hacerles caso a sus madres sólo recuerdan su recomendación por un rato: poco después se ponen a pensar en otra cosa y se encorvan otra vez. Un ejemplo de tono muscular lo tendríamos al pensar en qué pasaría si nos apoyáramos del brazo de Mike Tyson y qué pasaría si luego nos apoyáramos en el brazo de una viejita que ha debido permanecer en cama por cierto tiempo. Mike no necesitaría hacer ningún esfuerzo para mantenerse derecho: sus músculos lo sostendrían con toda naturalidad. Su brazo probablemente sería tan duro como una tabla, mientras que el brazo de la viejita probablemente sería muy blando. Nosotros deberíamos estar en algún punto intermedio.

Otra forma de corroborar que esto es cierto consiste en observarse a uno mismo en la mañana, luego de una buena noche de descanso, y compararse con lo desgarbado que uno estará a finales de la tarde cuando los músculos ya están cansados, especialmente si uno ha estado de pie todo el día. No tenemos que ser deportistas profesionales para ser sanos, pero sí necesitamos tener un tono muscular aceptable para mantener la integridad del esqueleto. El Concepto Delfín nos permite alcanzar una buena forma física.

24. **Estimular la función cerebral.** Como se indicó anteriormente, podemos mejorar la circulación en todo el cuerpo practicando ejercicios moderados en forma persistente como lo propone el Concepto Delfín. Al pensar en el cerebro debemos considerar no sólo sus funciones mentales, sino también sus funciones físicas, como cualquier otro órgano del cuerpo. Su capacidad depende de recibir el sustento adecuado. Al formarse nuevos vasos sanguíneos, se suministra más oxígeno y nutrientes a todos los órganos, incluyendo el cerebro, gracias a lo cual éste funciona mejor. Al mismo tiempo mejorará el sueño, el pensamiento claro y la memoria, las funciones endocrinas y un montón de tareas automáticas que realizan el cerebro y otros órganos del cuerpo.

25. **Suministrar un completo masaje corporal.** Los numerosos y diversos movimientos que se realizan al flotar crean una miríada de olas y remolinos alrededor de toda la superficie del cuerpo que, a su vez, les dan un vigoroso masaje a todos los músculos. Cada vez que nos movemos, el agua nos acaricia, como si fuera una mano gigantesca. Ésta es una característica de los ejercicios englobados en el Concepto Delfín que, en mi opinión, es un regalo adicional para quienes los practican. Mucho se dice sobre los efectos benéficos que tiene un masaje corporal completo. Algunos son exagerados, por supuesto, pero no cabe duda de que hay muchas recompensas más allá de la sensación placentera que provocan. No entraré en detalles ahora; basta decir que los beneficios que se conocen del masaje también se obtienen, cuando menos en cierto grado, haciendo ejercicio mientras flotamos en el agua. Esto se debe principalmente a la presión envolvente que sentiremos en todas las partes del organismo a medida que los movimientos que realicemos con la resistencia del agua mejoren la circulación, lo que a su vez le permitirá a la sangre transportar más oxígeno y nutrientes a todos los tejidos así como también mejorará la circulación y el drenaje del sistema linfático.

26. **Restablecer el sentido de dignidad y valor, elevando la autoestima.** Una vez que hayamos descubierto y aplicado la fórmula para ponernos en forma y una vez que comencemos a sentirnos mejor físicamente, también comenzaremos a sentirnos mejor emocionalmente, porque habremos logrado algo que se nos había escapado durante años y años. El simple hecho de sentirnos bien físicamente trasciende y se transforma en una sensación de logro.

Adoptaremos un enfoque diferente al observar nuestro cuerpo. Para alcanzar el éxito, nada es tan efectivo como el éxito mismo; el haberlo experimentado en esta área tan importante de nuestras vidas nos dará ánimo y herramientas para enfrentar otras situaciones no relacionadas con el ejercicio o la salud. Aprenderemos a cuestionar otras áreas de la vida que por una u otra razón considerábamos imposibles. También aprenderemos que para alcanzar algo, primero debemos adoptar la actitud mental correcta, recordando que si queremos resultados debemos cambiar lo que estamos haciendo. Es simplemente de locos esperar resultados diferentes haciendo el mismo esfuerzo infructuoso de siempre.

Capítulo 6

La actitud mental ideal..

> *"Todo nuestro progreso es un desarrollo, similar al del brote de una planta: primero se tiene una intuición, luego una opinión y después un conocimiento, como la planta tiene raíz, brote y fruto..."* **Ralph Waldo Emerson.**

> *"El conocimiento sin acción es sólo un bien potencial".* **Daniel Roberts.**

> *"El verdadero objetivo no es la meta en sí, sino el transitar el camino hacia ella."* **Daniel Roberts.**

> *"Deseo + conocimiento + sentido de urgencia + acción = éxito".* **Daniel Roberts.**

> *"Haz algo, aunque esté mal hecho".* **El tío Glenn.**

> *"Diez por ciento de algo es mejor que ciento por ciento de nada".* **Dicho popular.**

En cualquiera de las numerosas tareas que emprenderemos en la vida, necesitamos seguir dos principios básicos para lograr el éxito. También podemos invertir esta afirmación y decir que sin estos dos ingredientes, el fracaso está asegurado. La ecuación es cierta en cualquiera de los dos sentidos. El primer elemento es un *deseo de hacer algo*. El segundo es el *conocimiento de cómo hacerlo*. Al combinarlos, no hay manera de fracasar... o eso parece, porque existe un tercer ingrediente que no es tan obvio. Éste tercer elemento tiene la capacidad de destruir cualquier posibilidad de éxito en cualquier tarea que emprendamos porque tiene el poder de acecharnos y, adelantándose en el ataque, anular el nacimiento del deseo. Es lo que yo llamo el *Archivo de lo Imposible"*.

El Archivo de lo Imposible tiene que ver con la condición humana de poder estar consciente de todos los matices de lo que es posible, probable, improbable o imposible. Esta condición forma parte de los procesos de pensamiento que nos diferencian de otros animales. Cada día "aprendemos" cosas y cada día clasificamos estas cosas según estos parámetros. Es esto lo que nos permite tener la libertad de inventar, crear, escoger, correr riesgos y vivir la vida de manera interesante. También nos hace esclavos de la información errada o, para explicarlo en mejores términos, esclavos de las conclusiones a las que llegamos a partir de información errada. Es importante entender cómo reacciona la mente ante la ecuación *información correcta = acción correcta,* o la ecuación *información errada = falta de acción o acción equivocada.* Esto se debe a que tenemos en nosotros un mecanismo que nos impide desear o anhelar algo que está fuera de nuestro alcance.

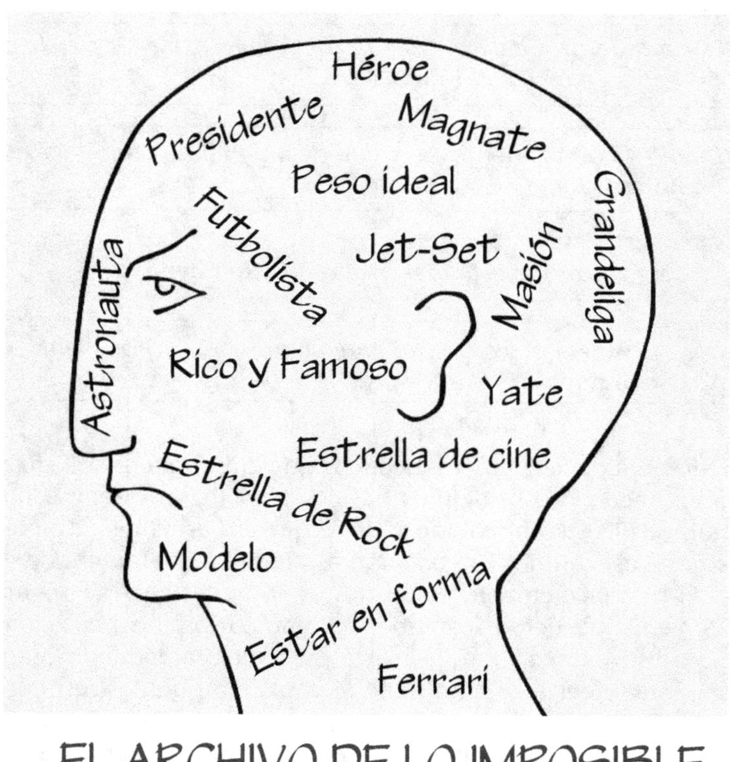

EL ARCHIVO DE LO IMPOSIBLE

Somos razonables y no deseamos ciertas y determinadas cosas que no podemos tener o que no podemos alcanzar. Básicamente, no hay nada de malo en ello. Es más, esto tiene un propósito muy significativo e importante. Se trata de conocer nuestras limitaciones. Sin embargo, tenemos que ser cuidadosos porque cualquier cosa que guardemos en este archivo, lo que entre en esta carpeta, es catalogada de inalcanzable y mata para siempre el deseo de lograr algo en particular. Este mecanismo funciona como un antídoto natural contra la frustración. Es una herramienta inmensamente útil, práctica y valiosa. Jamás podríamos ser felices sin ella porque su ausencia se traduciría en que nunca estaríamos satisfechos con nada de lo que hagamos ni con ninguna situación en la que nos encontremos temporalmente durante nuestra vida. Estaríamos eternamente buscando la perfección sin encontrarla jamás.

La mayoría de las personas saben que aspirar a la perfección es aspirar al fracaso. Nada, absolutamente nada, es perfecto. De manera que la perfección, por ejemplo, legítimamente pertenece al Archivo de lo Imposible. La mayoría de nosotros sabe que nunca podremos ser astronautas o jugadores de las Grandes Ligas, así que enviamos esto al área de nuestro cerebro donde se localiza el Archivo de lo Imposible. La mayoría de nosotros no *añora* tener un yate, un Ferrari o una mansión de 10 millones de dólares, bien porque no podemos costeárnoslos o porque no estamos dispuestos a hacer lo que sería necesario para obtenerlos. ¡Ah, sí, sería muy chévere! Sin embargo, no tener nada de eso no representa un problema para nosotros porque hemos aceptado que esas cosas son para los inmensamente ricos y relegamos pertenecer a esta categoría al Archivo de lo Imposible, lo cual activa automáticamente el mecanismo antifrustración y confina todas esas cosas allí.

A veces, cuando soñamos despiertos, podemos coquetear con ideas que sabemos que son simples fantasías, pero lo hacemos como un juego. La mayoría de los muchachos ha imaginado que es un ídolo del deporte, como el jugador que batea un cuadrangular en la novena entrada de un partido de la Serie Mundial.

Algunos fantasean con ser grandes magnates o estrellas de cine. Incluso existe un programa de televisión titulado "El estilo de vida de los ricos y famosos", en el que podemos ver fugazmente cómo vive esta gente. Quizá si de repente nos convirtiéramos en estrellas del rock, inventáramos la rueda otra vez o nos ganáramos la lotería, podríamos tener la posibilidad de adquirir objetos costosos. Quizá si verdaderamente lo intentáramos... pero en el fondo sabemos que incluso en la mejor de las circunstancias necesitaríamos años de trabajo duro, vocación, estudio, trabajos preliminares, preparación, talento, deseo ardiente y riesgos.

Algunas veces basta recibir una herencia, pero entonces tendríamos que haber nacido de padres famosos o acaudalados, que no es el caso de la inmensa mayoría de nosotros. También podríamos arriesgar una pequeña cantidad de dinero en un boleto de lotería. Sin embargo, de otra forma, el precio y la cantidad de esfuerzo que se requerirían sólo para tratar de estar en la cúspide financiera serían tan ingentes, que irían más allá de lo que estamos dispuestos a soportar incluso si el éxito estuviera garantizado, lo cual, por supuesto, no es el caso. Entonces, nuestra respuesta es colocarlo en el Archivo de lo Imposible, junto con ser astronauta o el campeón de bateo de las Grandes Ligas.

Una vez que la maquinaria antifrustración está instalada, decidimos que podemos vivir felices el resto de nuestras vidas sin un yate, sin un Ferrari o sin una mansión de 10 millones de dólares.

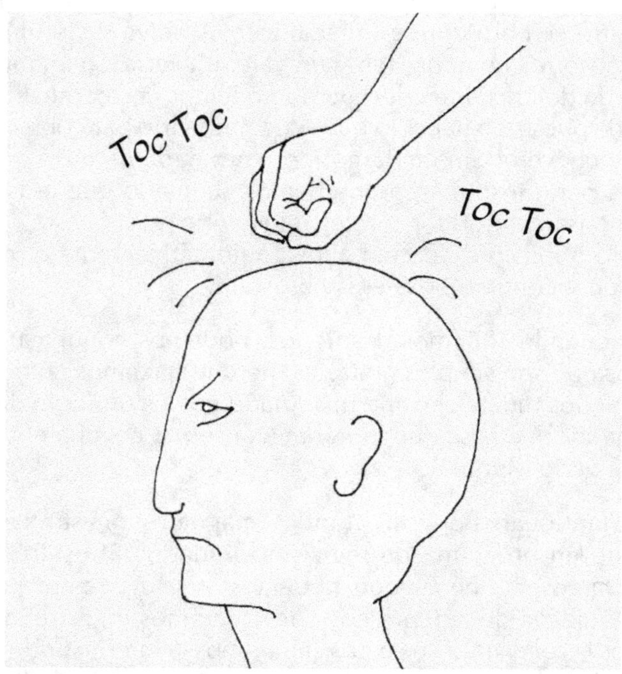

PRIMERO: DEBEMOS LLAMAR LA ATENCIÓN DEL CEREBRO.

El Archivo de lo Imposible nos lleva a no desear ninguna de estas cosas, lo cual nos lleva a no buscar el conocimiento acerca de cómo alcanzarlas y esto, a su vez, nos lleva a que no tengamos un Ferrari, a que no tengamos un yate, a que no tengamos una mansión. Y esto, ¿a quién le importa? A nadie, porque no es importante. El hecho es que millones y millones de personas llevan vidas dichosas sin tener ninguna de esas cosas. Además, la riqueza extrema no garantiza que vayamos a ser felices. Algunos ricos y famosos terminan con todo suicidándose. ¿Pero qué tiene que ver todo esto con el ejercicio? El ejemplo extremo que acabo de citar está claro. Hicimos bien al colocar esas cosas extremas en el Archivo de lo Imposible.

El problema comienza cuando nos convencemos de otros "imposibles". No estar en forma, por ejemplo, no importa porque nos han convencido de que hace falta demasiado esfuerzo para cambiar. Quizá hayamos probado con alguno de esos métodos descritos antes y hayamos fracasado, lo que nos ha servido para reforzar nuestra actitud negativa. En cualquier caso, enviamos la idea de *estar en forma* al Archivo de lo Imposible, junto con la de ser grandeligas, astronautas, estrellas de rock y ser ricos y famosos. En este caso, el activar el mecanismo antifrustración es un error, está muy fuera de lugar porque nos resta salud y nos roba años de vida. Colocar la idea de estar en forma en el Archivo de lo Imposible significa que no tenemos ningún deseo; significa que no buscamos el conocimiento acerca de cómo hacerlo; significa que no tenemos ningún método apropiado, lo cual significa inactividad; significa que estaremos fuera de forma; significa que seguiremos teniendo mala salud; significa menos años de vida y menos calidad de vida para esos años.

Aunque yo quisiera ser la última persona en la tierra que alabara la ignorancia, hay una idea que de tiempo en tiempo me da vueltas en la cabeza y tiene que ver con lo que estoy diciendo. No recuerdo con qué se relacionaba cuando lo escuché por primera vez ni quién lo dijo, pero es algo así: "El tipo era tan ignorante, pero taaan ignorante, que no sabía que realizar tal cosa era imposible, así que, siguió adelante y lo logró". Esta afirmación no fue hecha para ensalzar ninguna de las supuestas virtudes de la ignorancia, sino más bien para aclarar un concepto. La cuestión es que resulta mejor no tener información que tener información errada. De allí viene la admonición de George Bernard Shaw citado en la introducción de este libro: *"Cuidado con los conocimientos falsos; son más peligrosos que la ignorancia"*.

Si en los tiempos de Colón le hubiéramos preguntado a alguien si se podía viajar alrededor del mundo, nos habría dicho que era imposible. Entonces, quienes lo acompañaron estaban tan mal informados que no sabían que eso supuestamente no se podía hacer, así que siguieron adelante y lo hicieron. Elaine Morgan dice que a Einstein le preguntaron una vez cómo pudo dar con la fórmula matemática excepcionalmente avanzada que elaboró para probar la teoría de la relatividad, y él contestó que había ignorado un axioma. Yo creo que en algún momento Einstein debe haberse dicho adrede: "Si tal axioma fuese falso, ¿cuál sería el resultado?". Debe haber conjeturado lo que seguía, pero antes tenía que haberse deshecho de la información errada ignorando una "verdad universal" deliberadamente.

Muchísimas de las cosas que hemos colocado en el Archivo de lo Imposible no deberían haber llegado ahí. Esto aniquila el deseo; en consecuencia, uno pierde por *forfeit*. Este libro les permitirá sacar el ejercicio del nefasto Archivo de lo Imposible porque estoy a punto de compartir con ustedes un conocimiento nuevo que contradice el viejo. El conocimiento viejo nos dice que ponerse en forma tiene

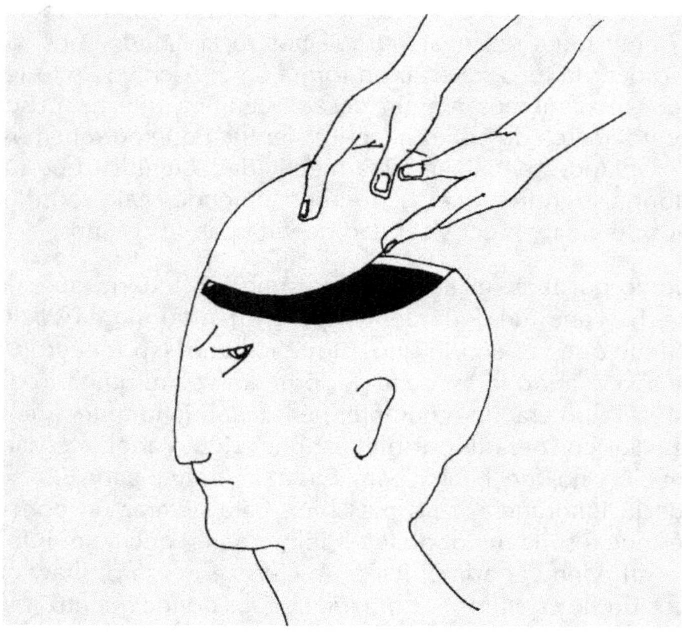

que ser desagradable, difícil y doloroso, una experiencia tan llena de procedimientos odiosos que preferimos alejarnos de ella. Ésta es la "verdad universal" que tenemos que ignorar, ya que el conocimiento nuevo nos dice lo contrario: que puede ser satisfactorio, agradable y placentero. El viejo nos dice que es imposible. El nuevo lo contradice y nos da razones por las cuales podemos lograr el éxito. Puesto que afirmaciones como "no gain no pain" han pasado a ser axiomas para nuestra cultura, puesto que se nos ha enseñado que tenemos que sufrir para ponernos en forma y mantenernos en forma, entonces yo propongo que, al igual que Einstein, ignoremos esos axiomas y miremos toda la cuestión desde un nuevo punto de vista. En el fondo, el holgazán que se la pasa pegado al televisor, la versión humana y apoltronada del manatí, sabe que se está haciendo daño, pero ha cerrado todo camino hacia la resolución del problema porque, sin advertirlo, ha logrado matar el deseo al almacenar una información incorrecta en el Archivo de lo Imposible. Ha activado accidentalmente el mecanismo antifrustración porque ha aceptado que no existe solución alguna. En el caso del Ferrari, el yate y la mansión, el deseo no era importante. En este caso, *anhelar* ponerse en forma es importante. En este caso, tener el deseo y saber cómo lograrlo *sí* son ingredientes vitales. En este caso, *debe* importarnos porque esto *sí* representa una diferencia y *sí* tiene influencia en nuestra felicidad.

La extensión y calidad de nuestras vidas depende de ello. Para *obtener* el deseo, algunos de nosotros tenemos que "desaprender" muchas de las cosas imprecisas que hemos aprendido. Tenemos que borrarlas del Archivo de lo Imposible. ¿Por qué? ¡Porque lo que hemos aprendido es incorrecto!

Nuestra conclusión basada en información errada nos alejó de la búsqueda de una solución viable. Al igual que la mayoría de las cosas de la vida, las herramientas útiles —como el mecanismo antifrustración— pueden ser utilizadas en nuestra contra. El mecanismo antifrustración que interviene cuando se coloca el ejercicio dentro del Archivo de lo Imposible nos ha mantenido alejados incluso de la idea de que podría haber otra solución, con lo cual renunciábamos a cualquier asomo de aspiración. Debemos tener mucho cuidado con lo que consideramos imposible, porque realmente podemos convertirlo en algo irrealizable. Tenemos que pensar mucho antes de colocar cualquier cosa en el archivo de las cosas que no tienen solución.

En el próximo capítulo, abordaré los programas existentes que no funcionan, no por el malicioso deseo de atacar a sus promotores, sino

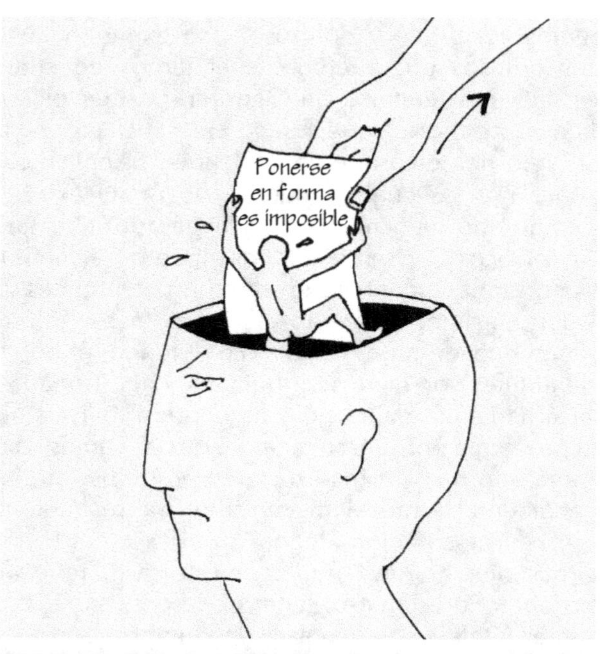

para tratar de hacerles entender que si han probado alguno de estos programas y no les han funcionado, eso no significa que ustedes sean la causa del problema. Sólo significa que estos sistemas funcionan para un porcentaje mínimo de la población y que ustedes no están en ese grupo. Tengo la esperanza de que, a medida que vayan leyendo, se persuadan de sacar la idea de *estar en forma* del Archivo de lo Imposible y la coloquen, junto con la información nueva que les estoy suministrando, en el Archivo de lo Posible. Luego, según vayan avanzando un poco más en el libro y adquieran una mayor convicción, confío en que la pasen de la categoría "posible" a "probable", y específicamente a la subcategoría de "muy probable". ¿Acaso estoy intentando lavarles el cerebro? No. Bueno, quizá sí lo esté haciendo un poco, pero espero que sea en sentido positivo. Estoy tratando de borrar la información equivocada que les ha ocultado su verdadera capacidad. Ya antes les han lavado el cerebro para hacerles creer que tienen que aceptar el statu quo porque el precio es inalcanzable. Y ahora tenemos que desactivar el mecanismo que bloquea el deseo.

Los han condicionado para creer que tener buena salud es un objetivo tan difícil de alcanzar como el adquirir las posesiones materiales de los ricos y famosos. Han sido mal informados. Puede decirse que gran parte de mi trabajo en este libro es inducirlos a abandonar el mecanismo que les impide desarrollar todo su potencial.

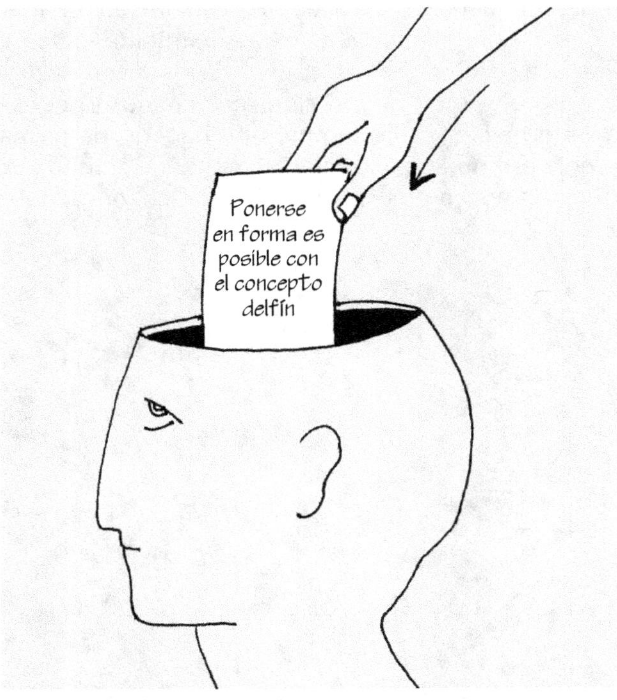

CUARTO: DEBEMOS ABRIR EL ARCHIVO DE LO POSIBLE E INTRODUCIR LA IDEA DE PONERNOS EN FORMA

Les estoy presentando un enfoque totalmente nuevo al respecto. Mi intención es mostrarles que es *posible* lograrlo, que ustedes pueden hacerlo y que, además, van a *disfrutarlo*. En realidad, el hecho de poder disfrutar del proceso y al mismo tiempo sentir satisfacción es fundamental para lograrlo. Es natural para los seres humanos y otros animales sentirse atraídos hacia las cosas placenteras. Por ello, el disfrute fue la consideración primordial que tomé en cuenta al momento de diseñar el sistema, un elemento integral del mismo, ya que para tener un organismo sano es necesario ejercitarse durante toda la vida y eso no debería ser, de ningún modo, doloroso ni desagradable. Si otras funciones naturales como comer o dormir fueran dolorosas y desagradables, el planeta estaría poblado de personas y animales ojerosos y con aspecto cadavérico.

Para que las personas acepten información nueva y crean en ella, deben entender el mensaje o creer ciegamente en el mensajero. La primera alternativa se logra mediante el razonamiento lógico; la segunda, a través de la fe. Mi intención es convencerlos a través de la lógica y la razón. Como profesional de la salud, mi trabajo no consiste sólo en proporcionar información, sino también en hacerlo de forma tal que el paciente se sienta estimulado a lograr un cambio de actitud que le permita recibir información nueva de una manera práctica, eficaz y beneficiosa.

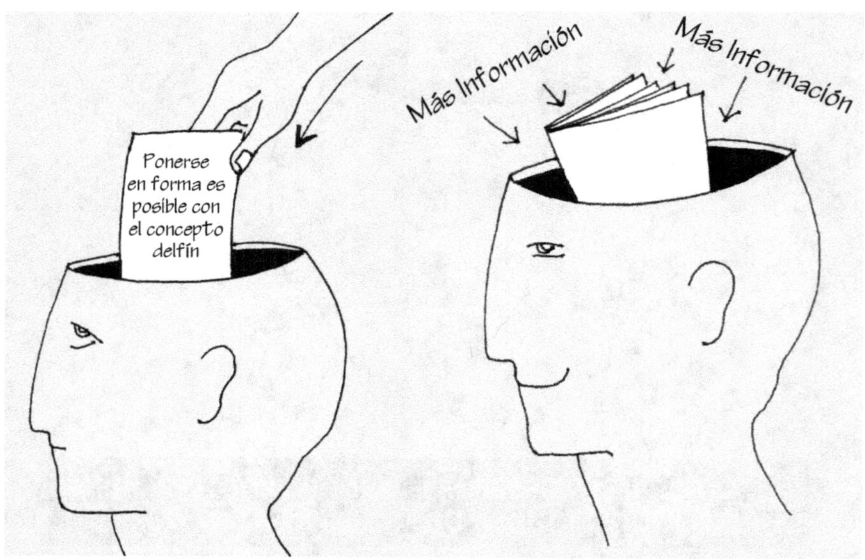

QUINTO: DEBEMOS ASIMILAR TANTA INFORMACIÓN COMO SEA POSIBLE PARA PODER TRANSFORMAR EL ARCHIVO DE LO POSIBLE EN ARCHIVO DE LO PROBABLE.

Con respecto al caso que estamos tratando, ponerse en forma, *si* es que he sido lo suficientemente racional, *si* he sido suficientemente coherente y *si* he sido capaz de ilustrarlo con suficiente precisión, en este momento ya deben haber asimilado esta información para ubicarla, quizás tentativamente, en el *Archivo de lo Probable.* Sólo después de que esto ocurra, es de esperarse cualquier tipo de acción. Sé que es así porque cuando la información es correcta y lógica tiene el poder necesario para borrar cualquier archivo erróneo.

No les estoy pidiendo que tengan fe en lo que les digo, sino que pongan en duda la información que han adquirido hasta ahora, porque esa información errada les impide hacer lo que deben hacer, les resta salud y les roba su potencial. Una vez que borren toda la información errónea y la sustituyan por información exacta, el camino al éxito se abrirá ante ustedes y les permitirá sentirse más seguros.

Cuando comiencen a practicar los ejercicios del Concepto Delfín, se llevarán la grata sorpresa de descubrir que no es difícil de seguir y que tiene mucho sentido. Gran parte de ello les sobrevendrá de manera natural. Llegarán a convencerse de que la salud es el resultado de vivir conforme a las leyes de la naturaleza y de que existe un estado de bienestar natural que se manifestará tan pronto como les permitan a sus cuerpos comportarse de forma natural. Todos somos capaces de encontrar esa fuente: es un talento innato de nuestra especie. Cuando entren en acción, cuando se pongan el Equipo de Flotación Delfín o cualquier otro dispositivo de flotación y se sumerjan en una piscina, el éxito, en cierta medida, está garantizado, porque van a descubrir que estoy diciendo la verdad y estarán ansiosos por asistir a las siguientes sesiones. El Concepto Delfín funciona: es fisiología combinada con anatomía en acción.

Hasta ahora, he tratado de mostrarles claramente cómo descubrir la manera de obtener la primera parte de la ecuación del éxito: *el deseo de hacer algo.* Ahora quiero transmitirles la segunda parte de la ecuación del éxito: *el conocimiento de cómo lograrlo.* Pero antes, necesitamos saber que existe un paso más en la fórmula del éxito que es necesario destacar, ya que de no aplicarlo, la victoria será cuesta arriba. Aun suponiendo que ustedes aceptan como ciertas todas las cosas positivas que he mencionado, todavía falta un paso adicional para arrancar.

El siguiente paso tiene que ver con el desarrollo del sentido de urgencia. Si no lo hacemos, vamos a posponer el cambio para siempre, lo que nos llevaría a la misma situación en la que estábamos cuando nos parecía algo imposible. El conocimiento sin acción, por más veraz e ingenioso que sea, es sólo un bien potencial. Los monos desnudos no sólo hemos adquirido conciencia de lo que es posible o imposible, probable o improbable, sino que además somos los únicos animales conscientes del *tiempo*.

Sea cual fuere la situación en la que nos encontremos o *queramos* encontrarnos, debemos darle un marco temporal. Debemos ubicar la situación en categorías asociadas al tiempo, que, según el grado de importancia que le otorguemos, abarcan aquellas que consideramos emergencias, así como las vitales, urgentes, apremiantes, triviales e incluso las intrascendentes. Lo hacemos dependiendo del grado de importancia que le demos. Al enfrentar cualquier situación, clasificamos automáticamente todos sus elementos de acuerdo con prioridades que vamos estableciendo.

¿Es una emergencia hacer ejercicios? Por supuesto que no lo es: nuestras vidas no están en peligro inmediato si no nos ejercitamos. ¿Los ejercicios son vitales? Sí, forman parte de una vida sana, tal como comer o dormir. Pero en el sentido temporal, ¿es vital ejercitarse? No, podemos posponerlo e ir pagando el precio de forma gradual durante un largo período de tiempo. ¿Es urgente? Sí.

Nuestro organismo requiere de ejercicio físico para funcionar correctamente y la gran mayoría de la población lo ha dejado de lado durante demasiado tiempo. Por ende, es imperativo desarrollar un sentido de urgencia que nos estimule un poco al principio. Recuerden que el sentido de urgencia —y por ende, el éxito o el fracaso— está determinado por la importancia que le demos al asunto, es decir, en qué posición lo ubiquemos en nuestra escala de prioridades. Una vez que hayamos comenzado, una vez que hayamos asistido a nuestra primera sesión, habremos ganado la mitad de la batalla. El resto llegará de forma natural.

"¡Haz algo, aunque esté mal hecho!", solía decirme mi tío de vez en cuando en la época en que trabajé en su tienda de víveres los fines de semana. Yo tenía la tendencia natural de los adolescentes a hacer lo menos posible, así que generalmente posponía algunas tareas toda vez que carecía del sentido de urgencia. Obviamente, me parecía poco importante empaquetar maní en bolsas de medio kilo o seleccionar lechuga, y, como no les daba un sentido de urgencia, podía posponer estas tareas indefinidamente. El resultado final era una disminución en las ventas por falta de maní empaquetado y lechuga en buen estado.

Lo que trato de explicar es que yo quería hacer un buen trabajo. Tenía el *deseo,* y también *tenía el conocimiento* de cómo empaquetar

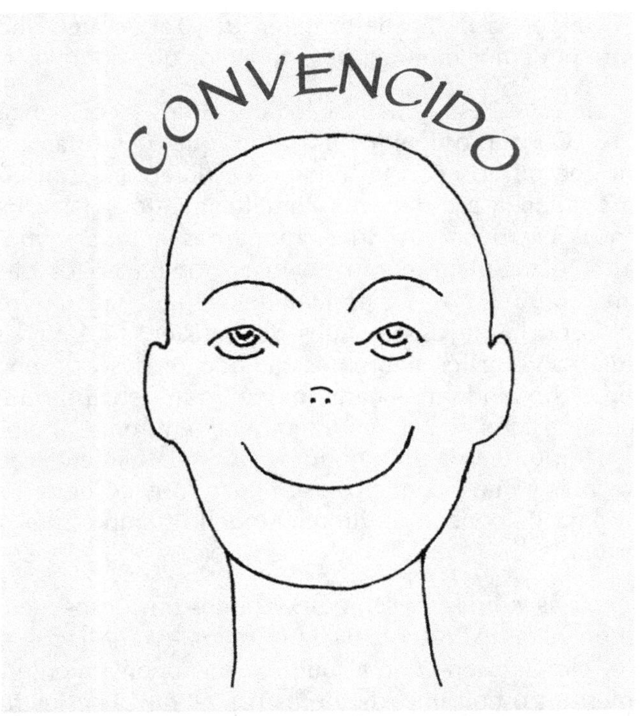

SEXTO: SÓLO DESPUÉS DE QUE SE CONSTATA LA ACCIÓN Y SU PRUEBA PRÁCTICA Y VISIBLE, SE ACEPTA ÍNTEGRAMENTE EL NUEVO CONCEPTO Y SE CONVIERTE EN PARTE PERMANENTE DE NUESTRO SISTEMA DE CREENCIAS.

maní y seleccionar lechuga. En otras palabras, tenía los dos ingredientes necesarios para que la fórmula funcionara, pero me faltaba el sentido de urgencia, y esto me llevaba al fracaso.

Ahora, debemos añadir los últimos dos componentes para lograr el éxito en cualquier empresa y así completar nuestra ecuación: deseo + conocimiento + sentido de urgencia + acción = éxito.

Cuando mi tío me decía que hiciera algo sin importar si lo hacía bien o mal, trataba de impulsarme a empezar, sacar las cosas adelante, ponerme en movimiento y olvidar la perfección. Las *acciones imperfectas* son indispensables para llegar a realizar un buen trabajo. Era mejor empaquetar *algo* de maní y seleccionar algunas lechugas para vender *algo* que no vender *nada*. Es mejor tener un 10% de algo que 100% de nada. Siempre podemos mejorar, pero tenemos que comenzar.

¡Y cuán cierto es esto cuando lo aplicamos a comenzar con los ejercicios del Concepto Delfín! Todo lo que necesitamos hacer es meternos en una piscina con un equipo de flotación. Con el Concepto Delfín, uno comienza a moverse automáticamente. ¡Hasta hacerlo mal es beneficioso! De hecho, si lo examinamos a fondo, *¡no podemos hacerlo mal!* Quizás al principio no logremos hacer los ejercicios en forma óptima, pero todos los movimientos que hagamos estarán en concordancia con las leyes naturales de la física, tal como se aplican a la anatomía, porque les habremos quitado el peso de encima a las articulaciones y no tendremos nada inmóvil que debamos empujar para hacer movimientos que no son naturales. Nos sentiremos mejor a medida que pase el tiempo, y a medida que nos vayamos haciendo más fuertes, obtendremos más y más beneficios. Aun cuando necesitemos un sentido de urgencia para comenzar, tendremos mucho tiempo para mejorar: el resto de la vida.

No hay excusas válidas, excepto unos pocos trastornos médicos como problemas con el oído interno o algunos males cardiacos específicos en los que el ejercicio en general pudiera ser inconveniente. A algunas personas enfermas o con impedimentos físicos quizá se les recomiende no hacer ejercicios en el agua. Es concebible que alguien podría ser alérgico al cloro.

Su médico puede orientarlo si usted tiene algo que le impida estar en una piscina. Tal como mencioné antes, si le teme al agua o no sabe con certeza que podrá llegar a un lugar seguro si pasa algo, puede utilizar un chaleco salvavidas en lugar del cinturón flotador. Esta última opción limitará levemente sus movimientos, pero aun así obtendrá la mayoría de los beneficios.

En suma, permitirle al organismo hacer todos los movimientos que está en capacidad de hacer en cualquier momento es positivo, y esto se logra gracias a la flotación asistida. Alguien dijo una vez: "Una rosa es una rosa es una rosa". Bueno, anatomía es anatomía es anatomía y fisiología es fisiología es fisiología. ¿Por qué? Porque según mi profesor de química en la universidad y tal como veremos en el próximo capítulo, "así lo hizo el tipo que lo hizo".

Capítulo 7

Así lo hizo el tipo que lo hizo..

> *"El éxito es una ciencia; si se obtienen las condiciones, se obtiene el resultado".* **Oscar Wilde.**

> *"El hombre debería buscar lo que es, no lo que cree que debería ser".* **Albert Einstein.**

> *"Invertir en conocimientos es lo que produce los mayores dividendos".* **Benjamín Franklin.**

> *"El hecho de que la gente compre promesas no quiere decir que esas promesas alguna vez se hagan realidad".* **Daniel Roberts.**

La anatomía pertenece al campo de la estructura, mientras que la fisiología pertenece al campo de la función. Por supuesto, ambas están interrelacionadas, y es precisamente esta unidad de propósitos lo que debemos considerar cuando pensamos en la posibilidad de hacer ejercicios, independientemente de cuáles hagamos. Lo que trato de decirles es que cualquier cosa que se asemeje a las posiciones naturales del cuerpo es beneficiosa; cualquier cosa contraria es perjudicial. Mover una articulación dentro de su rango de movimientos, particularmente en un ambiente semingrávido, es beneficioso. Permitirle a un músculo contraerse para mover una parte del organismo hasta donde se supone que debe llegar es beneficioso. Forzar una articulación a doblarse más allá de su ángulo natural es perjudicial. Castigar a los músculos con una fuerza o un peso excesivo es perjudicial.

Si queremos que la estructura funcione correctamente, entonces debemos suministrarle el ambiente apropiado en condiciones óptimas y permitirle realizar sus movimientos normales, naturales. Uno pensaría, por ejemplo, que es razonable suponer que el ser humano ha evolucionado para pararse de pie. ¡Pero algunos recomiendan pararse de cabeza! Por suerte, aconsejan hacerlo sólo por cortos períodos de tiempo y, por supuesto, siempre aparece alguna teoría absurda que pretende explicar por qué pararse de cabeza es bueno, señalando que el invertir el efecto de la gravedad ayuda a la circulación. Esto, por sí mismo, es ridículo, pero además es peligroso: ¡la persona podría caerse y desnucarse!

Hay muchos "expertos" que aseguran tener información confidencial sobre qué debemos hacer para ponernos en forma. Entre esos "expertos" se encuentran estrellas de cine con todas las cirugías plásticas del mundo, que tan sólo tienen que vendernos un video para que seamos tan glamorosos como ellos[28]. Todos ellos "inventan" sus propios ejercicios como si tuvieran una misteriosa fuente de información privilegiada, una fórmula mágica que promueven como implicando tácitamente que su apariencia y su éxito se deben a unos ejercicios secretos que sólo ellos conocen y que ahora muy cortésmente compartirán con nosotros. Como a veces ellos mismos realmente practican estos rituales, cuando menos en el video que tratan de vender, en su mayoría son inocuos e incluso pueden traer algún beneficio.

Vale la pena ahondar un poco en una idea que expuse al principio. La amplia mayoría de estos procedimientos sólo beneficiará a un minúsculo porcentaje de la población: a quienes tienen la estructura mental o cualquier otra cosa que sea necesaria para seguir con el plan de ejercicios por suficiente tiempo. Estas personas recibirán alguna retribución porque lograr que alguien haga *cualquier* tipo de ejercicio es beneficioso siempre y cuando se respeten los rangos normales de movimiento. El problema es que estos métodos llegan a personas que en su amplia mayoría no los ponen en práctica porque están muy lejos de estar en forma o que los rechazan porque son aburridos, desagradables o simplemente les provocan dolor. Por lo tanto, no se puede decir que estos sistemas sean exitosos basándose en la cantidad de videos, máquinas o dispositivos eléctricos vendidos.

El hecho de que la gente compre promesas no quiere decir que esas promesas alguna vez se hagan realidad. Más bien quiere decir que los promotores tienen un buen programa de mercadeo y que su publicidad

---

[28]No hay nada de malo en que se hagan cirugías plásticas. Lo incorrecto es promover la deshonesta idea de que su glamour tenga que ver con su programa de ejercicios en lugar del bisturí del médico.

llega a un público considerablemente grande en el cual pueden seleccionar su "target". Como dije antes, el gran problema de estos programas es que uno realmente tiene que hacer lo que allí se indica o, cuando menos, una parte.

La clave de este asunto es que el pequeño éxito que se obtiene no está relacionado con el contenido del programa, sino con la habilidad de sus promotores para estimular a personas inactivas a hacer algún tipo de actividad física. Si se realizan movimientos naturales, prácticamente cualquier ejercicio será beneficioso, y no porque alguna estrella de cine o alguien que se autodenomine experto lo diga, sino porque el cuerpo fue hecho para eso: para utilizarlo.

Recuerdo una frase que mi profesor de química de la universidad solía usar para explicar las reacciones químicas. Por ejemplo, si se mezcla X con Z, entonces siempre ocurre la reacción R. Invariablemente, algún ingenuo preguntaba: "¿Por qué?" La respuesta siempre era: "¡Porque así lo hizo el tipo que lo hizo!" Y se negaba a agregar una sola palabra. Que yo sepa, jamás dio otra explicación cuando le hacían esta pregunta. A su manera —y de una forma quizás odiosa— quería decir que la química, básicamente, es una ciencia de fenómenos observados. Cuando se mezclan X y Z, siempre ocurre R porque eso es lo que siempre ha pasado. Como siempre ha sucedido en el pasado, podemos concluir sin temor a equivocarnos que siempre habrá de ocurrir en el futuro.

Al decir "el tipo" se refería al poder de la naturaleza, la llamada "Inteligencia Universal", las fuerzas gracias a las cuales los ríos fluyen, los árboles crecen y los conejos saltan, las pelotas ruedan y el TNT hace explosión. Bueno, yo puedo asegurarles que el tipo que hizo el músculo también lo hizo así, para usarlo así como se hizo. La fisiología es una ciencia de fenómenos funcionales observados y la anatomía es una ciencia que se basa en la observación de la estructura. Los músculos se mueven en una dirección determinada y de una forma determinada y punto. *¡Así lo hizo el tipo que lo hizo!*

Entre los "expertos" más perjudiciales están los que enseñan ejercicios de estiramiento. "¡Sí, vamos, tienen que estiraaarse! Mírenme. Puedo agarrar mi pie izquierdo, sacármelo de la boca, donde me lo metí hace seis meses, y ponerlo en el bolsillo derecho de mi pantalón. También puedo agarrarme el codo y doblarlo hacia atrás mientras levanto el otro pie y lo doblo por detrás hasta tocarme la oreja. ¿No es genial?" Se les olvida decirnos para qué querríamos estirar una articulación y forzarla fuera de su rango normal de movimientos. La gente que puede forzar sus articulaciones nació con una enfermedad llamada "Síndrome de Ehlers Danlos". Esto no es normal. De hecho, es un trastorno del tejido conectivo: la piel y el tejido que cubre las articulaciones y las mantiene unidas. Afortunadamente, la mayoría de las personas que sufren este trastorno no lo "sufren" en el sentido literal de la palabra. Una persona que nace con este síndrome puede estirar sus articulaciones más de lo normal en un grado que varía de un individuo a otro, dependiendo de ciertos factores que no vale la pena explicar en este libro.

El problema surge cuando alguien que nació con el síndrome de Ehlers Danlos se hace instructor de ejercicios y se pone como ejemplo de cuán "elásticos" deberíamos ser todos los demás. En su defensa, permítanme decir que la mayoría de ellos probablemente ni siquiera sabe que su "talento" no es una condición natural. Cuando menos, lo más probable es que no lo sepan cuando comienzan con todo esto. Es posible que sinceramente crean que deben dar el ejemplo y enseñarle a todo el mundo lo que deben hacer. La realidad es que no necesitamos tocarnos las orejas con los pies ni doblar los codos hacia atrás. Ni siquiera tenemos la necesidad de tocarnos la punta del pie con las manos sin doblar las rodillas. Un humorista, cuyo nombre no recuerdo, atribuyó su larga vida al hecho de que una de las primeras cosas que hacía cada mañana después de despertarse "era tocarse la punta de los zapatos cien veces". Después de una pausa, añadía, "y luego me levanto de la cama y me los pongo". Si por alguna razón queremos tocarnos la punta de los pies, podemos doblar las rodillas.

Por naturaleza, algunas personas son más elásticas que otras, así que no poder tocarse la punta de los pies en realidad no es muy importante. La genética tiene un papel clave en esto. De la misma manera que heredamos la nariz del tío Jorge, también heredamos el largo de las extremidades de la tía Georgina y los ligamentos de papá. Todo esto afecta nuestra capacidad de estiramiento. A través de los ejercicios del Concepto Delfín recuperarán la elasticidad normal, pero es posible que ni siquiera entonces puedan tocarse la punta de los pies si la relación entre el largo de sus brazos y de sus piernas y/o su elasticidad innata es distinta a la norma.

Lamentablemente, muchos otros de los autoproclamados "instructores" tienen un problema de obesidad patológica que les sirve de inspiración para dedicar sus vidas a promover estímulos del tipo "fustiguen al caballo" en un esfuerzo por mantenerse *ellos mismos* dentro de los límites de peso aceptables. Esto es lamentable porque al ejercitarse en exceso lo que están haciendo es quemando y quemando calorías a una tasa anormal y como han hecho de esto su profesión, le dedican al ejercicio físico la mayor parte de su tiempo y sus actividades diarias, trabajando duramente con ejercicios que requieren un elevado nivel de energía. Además, como su objetivo en la vida es mantenerse delgados, han actuado estratégicamente y han transformado su problema médico en un negocio, para poder dedicarle el tiempo que ello requiere.

Lamentable pero inequívocamente, esas personas están librando una batalla perdida: cuando sus cuerpos comiencen a envejecer no estarán en capacidad de cumplir sus excesivas exigencias para quemar calorías. Como su ingesta calórica no disminuye lo suficiente para enfrentar esta forzosa reducción de la actividad que la edad les impone, comienzan a perder terreno. Es entonces cuando comienzan a darse cuenta de que ya no pueden alcanzar los límites a los que se habían acostumbrado y sus músculos y articulaciones comienzan a chillar de dolor por años de uso y abuso y aquí deben enfrentar el hecho de que están en problemas. Fin del juego.

Esto es una tragedia, porque entonces se topan, cara a cara, con la realidad de haber perdido la batalla. La realidad iba a alcanzarlos algún día, pero ahora es peor porque con el curso de los años acumularon un gran número de seguidores que creyeron encontrar a un líder, una fuente de inspiración y aliento. A esas alturas ya algunos se habrán transformado en una especie de mesías, que habrán alcanzado fama internacional por su cruzada a favor de las personas obesas o que tienen graves excesos de peso. Hay que reconocer que incluso si sus ideas sólo le sirvieron a una pequeña minoría de sus seguidores, estas personas cuando menos pudieron transmitir esperanza. No dudo que todos hayan comenzado con el sincero deseo de ayudar, pero en algún momento del camino debieron entender que sus ideas no servían. ¡Qué terrible debe ser estar en esa posición! Pueden posponer el momento de la verdad, pero no para siempre. El fracaso era inevitable.

Algunos de estos especialistas en "fustigar al caballo" merecen nuestro apoyo e incluso nuestra admiración por los esfuerzos que han hecho durante años para combatir una enfermedad de la mejor forma posible, dentro de sus conocimientos. No se les puede culpar por haber nacido con un trastorno que no podían controlar ni por creer que podían ayudar a otros: esto parecía ser lo natural porque durante un tiempo su solución les sirvió a ellos. El problema es que su propuesta estaba condenada al fracaso desde un principio. Su lógica estaba sesgada. La premisa de que la obesidad patológica se puede controlar en forma definitiva haciendo ejercicio está errada, por lo que cualquier consideración derivada de ella también es falsa. Los pacientes patológicamente obesos deben centrar su atención en un enfoque triangular que abarque atención médica, ejercicio y dieta, y deben asumir ese enfoque de por vida. Los ejercicios del Concepto Delfín los beneficiarán significativamente, pero el ejercicio sólo no les proporcionará la solución.

En términos sencillos, una de las leyes de la naturaleza es LO QUE NO SE USA, SE PIERDE. O usamos nuestros músculos o perdemos su uso. Muchos de nosotros —más bien demasiados— dejamos de usar algunos músculos hace mucho tiempo, por lo que el tono muscular prácticamente ha desaparecido. Sin embargo, siempre y cuando los nervios tengan buena conducción —es decir, que no suframos una incapacidad neurológica por un trauma o enfermedad— podemos recuperar nuestro tono muscular, sin importar por cuánto tiempo lo hayamos perdido. Incluso podemos hacer algo para fortalecer nuestros músculos por vez primera. Esto se debe a que los músculos no desaparecen. Pueden estar inactivos, como latentes, por años, pero aún están allí, incluso aquellos que casi nunca hemos usado. Y podemos despertarlos en un período de tiempo sorprendentemente corto.

Mi propuesta es que trabajemos con la naturaleza, siempre teniéndola de nuestro lado, sin plantearnos ninguna teoría alocada. Aprendamos nuestras lecciones observándonos; aprendamos a prestarles atención a las señales que el cuerpo nos envía constantemente. Escuchemos con atención el diálogo que se establece entre el cerebro y los músculos. Pero lo más importante de todo es que usemos el sentido común y respetemos la inmensa sabiduría de la naturaleza que, en primer lugar, pudo construir una máquina tan extraordinaria.

Aunque esta sección del libro no trata sobre la obesidad, muchas personas desean hacer ejercicio con el único propósito de perder peso o, específicamente, perder esos centímetros sin los cuales se verán mejor. En los últimos años, la estética ha pasado a ser el principal incentivo para la industria del ejercicio; de hecho, se ha convertido en el centro de la atención. La promesa de ser delgados es lo que impulsa a millones de personas a aceptar la idea de comprar videos o máquinas promovidas por celebridades, sólo para luego sentirse culpables cuando no siguen adelante con lo que han comprado.

Considerando esto, creo que es el momento indicado para explicar brevemente los términos obesidad y sobrepeso. Se calcula que aproximadamente 60% o más de la población de los Estados Unidos tiene exceso de peso. Otros países industrializados están casi a la par. Algunos investigadores dicen que las cifras son aún más altas. El problema es tan grande que inmensas cantidades de niños y adolescentes han caído víctimas de este riesgo para la salud que amenaza a la sociedad y provoca muchos otros trastornos patológicos a medida que pasan los años. Sin embargo, existe una diferencia entre estar pasado de peso y ser obeso, y no me refiero sólo al número de kilos, como muchas veces se ha dicho. La obesidad es una enfermedad difícil, muchas veces incurable, que requiere atención médica y tratamiento durante el resto de la vida natural del paciente. A veces hay causas identificables como el hipercortisolismo, el hipogonadismo masculino, el hipotiroidismo, un insulinoma o trastornos del sistema nervioso central que afectan al cerebro.

Por otra parte, pareciera no haber causa aparente que explique por qué algunos tienden a comer compulsivamente. Digo que *pareciera* no haber causa aparente porque éste es el criterio aceptado hoy en día. Sin embargo, en realidad hay una explicación sencilla que abordaré más adelante, en el capítulo dedicado a la nutrición del mono desnudo. Sobre este aspecto, creo que coincidirán conmigo una vez que hayan leído mis argumentos y descubran que en ausencia de enfermedades que producen la obesidad, es sencillo perder peso y mantenerse dentro de los límites normales. La solución está relacionada con la incapacidad de nuestro organismo de reconocer los alimentos modernos para desencadenar las respuestas naturales relacionadas con la saciedad: el mecanismo del cuerpo que nos hace sentir satisfechos al ingerir la cantidad correcta de alimento y evitar que deseemos comer más por el momento. En otras palabras, la saciedad es la palabra opuesta al hambre y en ella debemos centrar nuestra atención. El Capítulo 10 está dedicado a esta propuesta; allí se les suministrará una guía muy sencilla que podrán seguir para alcanzar su peso correcto —y mantenerlo para siempre— sin tener que sufrir ni pasar hambre.

Pero ni siquiera deberíamos sentirnos desanimados en el área de la obesidad patológica, considerando las numerosas investigaciones que se están realizando. Baste decir que todo ser humano que desee mantener la salud, desde los más obesos hasta los anormalmente delgados, debe hacer ejercicios. La amplia mayoría de los problemas relacionados con el peso cae en la categoría de sobrepeso y no guarda ninguna relación con las enfermedades.

Entonces discúlpenme por machacarlo una y otra vez, pero creo que debo enfatizarlo: el programa de ejercicios del Concepto Delfín beneficiará a todo el mundo, simplemente porque hacer ejercicio con regularidad es esencial para el bienestar de todos, enfermos y sanos, personas patológicamente obesas, con sobrepeso, dentro de los límites normales, de bajo peso o incluso patológicamente delgadas. Mi propuesta consiste en pedirles a nuestros cuerpos que hagan movimientos acordes con nuestra configuración mecánica, movimientos que nos son naturales, mientras flotamos plácidamente en el agua. Moveremos nuestros cuerpos dentro del rango normal de movimientos, sin someter a las articulaciones a un esfuerzo indebido. Permitiremos que la fuerza del agua actúe como si fuera una barrera móvil con un sinnúmero de resortes infinitesimales que ponen resistencia a nuestros movimientos pero que ceden según la condición en que estemos. Fue así, flotando (y trepando árboles y caminando) que se formó nuestro sistema músculo-esquelético. Usemos *la tensión gradual de la resistencia* que brinda el agua para desencadenar la respuesta que necesitamos a fin de que nuestros músculos se recuperen y se fortalezcan.

Como toda persona necesita dedicarse activamente a practicar alguna forma de ejercicio durante toda su vida, como esto es una necesidad fisiológica tan importante como comer o dormir, creo que es lógico desarrollar un sistema que sea PLACENTERO para nosotros. Simplemente sería masoquista si, teniendo una alternativa, deseáramos hacer algo que nos resulta desagradable y doloroso. Practicando los ejercicios del Concepto Delfín, todos podremos mejorar porque nos pondremos a tono con la forma natural de hacer las cosas. Así funciona el cuerpo. Esto es un fenómeno observado.

Considerando todo lo antes expuesto, deberíamos buscar la forma de hacer cosas de una manera que evite causarle un excesivo estrés al organismo. Debemos permitir que las cosas avancen a un ritmo normal y gradual. Debemos hacer las cosas en forma progresiva, natural, lento pero seguro.

Aunque hay innumerables preocupaciones relacionadas con la salud, muchas de las cuales generan fuertes debates e intensa polémica, más allá de toda duda hay cuando menos tres necesidades físicas primordiales: a) comer; b) dormir; y c) hacer ejercicio. Estas tres actividades están bajo el control consciente y bajo el control del sistema nervioso automático o autónomo. Nosotros, conscientemente, ingerimos alimentos; el organismo, en tanto, asume la tarea de digerir, absorber y distribuir los nutrientes y descartar los desechos. Nosotros, conscientemente, buscamos un lecho cómodo y la tranquilidad necesaria para dormir; el organismo controla el resto. No debería haber diferencia con el ejercicio. Deberíamos buscar el ambiente adecuado y permitirle al organismo controlar el número y la fuerza de los movimientos. Podemos lograr esto último mediante la flotación asistida, liberando a todas las estructuras del peso y permitiéndole al organismo determinar la fuerza, velocidad y número de repeticiones, todo esto de conformidad con nuestro sistema músculo-esquelético. Tan sencillo como eso. Y realmente funciona.

Cuando practicamos los ejercicios del Concepto Delfín, lo primero que debemos tomar en cuenta es que no hay apuro. No tenemos que competir contra nada ni nadie. Estaremos haciéndolos ad infinitum.

Tenemos toda la vida para ponernos en forma y después de cierto tiempo estaremos haciendo ejercicio para *mantenernos* sanos, permanentemente. Así como no podemos comer o dormir por adelantado, tampoco podemos hacer ejercicio por adelantado. A mucha gente le gusta dedicarle tres horas a la semana al ejercicio. Yo propongo que durante los primeros tres meses le dediquemos *cuando menos* tres horas a la semana a la piscina, pero mejor si son más en cualquier combinación. Eso dependerá de las ocupaciones de cada persona. Mientras se esté en el agua haciendo los movimientos del Concepto Delfín, con los cuales nos familiarizaremos más adelante, se puede ser flexible con el cronograma. No contaremos nuestros movimientos, salvo que queramos hacerlo por diversión o para mantener algún tipo de orden. A algunas personas les gusta hacerlo; no hay nada de malo en ello, pero no es necesario. En vez de ello, estaremos pendientes del *tiempo* que pasemos en el agua y mientras más tiempo sea, más rápido obtendremos resultados.

Ejercitaremos TODOS nuestros músculos de una forma evidentemente normal. Cuando digo "normal", quiero decir que no forzaremos ninguna articulación más allá de su rango normal de movimientos, pero haremos que pase por todas las posiciones posibles de manera que con la resistencia del agua se activen todas las fibras y grandes músculos, así como los músculos auxiliares. No le dictaremos al organismo qué hacer; en vez de ello, humildemente seguiremos lo que el cuerpo nos indique y lo haremos de forma muy gradual, sometiéndonos a un estrés de ligero a moderado y sacándole provecho a la resistencia del agua. Nunca llegaremos al punto de causar *distress* o estrés excesivo.

En el proceso, siempre nos daremos un regalo: el disfrute. De hecho, la gratificación debería ser un requisito en todo esto. Es importante ser buenos con nosotros mismos, transformarnos en nuestros mejores amigos. La vida, de por sí, puede ser suficientemente dura para que nosotros mismos le agreguemos dificultades.

Una vez que concluya nuestra sesión, deberíamos flotar boca arriba o en cualquier otra posición durante unos minutos o el tiempo que deseemos, a fin de lograr la máxima relajación posible. En ese momento, sería beneficioso poner en práctica cualquier técnica mental de relajación que hayamos aprendido en el pasado.

En la sección de ejercicios describo esta fase como "Aqua Yoga". Esto ayuda a aliviar el estrés emocional de la vida cotidiana y nos da una mejor perspectiva de la vida. En otras palabras, el tiempo que pasemos practicando los ejercicios del Concepto Delfín siempre debe ser tiempo de *calidad*. Debemos saber que merecemos estar sanos y que somos responsables de ello, recordando que no hay razón para sufrir mientras nos ponemos en forma y mantenemos nuestra condición física. El masoquismo está erradicado de nuestras rutinas. Si utilizamos la fábula de la tortuga y la liebre, debemos imitar a la tortuga, y avanzar hacia la meta con moderación.

Creo que la idea de gradualismo es tan importante en el ejercicio que es una piedra angular del Concepto Delfín. Gracias al gradualismo, este proceso se transforma en una experiencia individualizada de por vida, le permite al organismo recuperar el uso normal de los músculos sin causarles daño, nos suministra un tono muscular apropiado y estimula un aumento de la reserva cardíaca. Gradualismo no quiere decir ineficiencia. De hecho, comenzaremos a observar la prueba física de definición muscular después de unas pocas sesiones. El gradualismo entrará en acción cada vez que entremos a la piscina con el Equipo de Flotación Delfín u otro porque en vez de contar repeticiones, estaremos pendientes del tiempo.

Como lo señalé anteriormente, no importa cuán inteligente o cuán versada sea una persona en anatomía y fisiología o en deportes, o incluso en medicina deportiva: nadie puede predeterminar conscientemente el número de contracciones que podemos o debemos hacer en un momento específico. Cuando un instructor le dice a una clase, por ejemplo, "hagamos tal ejercicio 30 veces", ¿de dónde saca el número 30? ¿Por qué no 29 ó 31 ó 106 ó 15? Lo saca de la nada, o de lo que él cree que deberían hacer, o quizás de observar el agotamiento en otros, pero principalmente, en el caso de instructores autodesignados, lo sacan del efecto que tal número ha tenido en ellos. Siguen la comprensible pero infundada tendencia humana a creer que lo que ellos pueden hacer, o lo que recuerdan haber hecho en una fase determinada de su desarrollo personal, otros también pueden hacerlo.

Mientras realicemos los ejercicios del Concepto Delfín, el número de contracciones que hagamos, más la fuerza isométrica que apliquemos, se determinarán, en forma óptima, según nuestra propia respuesta fisiológica, la cual será la mejor que podamos dar en el momento en que estemos haciendo los ejercicios, con la capacidad que tengamos para hacerlos. No nos estaremos comparando con otros: ni siquiera nos estaremos comparando con nosotros mismos. Esto sonará ilógico hasta que entendamos que nuestra energía vital de ese día, a esa hora, en ese preciso instante, varía tanto que es inútil tratar de adivinar qué podremos y qué no podremos hacer. De eso se encargarán el cerebro, el sistema nervioso y los músculos que, al igual que con cualquier otra actividad física que hagamos, almacenan automáticamente la información y luego la recuerdan, todo lo cual nos permite tener un mejor rendimiento.

La habilidad de manejar bicicleta años después de haber aprendido es un buen ejemplo ya citado en otras partes de este libro. Aprenderemos a practicar los ejercicios del Concepto Delfín de forma óptima, tal como aprendimos a montar bicicleta, a jugar bowling o a participar en cualquier otro deporte. La única diferencia es que aprender a realizar los movimientos naturales estipulados en el Concepto Delfín es mucho más fácil que aprender a jugar bowling o a montar bicicleta gracias a la memoria muscular evolutiva que mencioné antes, que es tan efectiva que traerá resultados beneficiosos incluso si los hacemos incorrectamente.

Podemos olvidarnos de la perfección y arrancar, porque después de pasar mucho tiempo sin hacer ejercicios lo que necesitamos es la *acción imperfecta*. Debemos darnos la oportunidad de comenzar lentamente, muy lentamente, y no preocuparnos por los resultados o por cuánto tiempo demoraremos en obtenerlos. Les aseguro que si siguen los principios indicados en este libro se pondrán en forma mejor que lo que nunca han logrado antes o jamás podrán lograr. Eso es tan seguro como que el sol saldrá mañana.

Cuando propongo adoptar un cronograma de tres horas o más a la semana, es porque he observado que ése es el período de tiempo que hace maravillas en otros. Una vez que nos pongamos en forma, podremos dedicarle menos tiempo si lo deseamos, toda vez que nuestros músculos se habrán fortalecido y seremos más eficientes: haremos muchos más movimientos de los que habríamos podido hacer al principio en este mismo lapso de tiempo. Sin embargo, muchos querremos mantener el cronograma original porque lo disfrutamos. Algunos, especialmente los que disponemos de mucho tiempo, incluso desearemos aumentarlo. Eso también es válido. Aquellas personas que tengan problemas de columna, cadera, rodillas u hombros, mientras más tiempo pasen flotando, mejor: flotar ayuda a separar las articulaciones y a darles una mejor lubricación, lo cual contribuye significativamente a su sanación. Durante nuestra pasantía de cinco millones de años en la Universidad del Mar, pasábamos muchísimas horas al día flotando plácidamente.

Después de un tiempo, el organismo nos hará saber cuánto tiempo necesitamos en realidad, de igual forma en que nos guía para saber cuántas contracciones podemos hacer sin caer en el estrés negativo y qué tanta fuerza debemos aplicarles a esas contracciones. Quienes se inclinan por los deportes querrán complementar el tiempo en el agua porque querrán desarrollar sus músculos para las grandes exigencias deportivas. Todo esto nos llegará de forma natural y progresiva, casi sin esfuerzo alguno. Recuerde: en lugar de trabajo duro e implacable tendremos tiempo, tiempo en un ambiente placentero mientras flotamos.

Al flotar, aprendemos nuevamente a movernos como mamíferos semiadaptados al agua, de la misma manera que aprendimos a gatear, pararnos y caminar como mamíferos semiadaptados a la tierra. Todo ocurrirá de forma natural; casi me atrevería a decir que intuitivamente. La mejora de las condiciones en tierra nos impulsó a dejar nuestros ambientes marinos y convertirnos en animales totalmente terrestres una vez más. Sin embargo, aún poseemos todo el equipo básico para readaptarnos al agua, salvo la respiración. Precisamente por esto y desde hace millones de años debemos usar algún equipo de flotación para mantener la cabeza fuera del agua. Estos movimientos fortalecerán TODOS los músculos esqueléticos y nos mantendrán en excelentes condiciones físicas.

Vale la pena repetir lo que Thomas Edison dijo una vez: *"El médico del futuro dará pocas medicinas y más bien hará que sus pacientes se interesen en el cuidado de la estructura del cuerpo humano, la nutrición y la causa y prevención de enfermedades"*. Si no realizamos ningún tipo de actividad física descuidamos cuando menos una tercera parte de nuestras funciones físicas básicas (alimentarse, dormir, ejercitarnos). Edison tenía razón al referirse a la importancia de la estructura: aproximadamente la mitad de nuestra masa corporal está formada por músculos esqueléticos, los cuales mantienen ensamblada la estructura humana. Todo este tejido ha permanecido fuera de nuestra atención, como si estuviera en espera para entrar en acción. No podemos esperar ser saludables habiendo descuidado una parte tan importante de nuestra masa y nuestras funciones biológicas. Es hora de que comencemos a solucionar eso, recordando que el Concepto Delfín es fácil de poner en práctica pero, al igual que todas las cosas buenas de la vida, es aún más fácil quedarse en casa y no hacerlo. Por lo tanto, requiere que desarrollemos un sentido de urgencia como individuos y como sociedad. Esto no quiere decir que tengamos que estar en forma hoy, a las 2:30 de la tarde. Pero sí significa que tenemos que *comenzar* a actuar sin preocuparnos por cuánto tiempo nos va a tomar. Se necesita un sentido de urgencia para *comenzar* a recorrer el camino que nos llevará a la salud. Es importante entender que como debemos ejercitarnos durante toda la vida, el recorrer el camino deberá ser nuestro objetivo. Hagamos entonces todo lo posible para que este transitar hacia la salud no sólo sea provechoso sino también agradable; que siempre sea tiempo de calidad.

Capítulo 8

El principio de la acción imperfecta..

"Una acción, incluso caótica, es mejor que la ausencia de acción, por muy organizado que esté todo". **Will Rogers.**

"Después de un período tan largo de abandono, lo que necesitamos es la acción imperfecta". **Daniel Roberts.**

"El conocimiento sin acción es sólo un bien potencial".
Daniel Roberts.

"Podemos imaginar que por cada minuto que pasemos en el agua, en armonía con el modelo del Concepto Delfín, estaremos depositando unidades de salud en el Banco del Bienestar, unidades que ganan intereses". **Daniel Roberts.**

Cuando conté la anécdota de mi tío diciéndole a su sobrino adolescente "haz algo, aunque esté mal hecho", toqué un punto que llamo "el principio de la acción imperfecta". Darnos permiso para hacer cosas menos que perfectas nos permite explorar nuevos territorios en la vida. Siempre y cuando las bases sean sólidas, podemos darnos el lujo de perseguir nuestro objetivo poco a poco. Toda actividad en la que alcanzamos el triunfo tiene un comienzo humilde. En realidad, ésa es la única manera de aprender. Antes que un pitcher pueda lanzar la pelota a más de 90 millas por hora, primero, en su niñez, tuvo que esforzarse para lanzarla a dos millas por hora. Tuvimos que gatear antes de caminar. Nuestros padres esperaban que nos tambaleáramos y cayéramos antes de ponernos de pie. Por cierto, una de las ventajas del Concepto Delfín es que como estamos flotando, no importa si nos tropezamos y caemos porque no nos vamos a hacer daño, gracias al enorme colchón de agua que tendremos a nuestro alrededor.

Como parte del mecanismo de postergación que nos lleva a dejarlo todo para después antes de comenzar algo nuevo, los humanos tenemos la tendencia a retrasar la acción hasta que tenemos todas las piezas del rompecabezas juntas. A veces, parece que tenemos que considerar hasta la última arista de un asunto antes de entrar en acción. Esto es particularmente cierto en el caso del ejercicio. Es por este fenómeno de la postergación en pos de la perfectibilidad, tan característico de los humanos, que debemos permitirnos arrancar en una posición inferior a la óptima antes de seguir pensando la cuestión eternamente y terminar no haciendo nada.

Este principio de la imperfección viene muy al caso en esto de hacer ejercicio. Por eso, el Concepto Delfín lo toma en cuenta más que cualquier otra disciplina; de hecho, depende de ello para alcanzar resultados óptimos posteriormente.

Con el simple hecho de permanecer en una piscina con el Equipo de Flotación Delfín o con un chaleco salvavidas, ya estaremos haciendo algo positivo. Incluso si nos metiéramos en la piscina haciendo un esfuerzo consciente para no hacer absolutamente nada, nos estaríamos beneficiando porque flotar favorece la relajación y el reposo de las articulaciones: propicia la soltura de las superficies articulares, un beneficio anatómico muy importante. Siempre es una situación ganar/ganar. Qué tanto nos movamos, qué tanto ejercicio hagamos dependerá de la energía vital que tengamos justo en el momento de ejercitarnos. Cada uno de nosotros controlará el progreso individualmente, sin realizar mayor esfuerzo consciente. Todo ocurrirá de forma natural; paso a paso seremos cada vez mejores y cada vez más eficientes. Ya lo dije antes: podemos imaginar que por cada minuto que pasemos en el agua, en armonía con el modelo del Concepto Delfín, estaremos depositando unidades de salud en el Banco del Bienestar, unidades que ganan intereses. Y a medida que incrementemos nuestra reserva cardíaca y nuestra circulación, también ganaremos reserva músculo-esquelética, fortaleceremos las articulaciones y obtendremos beneficios en todos los órganos y sistemas del cuerpo, porque, directa o indirectamente, están vinculados a la estructura humana.

Como normalmente nuestros músculos siempre están presentes, incluso en aquellos casos en que nunca les hemos prestado atención; como los procesos fisiológicos son incuestionablemente eficaces y han sido identificados a través de fenómenos observados en el pasado; como prácticamente nada nos impide flotar en el agua; entonces la conclusión es que todos y cada uno de nosotros podemos ejercitarnos mientras flotamos[29].

Todas esas consideraciones también tienen otra conclusión: sólo basta que lo hagamos. Quizás no lo hagamos a la perfección al principio, pero no por ello debemos provocarnos estrés o utilizar una motivación inducida por la adrenalina que nos resultaría imposible mantener durante un prolongado período de tiempo. Las bases de nuestra motivación deberían estar más bien en la búsqueda del disfrute y la satisfacción, en la búsqueda de tiempo de calidad cada vez que nos ejercitemos.

Por este motivo, hábitos perjudiciales como la falta de actividad física o incluso la adicción al alcohol, la nicotina u otras drogas, no se pueden controlar o combatir con estados de la mente inducidos por factores emocionales. Recuerdo la época en que traté de dejar de fumar, muchos años antes de que tal esfuerzo se multiplicara por todas partes. Hice varios intentos, y siempre declaraba firmemente "¡HOY DEJO DE FUMAR!" Entonces hacía algo dramático que había escuchado que hacían otras personas, como botar todos los cigarrillos que tenía en la casa. Dos o tres horas después, comenzaba a escarbar la basura para ver si podía rescatar algún paquete limpio, o ya estaba en camino al kiosco más cercano para comprar más. Podía entender a Charles "Tremendo" Jones, orador especializado en charlas de motivación: él decía, en tono de broma, que cuando estaba tratando de dejar el cigarrillo sus esperanzas habían aumentado al escuchar relatos de personas que habían dejado de fumar después de enterarse que alguno de sus vecinos se había muerto por cáncer de pulmón. Jones se quejaba con su característico humor negro que lamentablemente eso no le había servido de nada porque ¡a sus vecinos no les daba ni gripe!

Durante mi carrera profesional he visto a centenares de médicos como pacientes pero hubo uno en particular que pensé que me iba a ayudar a dejar de fumar. Llegó como paciente justo en los días que yo estaba – por enésima vez – tratando de auto-convencerme de dejar el cigarrillo. Esto ocurrió hace muchos años, antes de que se pusiera de moda el *no fumar*. Vino a consulta por un problema de columna y al conocer su especialidad, pensé que él era la persona ideal para asustarme y convencerme de que dejara de fumar.

Era un reconocido neumonólogo, jefe del departamento de oncología

---

[29]Salvo que lo impida algún trastorno médico.

de un hospital que se especializa en el diagnóstico y tratamiento de enfermedades pulmonares. Este señor, este famoso especialista en pulmones, tenía que hacerme ver las cosas de la forma correcta, pensé. No necesitaba asustarme con un vecino enfermo. Tenía a un ESPECIALISTA EN PULMONES que me iba a decir, en términos creíbles, realistas y convincentes, que tenía que dejar de fumar o me moriría el próximo martes a las 9:30 a.m. Como yo sabía que para que la táctica del miedo funcionara yo tenía que CREERLE, monté un plan que, en mi humilde opinión, era infalible: me hice unos rayos X de tórax en mi propia clínica. Así que cuando el médico vino para su cita, ya yo tenía todo listo.

Con cierto recelo, le mostré las placas y le pedí que me diera su opinión sobre "un paciente mío que había fumado por más de 20 años y seguía fumando mucho". De esta manera, ocultando la identidad del paciente, pensaba que no alteraría o endulzaría cualquier mala noticia que tuviera que darme. Yo quería la verdad, por dura que fuera. Quería que me ASUSTARAN. Esperé nerviosamente mientras él revisaba la radiografía en el negatoscopio de rayos X. Quería que me dijera que si este paciente —yo mismo— no dejaba de fumar en los próximos diez minutos, iba directo a sufrir un enfisema, cáncer, neumonía, tuberculosis, enfermedad de los legionarios, el mal de chagas, sarna, fiebre amarilla, lepra, plaga bubónica, acné y, para rematar, se le iban a caer todos los dientes, el cabello y se iba a quedar ciego de un ojo.

No funcionó. El especialista en pulmón miró la radiografía y dijo: "Está bastante bien. No veo nada alarmante". "Pero se fuma dos cajetillas de cigarrillos todos los días", dije en tono de protesta, tratando de rescatar el factor miedo que sentía que me merecía. Todo fue en vano. El afamado especialista insistió en que el estudio estaba dentro de los valores normales. Aunque hoy en día nos parecería difícil de creer, en ese momento fumar era tan normal en nuestra sociedad que incluso la mayoría de los médicos fumaba. Así que no me sorprendió enterarme poco después que él mismo pertenecía al equipo. No sé si eso afectaba sus diagnósticos, pero el resultado fue que no logré dejar de fumar usando el factor miedo.

Siempre estaba tratando de encontrar formas de dejar de fumar sin agotar todos los esfuerzos. Quería un *sistema* que funcionara. Pasaron cinco años más antes que yo reconociera que no era la falta de un sistema lo que me impedía dejar el cigarrillo, sino la falta de un verdadero *deseo* de mi parte; que el asunto no dependía de mis vecinos, ni de ningún médico, ni de nadie más. Dependía de mí y sólo de mí. Yo sólo podría dejar el cigarrillo una vez que hubiera decidido que realmente lo quería hacer: una vez que hubiera sacado el dejar de fumar del Archivo de lo Imposible y me convenciera que era posible vivir felizmente sin cigarrillos. Por fortuna, eso pasó hace unos 20 años. Quienes dejamos de fumar en retrospectiva podemos dar fe de que la *única* razón por la que seguíamos fumando era para satisfacer una adicción; la única satisfacción que recibíamos era calmar los síntomas de abstinencia producidos por el no fumar, o sea, por una baja en los niveles de nicotina en el flujo sanguíneo. ¡Qué lamentable, qué verídico y qué pérdida de unidades de tiempo, dinero y salud es este asunto de fumar!

Menciono esta anécdota del cigarrillo porque me parece que hay un paralelismo: una enorme parte de la población ha desarrollado el hábito de no hacer ejercicios y pocos pueden romper ese patrón utilizando la adrenalina producida por el miedo simplemente porque no hay forma de mantener artificialmente un estado de alarma en el sistema nervioso que genere un flujo constante de adrenalina en la corriente sanguínea.

Algunas personas sacudidas por un shock devastador pueden modificar sus hábitos e incluso dejar alguna adicción. Por ejemplo, algunos pacientes desarrollan de inmediato una aversión al cigarrillo y dejan de fumar cuando se enteran de que sufren de cáncer de pulmón. Lamentablemente, en la mayoría de los casos, cuando esto sucede ya es demasiado tarde. Pocos de nosotros sentimos una aversión tan dramática, y menos aún con el cigarrillo o la falta de ejercicio, toda vez que en estos casos el daño se lo hace uno mismo durante largos períodos de tiempo. Por eso es tan importante arrancar con los ejercicios del Concepto Delfín, tomándose las cosas con calma al principio. El resto vendrá después.

La experiencia de otras personas en el cambio de hábitos, o incluso en la superación de adicciones, pareciera tener un número mágico de días relacionados con el proceso: 90. Ése es más o menos el número de días necesario para la "impregnación" del proceso, para que pase a ser una parte integral de nuestras vidas. Los cambios en la forma en que nos vemos y sentimos serán enormes después de un período de 90 días practicando los ejercicios del Concepto Delfín de la manera descrita de tres horas o más a la semana. Los cambios serán aún más dramáticos si alcanzamos el peso ideal incorporando a nuestras vidas el Concepto de Nutrición del Mono Desnudo descrito en detalle en el Capítulo 10.

En las próximas páginas detallaré, con la ayuda de ilustraciones, la mayoría de las posiciones que el cuerpo puede adoptar al realizar los ejercicios del Concepto Delfín. A medida que progrese en su programa personal, seguramente descubrirá otras posiciones que lo ayudarán a tonificarse y desarrollar todas las partes del cuerpo. ¡Sea creativo! Ésa es mi recomendación. También he incluido algunas ilustraciones de músculos estriados para crearnos una imagen mental que nos ayude a forjarnos una idea de la maravillosa máquina que estamos manejando y por qué debemos permitirle a la fisiología asumir el control en lugar de nosotros tratar de dictarle al organismo qué hacer. Mi intención es impresionarlos con la complejidad de nuestro sistema neuro-músculo-esquelético y de esta manera enfatizar que debemos entregarle el mando a la parte del cerebro que lo controla y no interferir concientemente. Quisiera que se entendiera la *lógica* tras los ejercicios del Concepto Delfín, de manera que puedan ponerla en práctica ustedes mismos.

Muchos de nosotros crecimos viendo al Dr. Carl Sagan en la televisión. Algunos pueden recordar al famoso astrónomo cautivándonos mientras nos hablaba sobre la inmensidad del espacio. Cuando era un muchacho, me fascinaba verlo hablar sobre MILES Y MILES DE MILLONES de planetas en el espacio exterior y nos hacía ver, una y otra vez, qué poco conocíamos en realidad sobre universo. Yo quisiera aplicar la misma fórmula. Quisiera impresionarlos con el inmenso número de fibras musculares que tenemos: en total son MILLONES Y MILLONES. Como dije anteriormente, son alrededor de 250 MILLONES de fibras musculares. Quisiera que estén conscientes del escaso conocimiento que tenemos del cuerpo con respecto al ejercicio, pese a todos los estudios y esfuerzos hechos por los científicos. Y no sólo quiero que se sientan impresionados por el *número* de fibras, sino también por su *funcionamiento*. Seleccioné unas cuantas ilustraciones de algunos de los grandes grupos musculares para tener una imagen mental cuando analicemos nuestro sistema neuro-músculo-esquelético. Esto se multiplica por diez en las capas más profundas: son en total más de 400 músculos estriados, todos con un propósito, todos con la necesidad de ser utilizados y todos perfectamente adaptados a moverse mientras flotamos en el agua.

¿Por qué es tan importante sentirnos impresionados con lo complejo del sistema neuro-músculo-esquelético? Porque entonces podremos darnos cuenta de que no tenemos suficiente información como para imponerle ciertos términos al organismo; es más, si queremos resultados óptimos, debemos permitirle moverse de una manera natural desde un punto de vista fisiológico y de conformidad con las leyes de la física.

Debemos reconocer modestamente que nuestro conocimiento sobre el funcionamiento del cuerpo humano es sumamente reducido en esta área y permitirle a la naturaleza seguir su curso. Usando el principio de la acción imperfecta podemos comenzar de inmediato, tan pronto como encontremos una piscina y un equipo de flotación y, así como cuando niños aprendimos a levantar nuestras cabezas, gatear y caminar, aprenderemos cómo regresar a tiempos primitivos y transformarnos de nuevo, por unas cuantas horas a la semana, en un mamífero semiadaptado al agua.

Quisiera que siguieran un consejo que una vez le escuché a Charles "Tremendo" Jones, el orador que mencioné anteriormente. Él habló sobre el código PEG-MS, que he aplicado con éxito muchas veces en mi vida. En el caso del Concepto Delfín, siempre aplicaremos el principio PEG-MS: "Piensa en grande – Mantenlo Sencillo". "Piensa en Grande – Mantenlo Sencillo". Así mismo, dos veces. Él decía que siempre se lo repetía dos veces, por esa tendencia tan humana a enredar las cosas en lugar de hacer todo lo contrario.

Así que pongámonos a tono con el principio de la acción imperfecta y arranquemos sin pensar mucho cómo lo estamos haciendo. Nuestro organismo, a través de la memoria muscular evolutiva, nos lo dirá. Y recordemos algo: con el Concepto Delfín, "todos automáticamente haremos lo mejor que podamos, en el momento en que lo hagamos, con la capacidad que tengamos".

Sólo tendremos que buscar un ambiente acuático, el equipo de flotación y el tiempo. Nuestro organismo hará el resto. Si le permitimos a la naturaleza tomar el mando, será imposible hacerlo mal.

Capítulo 9

> *"De noche, cuando el cielo está colmado de estrellas y el mar está sereno, uno siente la maravillosa sensación de estar flotando en el espacio"*. **Natalie Wood.**

> *Impulsado por el agua, puede volar en cualquier dirección —hacia arriba, hacia abajo, hacia los lados— con sólo aletear sus manos. Bajo el agua, el hombre se transforma en un arcángel"*. **Jacques Cousteau.**

> *"Lo importante es comprender que la idea es hacer todos y cada uno de los movimientos que el cuerpo puede hacer aprovechando la resistencia del agua. Todos los movimientos que se realizan de esta manera estarán a tono con las leyes naturales de la física, la anatomía y la fisiología"*. **Daniel Roberts.**

En las próximas páginas les mostraré muchos de los ejercicios del Concepto Delfín, para que tengan una idea clara de lo que podemos hacer. Trataré de explicarlos de la forma más sencilla posible, pero no se desanimen si miran alguna ilustración y les parece que el ejercicio es complicado. Seguramente habrán escuchado la expresión "se dice fácil; lo difícil es hacerlo". Bueno, afortunadamente, para el usuario de los ejercicios del Concepto Delfín, es todo lo contrario. Es más fácil hacerlos que explicarlos.

Para nuestros propósitos, el cuerpo puede dividirse en tres grandes áreas: (a) la cabeza y el cuello; (b) las extremidades superiores y la parte superior del torso; y (c) las extremidades inferiores y la parte inferior del torso. En *cada* sesión de ejercicios del Concepto Delfín ejercitaremos *todas las tres áreas*. En las ilustraciones sólo se procura reflejar el movimiento de la parte del cuerpo que se está ejercitando. Por ejemplo, cuando las ilustraciones muestran movimientos de los brazos y los antebrazos, parece que las piernas estuvieran estacionarias, como si estuviéramos parados en posición firme. En realidad, automáticamente se estarán moviendo en todas direcciones en un esfuerzo por mantener el equilibrio.

Este movimiento secundario forma parte integral del Concepto Delfín porque con él movemos muchos músculos "auxiliares" que rara vez usamos en nuestras actividades cotidianas o en ejercicios rutinarios — si acaso los usamos alguna vez. También forma parte del paquete de eficacia que mencioné antes, toda vez que movemos de la forma correcta numerosos músculos al mismo tiempo, incluso muchos a los que no les estamos prestando atención en ese momento. En cuanto se ponga el Equipo de Flotación Delfín o el chaleco salvavidas y se sumerja en el agua, automáticamente comenzará a moverse. Esto es involuntario, intuitivo. Es más, los reto a no moverse: verán que es imposible. Se debe estar a suficiente profundidad como para no tocar el fondo de la piscina con la punta de los dedos de los piés.

No hay apuro. Nunca. Puede comenzar a usar sus brazos y sus piernas para moverse y acostumbrarse al agua. Durante este período de ajuste, se estará calentando sin realizar esfuerzo alguno; como prácticamente no hay gravedad, requerirá muy poca energía en esta fase inicial. Tras unos minutos, se comienza lentamente con el primer grupo de movimientos. Cuando vea las ilustraciones de los ejercicios, tenga presente un hecho muy importante que representa una constante en los ejercicios. *A cada uno de los movimientos le corresponde otro igual pero en sentido opuesto que activa un grupo de músculos diferente.* Por ejemplo, cuando mueve su pierna hacia adelante y empuja haciendo fuerza contra el agua, la presión cae sobre ciertos músculos, y cuando la lleva hacia atrás, también empujando el agua, usa otros músculos. Esto es válido para todos los movimientos del Concepto Delfín y es una de las razones por las cuales es tan eficaz. Así que recuerde: aplique fuerza en la flexión y extensión, o en la hiperextensión y de regreso a la extensión —siempre, en cada ejercicio.

Recuerde que:

1. A cada uno de los movimientos le corresponde otro igual pero en sentido opuesto que activa un grupo de músculos diferente. Haga los dos movimientos, siempre.

2. El agua ofrecerá una resistencia directamente proporcional a la velocidad del movimiento empleado.

3. En lugar de contar contracciones, preocúpese por la cantidad de tiempo que pasa flotando en el agua; y siempre que la experiencia sea placentera, mientras más tiempo, mejor.

4. En cualquier momento en que se sienta cansado, descanse flotando tanto tiempo como lo desee.

5. Las ilustraciones no reflejan *todos* los movimientos posibles. Utilice su imaginación.

6. Las ilustraciones no muestran todas las posiciones exactas porque el centro de gravedad de cada uno de nosotros es levemente diferente. Su cuerpo automáticamente adoptará la posición correcta y sus extremidades lo ayudarán a mantener el equilibrio.

7. Lo importante es comprender que la idea es hacer todos y cada uno de los movimientos que el cuerpo puede hacer aprovechando la resistencia del agua. Todos los movimientos que se realizan de esta manera estarán a tono con las leyes naturales de la física, la anatomía y la fisiología.

8. Cada minuto que se pase en el agua, flotando, se traduce en unidades de salud depositadas en el Banco del Bienestar, *incluso cuando no se está haciendo ejercicio activamente.*

9. No hay prisa. El transitar el camino hacia la meta será nuestro objetivo.

10. Cada sesión de ejercicios del Concepto Delfín debe equivaler a tiempo de calidad. Sea su mejor amigo.

11. Si el dolor es la recompensa, el método es incorrecto.

12. Cuando se pone en práctica el Concepto Delfín, es imposible equivocarse; lo único que puede suceder es que al principio no haga los ejercicios en forma óptima.

13. Se debe alentar la práctica de juegos como voleibol, tenis o la "ere" en el agua, mientras se flota.

14. Cada uno de los ejercicios debe repetirse sólo el número de veces necesario para llegar a un nivel de "cansancio cómodo". No queremos ir más allá de este punto y entrar en la fase de agotamiento de oxígeno y excesivo estrés muscular, es decir, dolor.

15. Piensa en grande – Mantenlo Sencillo.

Nota: Como estrategia de enseñanza, repetiremos los 15 puntos anteriores —unos pocos a la vez— luego de explicar cada ejercicio.

Comencemos haciendo movimientos similares a los del delfín, los que tenemos en común con nuestros primos mamíferos. Los primeros seis ejercicios son los principales porque ponen en movimiento la mayoría de los grandes grupos musculares al mismo tiempo. Este primer grupo de ejercicios activarán los numerosos músculos necesarios para "hacer abdominales" y también muchos de la espalda, cuello y extremidades superiores e inferiores. A partir del séptimo ejercicio, los movimientos estarán a tono con las peculiaridades de nuestra propia configuración anatómica.

Delfinex 1: Doblar las manos en forma de arco y colocarlas sobre las caderas. Unir las piernas y subirlas tanto como sea posible. Hacer el movimiento en sentido contrario: colocar las manos en la espalda y bajar las piernas tanto como sea posible. Observen que seguimos todo un arco: de la flexión pasando por la extensión a una leve hiperextensión. El cuello y la cabeza siguen los mismos movimientos. Con el *Delfinex 1* usamos 10 músculos del tronco más 10 músculos auxiliares.

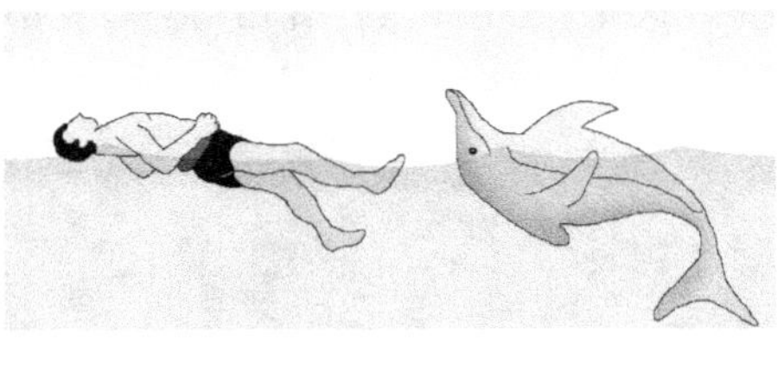

Compárese esto con lo que la mayoría de nosotros conoce como "hacer abdominales", en los que principalmente se usan sólo los dos músculos rectos del abdomen.

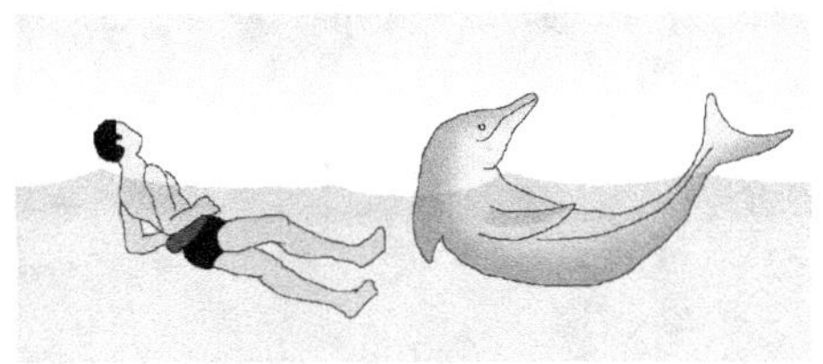

Músculos primarios del cuello utilizados en este movimiento – flexión y extensión: Esternocleidomastoideo, trapecio, semiespinoso de la cabeza, esplenio de la cabeza, esplenio del cuello, erector de la columna, largo o longísimo de la cabeza, largo o longísimo del cuello, espinoso de la cabeza, espinoso del cuello, complejo mayor.

Músculos auxiliares del cuello: Recto anterior mayor de la cabeza, largo del cuello, escaleno anterior, escaleno medio, escaleno posterior, recto anterior menor de la cabeza, grupo infrahioideo, transversoespinosos, oblicuo superior de la cabeza, oblicuo inferior de la cabeza, recto posterior mayor de la cabeza, recto posterior menor de la cabeza, elevador de la escápula.

Músculos primarios del tronco –flexión y extensión: Recto del abdomen, iliocostal dorsal, dorsal largo, espinoso deorsal, iliocostal lumbar.

Músculos auxiliares del tronco –flexión y extensión: Oblicuo interno, oblicuo externo, semiespinoso, transversoespinosos, rotadores.

Nota: Con el Delfinex 1, todos los músculos de flexión y extensión de las extremidades inferiores se usan en *forma secundaria*. Estos músculos son el objetivo *primario* de otras posiciones y movimientos realizados en otros ejercicios.

Delfinex 2: Colocar las manos en la cadera mientras la gira, de un lado a otro, en un ángulo de unos 80 grados a la derecha y 80 grados a la izquierda. Los brazos hacen las veces de paletas frente a la resistencia del agua; se mantienen firmes, sin moverlos.

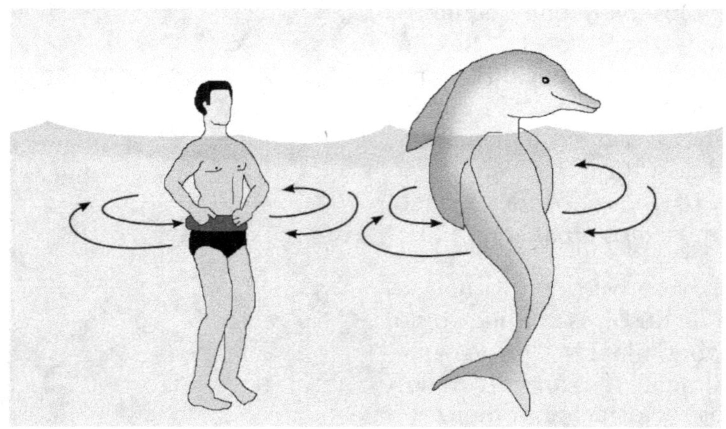

A cada uno de los movimientos le corresponde otro igual pero en sentido opuesto que activa un grupo de músculos diferente. Debemos hacer ambos movimientos.

El agua ofrecerá una resistencia directamente proporcional a la velocidad del movimiento empleado.

En lugar de contar contracciones, preocúpese por la cantidad de tiempo que pasa flotando en el agua; y siempre que la experiencia sea placentera, mientras más *tiempo,* mejor.

Músculos primarios del tronco que se mueven con este ejercicio — rotación: Oblicuo externo, oblicuo interno.

Músculos auxiliares: Dorsal ancho, semiespinoso, transversoespinosos, rotadores, recto abdominal, subescapular, pectoral mayor, redondo mayor, infraespinoso, redondo menor, deltoides.

Delfinex 3: Manos a la cadera. Formar un arco, doblándose de lado primero a la izquierda y luego a la derecha, manteniendo las manos en la cadera. Las extremidades inferiores seguirán el compás del movimiento sin necesidad de una acción preconcebida. No se preocupe si no parece lograr una amplia gama de movimientos con este ejercicio. Es normal. Los beneficios aún así serán enormes.

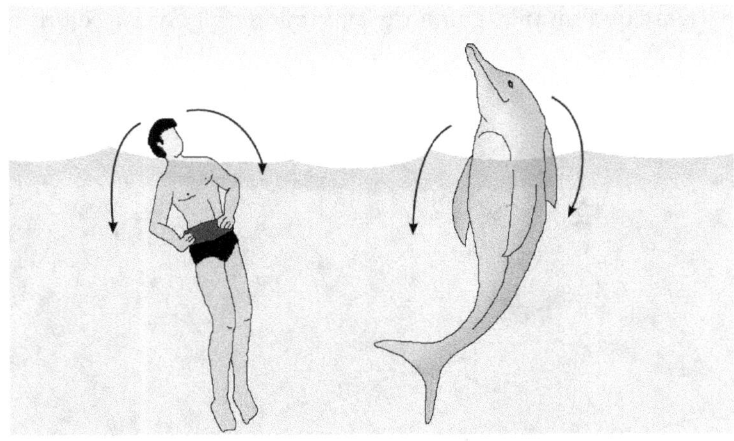

En cualquier momento en que se sienta cansado, descanse flotando tanto tiempo como lo desee.

Las ilustraciones no reflejan *todos* los movimientos posibles. Utilice su imaginación.

Las ilustraciones no pueden mostrar todas las posiciones exactas al flotar porque cada uno de nosotros tiene un centro de gravedad levemente diferente. Su cuerpo automáticamente adoptará la posición correcta y sus extremidades lo ayudarán a mantener el equilibrio.

Músculos primarios para elevar la pelvis: Cuadrado lumbar, iliocostal lumbar.

Músculos pélvicos auxiliares: Fibras laterales del oblicuo externo, fibras laterales del oblicuo interno, dorsal ancho, cara opuesta de los músculos abductores de la cadera.

Delfinex 4: El movimiento de un sacacorchos es similar al Delfinex 3, salvo que nos concentramos en permitirles a las extremidades inferiores agitarse como si estuviéramos paralizados de la cintura para abajo. Brazos sueltos para que sigan al cuerpo. Los movimientos de impulso necesarios para mantenerse derechos y no perder el equilibrio estimulan los músculos auxiliares de la parte baja de la espalda. También ayudan a abrir las superficies articulares de las vértebras. No se preocupe si no parece lograr una amplia gama de movimientos con este ejercicio. Esto es normal; incluso así, los beneficios serán enormes.

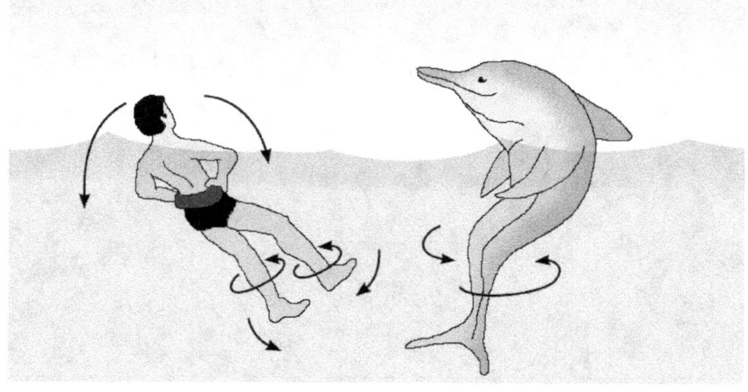

Lo importante es comprender que la idea es hacer todos y cada uno de los movimientos que el cuerpo puede hacer aprovechando la resistencia del agua. Todos los movimientos que se realizan de esta manera estarán a tono con las leyes naturales de la física, la anatomía y la fisiología.

Cada minuto que se pase en el agua, flotando, se traduce en unidades de salud depositadas en el Banco del Bienestar, *incluso cuando no se está haciendo ejercicio activamente.*

No hay prisa. El recorrido en sí mismo será nuestro objetivo.

Músculos primarios que se mueven con el ejercicio: Recto del abdomen, iliocostal dorsal, dorsal largo, sacroespinal, iliocostal dorsal, espinoso dorsal, iliocostal lumbar, cuadrado lumbar, oblicuo externo, oblicuo interno, semiespinoso, transversoespinosos, rotadores.

Delfinex 5: Brazos extendidos, dedos extendidos con el pulgar hacia arriba. Mueva las manos hacia adelante como si fuera a aplaudir y luego en sentido contrario, tanto como anatómicamente sea posible. Si hace esto de la forma correcta, casi permanecerá en una posición estacionaria, toda vez que las fuerzas que lo empujan hacia delante y hacia atrás se anularán entre sí. Sin embargo, su cuerpo se desplazará algo hacia atrás. El Delfinex 5 se puede utilizar para desplazarse hacia atrás haciendo la mitad del movimiento y usando los brazos como si fueran remos. Éste es el principal mecanismo de locomoción hacia atrás.

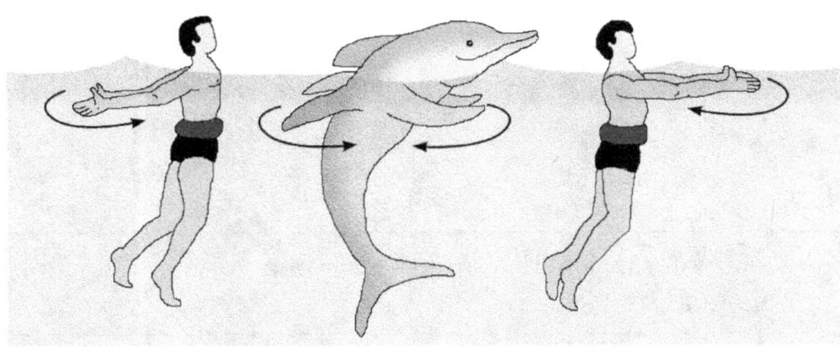

Cada sesión de ejercicios del Concepto Delfín debe equivaler a *tiempo de calidad*. Procure que sea tan placentero como sea posible. Sea su mejor amigo.

Si el dolor es la recompensa, el método es incorrecto.

Cuando se pone en práctica el Concepto Delfín, es imposible equivocarse; lo único que puede suceder es que al principio no haga los ejercicios en forma óptima.

Músculos primarios en el movimiento hacia adelante: Pectoral mayor, deltoides, coracobraquial, bíceps braquial, braquial anterior, supinador largo, palmar mayor, cubital anterior, lumbricales, interóseos dorsales, interóseos palmares, flexor común superficial de los dedos, flexor común profundo de los dedos.

Músculos primarios en el movimiento hacia atrás: Trapecio, romboides mayor, romboides menor, dorsal ancho, redondo mayor, deltoide, tríceps, primer radial externo, segundo radial externo, cubital posterior, extensor común de los dedos, extensor propio del índice, extensor propio del meñique.

Músculos secundarios en estos movimientos: Infraespinoso, redondo menor.

177

Delfinex 6: Igual que el Delfinex 5 pero con los pulgares hacia abajo. Este ejercicio puede y debe usarse como el principal mecanismo para desplazarse hacia delante haciendo la mitad del movimiento y usando los brazos como si fueran remos.

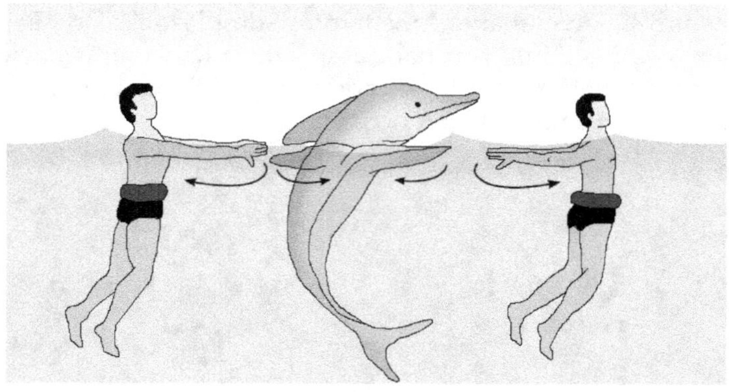

Se debe alentar la práctica de juegos como voleibol, el "tenis" o la "ere" en el agua, mientras se flota.

Cada uno de los ejercicios debe repetirse sólo el número de veces necesario para llegar a un nivel de "cansancio cómodo". No queremos nunca ir más allá de este punto y entrar en la fase de agotamiento de oxígeno y excesivo estrés muscular, es decir, dolor.

Piensa en grande - Mantenlo sencillo.

Músculos primarios en el movimiento hacia adelante: Deltoides, coracobraquial, pectoral mayor, bíceps braquial, braquial anterior, supinador largo, supinador, primer radial externo, segundo radial externo, cubital posterior, extensor común de los dedos, extensor propio del índice, extensor propio del meñique.

Músculos primarios en el movimiento hacia atrás: Serrato mayor, trapezio, romboides mayor y menor, dorsal ancho, redondo mayor, deltoides, tríceps, supinador, palmar mayor, cubital anterior, lumbricales, interóseos dorsales, interóseos palmares, flexor común superficial de los dedos, flexor común profundo de los dedos.

Músculos secundarios en estos movimientos: Infraespinoso, redondo menor.

Delfinex 7: Subir los muslos hacia el pecho alternándolos, manteniendo los pies rectos para que haya mayor resistencia al subir y bajar las piernas. Recuerde empujar el agua hacia arriba con el muslo y hacia abajo con la superficie del pie, de manera que haga la flexión y la extensión. Es como pedalear una bicicleta. Las extremidades superiores pueden estar en cualquier posición.

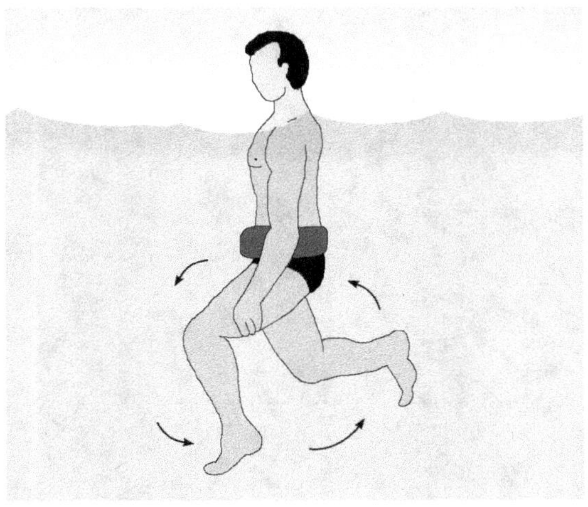

A cada uno de los movimientos le corresponde otro igual pero en sentido opuesto que activa un grupo de músculos diferente. Debemos hacer ambos movimientos.

El agua ofrecerá una resistencia directamente proporcional a la velocidad del movimiento.

En lugar de contar contracciones, ocúpese por la cantidad de *tiempo* que pasa flotando en el agua; y siempre que la experiencia sea placentera, mientras más tiempo, mejor.

Músculos primarios flexores de la cadera: Psoas mayor e ilíaco. **Músculos auxiliares:** Recto anterior del muslo, sartorio, tensor de la fascia lata, pectíneo, aductor menor, aductor largo, aductor mayor. **Músculos primarios extensores de la cadera:** Glúteo mayor, semitendinoso, semimembranoso, bíceps crural.

Delfinex 8: Suba y baje las piernas extendidas hasta alcanzar un ángulo de 90 grados. Coloque las manos en la cadera o en cualquier otra posición. Recuerde ejercer presión contra el agua al subir las piernas y aplicar fuerza al bajarlas.

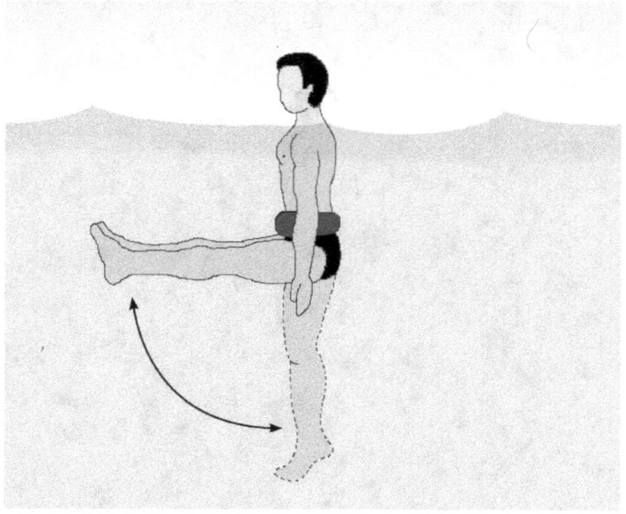

En cualquier momento en que se sienta cansado, descanse flotando tanto tiempo como lo desee.

Las ilustraciones no reflejan todos los movimientos posibles. Use su imaginación.

Las ilustraciones no pueden mostrar todas las posiciones exactas al flotar porque cada uno de nosotros tiene un centro de gravedad levemente diferente. Su cuerpo automáticamente adoptará la posición correcta y sus extremidades lo ayudarán a mantener el equilibrio.

Músculos primarios extensores y flexores de muslos y piernas: Psoas mayor, ilíaco, glúteo mayor, semitendinoso, semimembranoso, bíceps crural, recto anterior del muslo, crural, vasto interno, vasto lateral, gemelos, sóleo, tibial posterior, peroneo lateral largo, peroneo lateral corto, lumbricales, flexor corto del dedo gordo, flexor largo de los dedos, flexor corto plantar, flexor largo del dedo gordo, tibial anterior, extensor largo de los dedos, extensor corto de los dedos, extensor largo del dedo gordo.

Delfinex 9: Movimientos similares a los de una tijera, parecidos a Delfinex 8, pero alargando los movimientos hacia atrás y aumentando la carga cardiovascular. Brazos en cualquier posición.

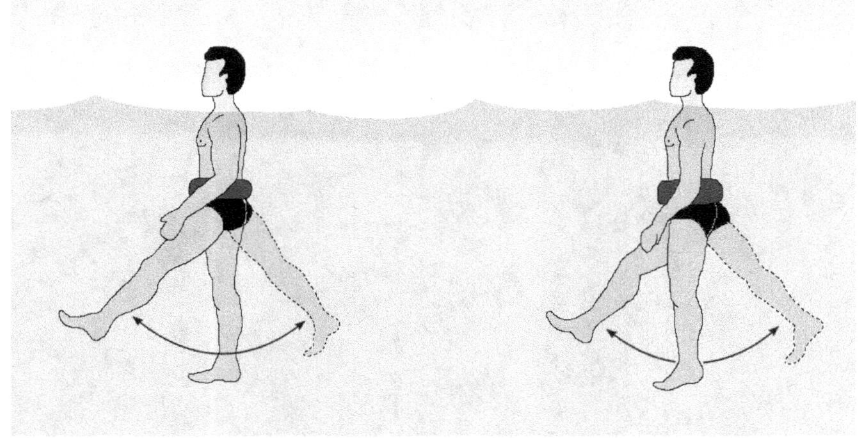

Lo importante es comprender que la idea es hacer todos y cada uno de los movimientos que el cuerpo puede hacer aprovechando la resistencia del agua. Todos los movimientos que se realizan de esta manera estarán a tono con las leyes naturales de la física, la anatomía y la fisiología.

Cada minuto que se pase en el agua, flotando, se traduce en unidades de salud depositadas en el Banco del Bienestar, *incluso cuando no se está haciendo ejercicio activamente.*

No hay prisa. El recorrido en sí mismo será nuestro objetivo.

Músculos primarios extensores y flexores de muslos, piernas y tronco: Psoas mayor, ilíaco, glúteo mayor, semitendinoso, semimembranoso, bíceps crural, recto anterior del muslo, crural, vasto interno, vasto externo, gemelos, sóleo, tibial posterior, peroneo lateral largo, peroneo lateral corto, lumbricales, flexor corto del dedo gordo, flexor largo de los dedos, flexor corto plantar, flexor largo del dedo gordo, tibial anterior, extensor largo de los dedos, extensor corto de los dedos, extensor largo del dedo gordo, recto del abdomen, oblicuo externo, oblicuo interno, sacroespinal, dorsal largo, espinoso dorsal, iliocostal lumbar, cuadrado lumbar.

Delfinex 10: Piernas extendidas. Brazos en cualquier posición que ayude a mantener el equilibrio. Separe las piernas, alejándolas de la línea media tanto como sea posible y ejerciendo presión contra el agua. Luego invierta el movimiento, sin dejar de ejercer presión.

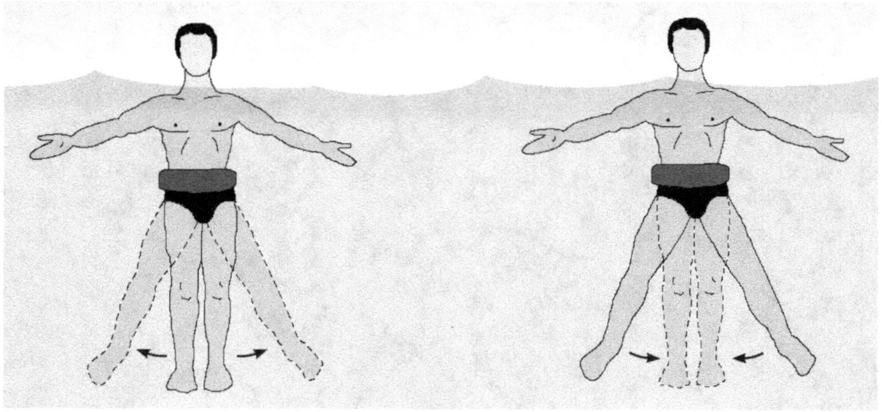

No hay prisa. El recorrido en sí mismo será nuestro objetivo.

Si el dolor es la recompensa, el método es incorrecto.

Cuando pone en práctica los ejercicios del Concepto Delfín, es imposible equivocarse; lo único que puede suceder es que al principio no haga los ejercicios en forma óptima.

Músculos abductores y aductores primarios y secundarios: Glúteo mediano, glúteo menor, tensor de la fascia lata, glúteo mayor, aductor mayor, aductor menor, aductor largo, pectíneo, recto interno.

Delfinex 11: Suba la pierna con fuerza hacia los glúteos y luego bájela igualmente con fuerza hasta extenderla. Repita con la otra pierna.

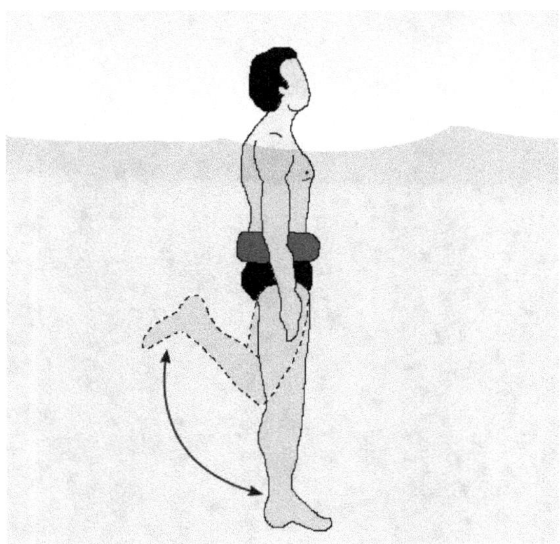

Se debe alentar la práctica de juegos como voleibol, polo, tenis o la "ere" en el agua, mientras se flota.

Cada uno de los ejercicios debe repetirse sólo el número de veces necesario para llegar a un nivel de "cansancio cómodo". No queremos nunca ir más allá de este punto y entrar en la fase de agotamiento de oxígeno y excesivo estrés muscular, es decir, dolor.

Piensa en grande - Mantenlo sencillo.

Músculos primarios de la rodilla — flexión y extensión: Bíceps crural, semitendinoso, semimembranoso, recto anterior del muslo, crural, vasto interno, vasto lateral.

Músculos secundarios: Poplíteo, sartorio, recto interno, gemelos.

Delfinex 12: Manos a la cadera. Piernas dobladas en forma natural. Mueva las piernas con fuerza, hacia fuera y hacia adentro.

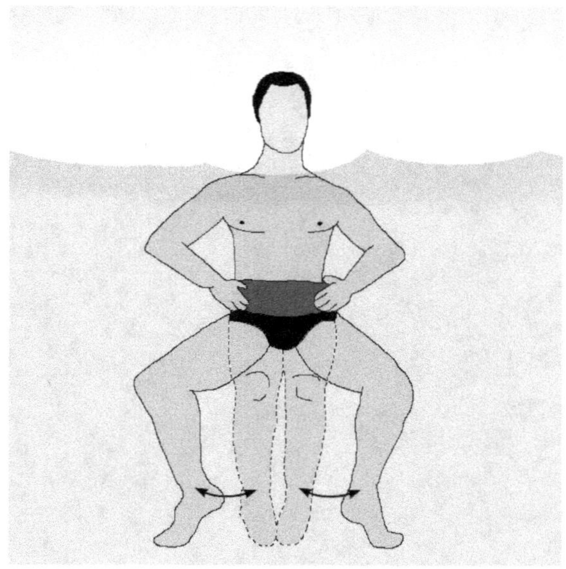

A cada uno de los movimientos le corresponde otro igual pero en sentido opuesto que activa un grupo de músculos diferente. Debemos hacer ambos movimientos.

El agua ofrecerá una resistencia directamente proporcional a la velocidad del movimiento.

En lugar de contar contracciones, preocúpese por la cantidad de *tiempo* que pasa flotando en el agua; y siempre que la experiencia sea placentera, mientras más tiempo, mejor.

Músculos primarios que se mueven con el ejercicio: Psoas mayor, ilíaco, glúteo mediano, aductor mayor, aductor menor, aductor largo, pectíneo, recto interno. **Músculos secundarios en estos movimientos:** Recto anterior del muslo, sartorio, tensor de la fascia lata, pectíneo, glúteo menor, glúteo mayor.

Delfinex 13: Brazos y manos en movimiento para mantener el equilibrio y la posición. Piernas extendidas y estiradas para mantener el equilibrio. Mueva las piernas hacia dentro y hacia afuera, con fuerza.

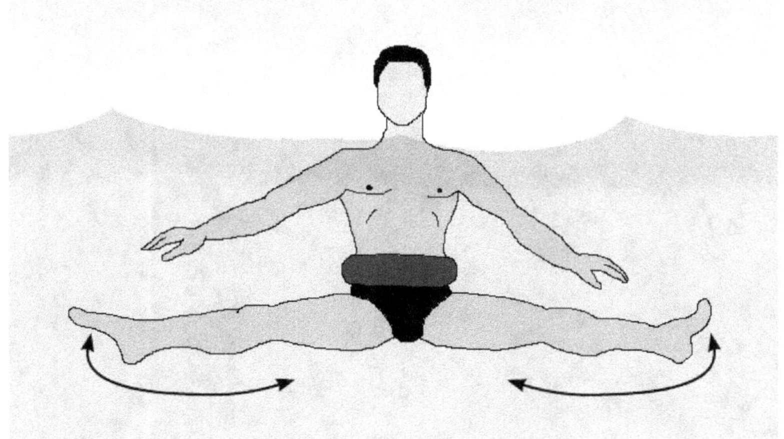

En cualquier momento en que se sienta cansado, descanse flotando tanto tiempo como lo desee.

Las ilustraciones no reflejan todos los movimientos posibles. Use su imaginación.

Las ilustraciones no pueden mostrar todas las posiciones exactas al flotar porque cada uno de nosotros tiene un centro de gravedad levemente diferente. Su cuerpo automáticamente adoptará la posición correcta y sus extremidades lo ayudarán a mantener el equilibrio.

Músculos primarios que se mueven con el ejercicio: Psoas mayor, ilíaco, glúteo mediano, aductor mayor, aductor menor, aductor largo, pectíneo, recto interno, cuádriceps. **Músculos secundarios en estos movimientos:** Glúteo menor, tensor de la fascia lata, glúteo mayor.

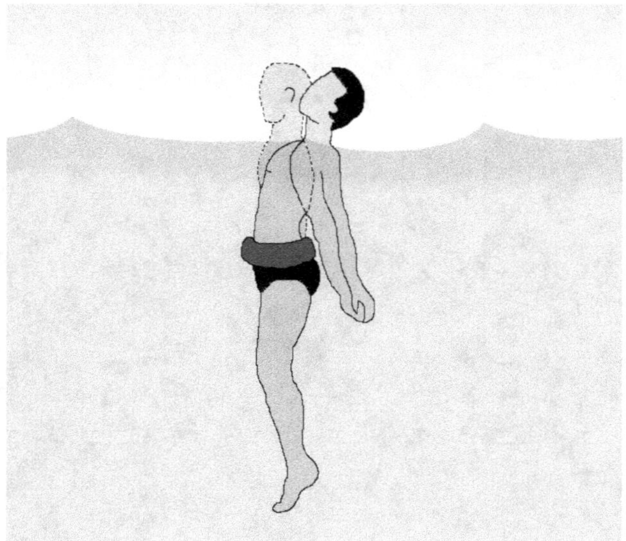

Lo importante es comprender que la idea es hacer todos y cada uno de los movimientos que el cuerpo puede hacer aprovechando la resistencia del agua. Todos los movimientos que se realizan de esta manera estarán a tono con las leyes naturales de la física, la anatomía y la fisiología.

Cada minuto que se pase en el agua, flotando, se traduce en unidades de salud depositadas en el Banco del Bienestar, *incluso cuando no se está haciendo ejercicio activamente.*

No hay prisa. El recorrido en sí mismo será nuestro objetivo.

Músculos primarios que se mueven con el ejercicio: Iliocostal dorsal, dorsal largo, espinoso dorsal, iliocostal lumbar, cuadrado lumbar, recto del abdomen. **Músculos secundarios en estos movimientos:** Semiespinoso, transversoespinosos, rotadores, oblicuo interno, oblicuo externo.

Delfinex 15: Brazos extendidos a los lados, a la altura de los hombros. Baje los brazos, llevando las palmas de las manos a las caderas. Invierta el movimiento, empujando hacia arriba a la superficie del agua.

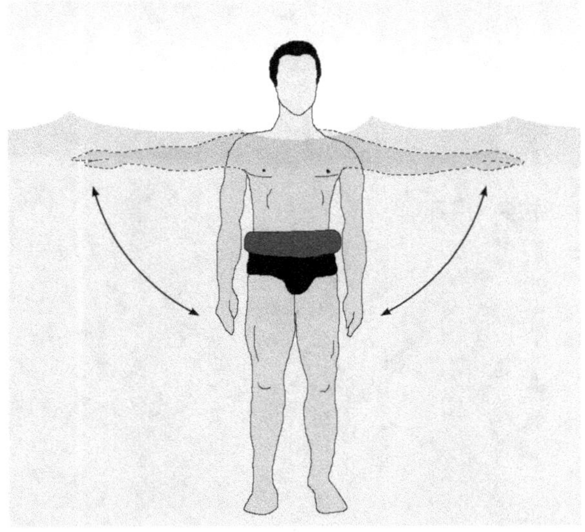

A cada uno de los movimientos le corresponde otro igual pero en sentido opuesto que activa un grupo de músculos diferente. Debemos hacer ambos movimientos.

El agua ofrecerá una resistencia directamente proporcional a la velocidad del movimiento.

Cuando se pone en práctica el Concepto Delfín, es imposible equivocarse; lo único que puede suceder es que al principio no haga los ejercicios en forma óptima.

Músculos primarios que se mueven con el ejercicio: Deltoides, supraespinoso, primer radial externo, segundo radial externo, cubital posterior, extensor común de los dedos, extensor propio del índice, extensor propio del meñique, dorsal ancho, palmar mayor, cubital anterior, lumbricales, interóseos dorsales, flexor común superficial de los dedos, flexor común profundo de los dedos.

Músculos secundarios en estos movimientos: Redondo menor, tríceps.

Delfinex 16: Brazos extendidos a la altura de los hombros, con las palmas de las manos hacia el frente. Lleve hacia abajo los brazos hasta que se toque el torso con los codos y los muslos con el dorso de las manos. Invierta el movimiento, empujando los brazos hacia la superficie del agua.

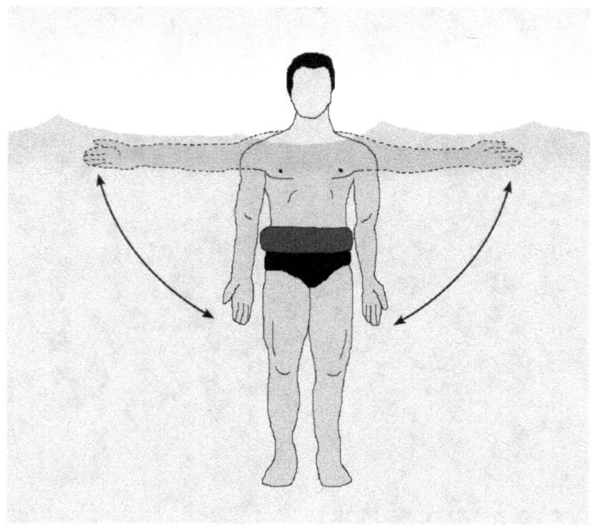

Cada sesión de ejercicios del Concepto Delfín debe equivaler a *tiempo de calidad*. Procure que sea tan placentero como sea posible. Sea su mejor amigo.

Si el dolor es la recompensa, el método es incorrecto.

Cuando se pone en práctica el Concepto Delfín, es imposible equivocarse; lo único que puede suceder es que al principio no haga los ejercicios en forma óptima.

Músculos primarios que se mueven con el ejercicio: Deltoides, supraespinoso, dorsal ancho.

Músculos secundarios en estos movimientos: Serrato mayor, tríceps, redondo menor.

Delfinex 17: Brazos extendidos a la altura de los hombros, con las palmas de las manos hacia arriba. Lleve las manos a los hombros. Vuelva a la posición inicial.

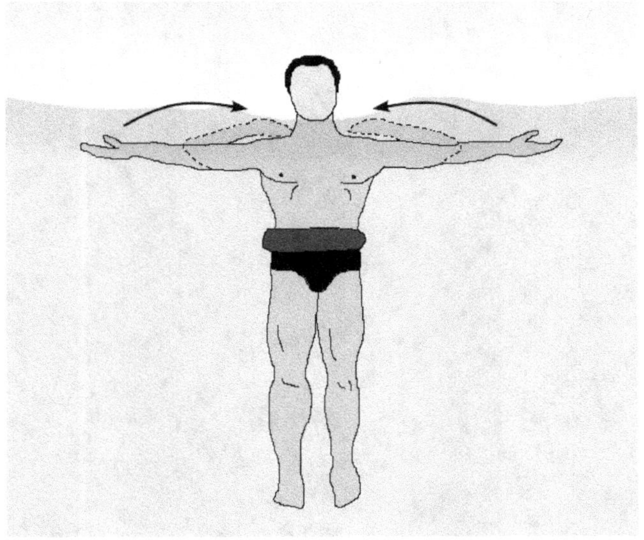

A cada uno de los movimientos le corresponde otro igual pero en sentido opuesto que activa un grupo de músculos diferente. Debemos hacer ambos movimientos.

El agua ofrecerá una resistencia directamente proporcional a la velocidad del movimiento.

En lugar de contar contracciones, preocúpese por la cantidad de *tiempo* que pasa flotando en el agua; y siempre que la experiencia sea placentera, mientras más tiempo, mejor.

Músculos primarios que se mueven con el ejercicio: Deltoides, supraespinoso, bíceps braquial, braquial anterior, palmar mayor, palmar mayor, flexor común superficial de los dedos, flexor común profundo de los dedos, tríceps, primer radial externo, extensor corto del carpo, cubital posterior.

Músculos secundarios en estos movimientos: Supinador largo, ancóneo.

Delfinex 18: Brazos a los lados del cuerpo. Palmas con los pulgares hacia adentro. Suba los brazos hasta llegar a la superficie del agua, primero hacia adelante y luego hacia atrás. Haga el movimiento tan amplio como sea posible, dentro de lo que le resulte cómodo.

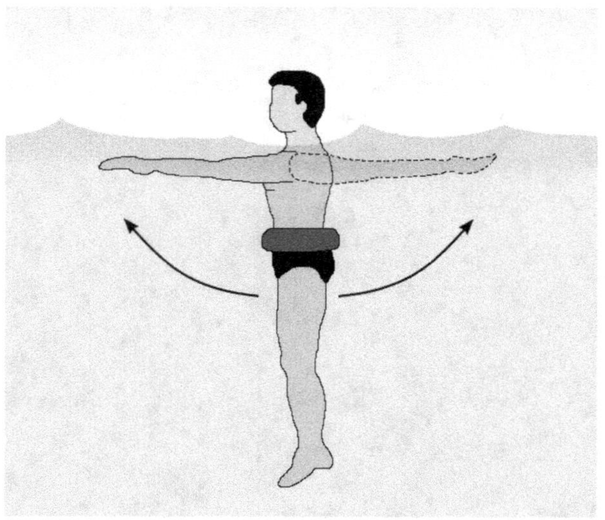

En cualquier momento en que se sienta cansado, descanse flotando tanto tiempo como lo desee.

Las ilustraciones no reflejan todos los movimientos posibles. Use su imaginación.

Las ilustraciones no pueden mostrar todas las posiciones exactas al flotar porque cada uno de nosotros tiene un centro de gravedad levemente diferente. Su cuerpo automáticamente adoptará la posición correcta y sus extremidades lo ayudarán a mantener el equilibrio.

Músculos primarios que se mueven con el ejercicio: Deltoides, coracobraquial, bíceps braquial, braquial anterior, palmar mayor, cubital anterior, lumbricales, interóseos dorsales, dorsal ancho, redondo mayor, tríceps, primer radial externo, segundo radial externo, cubital posterior, extensor común de los dedos, extensor propio del índice, extensor propio del meñique. **Músculos secundarios en estos movimientos:** Pectoral mayor, redondo menor, supinador largo, ancóneo.

Delfinex 19: Brazos a los lados del cuerpo. Palmas con los pulgares hacia fuera. Suba los brazos hasta llegar a la superficie del agua, primero hacia adelante y luego hacia atrás. Haga el movimiento tan amplio como sea posible, dentro de lo que le resulte cómodo.

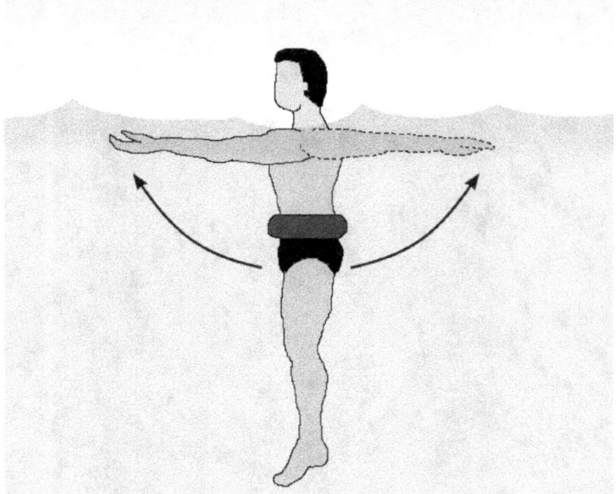

Lo importante es comprender que la idea es hacer todos y cada uno de los movimientos que el cuerpo puede hacer aprovechando la resistencia del agua. Todos los movimientos que se realizan de esta manera estarán a tono con las leyes naturales de la física, la anatomía y la fisiología.

Cada minuto que se pase en el agua, flotando, se traduce en unidades de salud depositadas en el Banco del Bienestar, *incluso cuando no se está haciendo ejercicio activamente.*

No hay prisa. El recorrido en sí mismo será nuestro objetivo.

Músculos primarios que se mueven con el ejercicio: Deltoides, coracobraquial, bíceps braquial, braquial anterior, palmar mayor, cubital anterior, lumbricales, interóseos dorsales, dorsal ancho, redondo mayor, tríceps, primer radial externo, segundo radial externo, cubital posterior, extensor común de los dedos, extensor propio del índice, extensor propio del meñique.

Músculos secundarios en estos movimientos: Pectoral mayor, redondo menor, supinador largo, ancóneo.

Delfinex 20: Brazos a los lados del cuerpo. Suba las manos a la altura del pecho, doblando los codos. Luego empuje hacia abajo para llegar a la posición original.

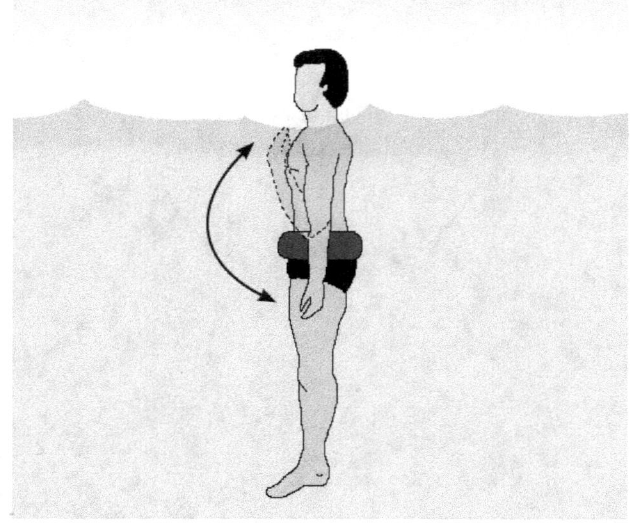

Cada sesión de ejercicios del Concepto Delfín debe equivaler a *tiempo de calidad*. Procure que sea tan placentero como sea posible. Sea su mejor amigo.

Si el dolor es la recompensa, el método es incorrecto.

Cuando se pone en práctica el Concepto Delfín, es imposible equivocarse; lo único que puede suceder es que al principio no haga los ejercicios en forma óptima.

Músculos primarios que se mueven con el ejercicio: Bíceps braquial, braquial anterior, palmar mayor, cubital anterior, lumbricales, interóseos dorsales, flexor común superficial de los dedos, flexor común profundo de los dedos, tríceps, primer radial externo, segundo radial externo, cubital posterior, extensor común de los dedos, extensor propio del índice, extensor propio del meñique.

Músculos secundarios en estos movimientos: Supinador largo, ancóneo.

192

Delfinex 21: Brazos extendidos a los lados del cuerpo. Palmas con pulgares hacia fuera en ángulo aproximado de 45 grados. Lleve las manos hacia delante y toque las palmas, como si fuera a aplaudir. Extienda los brazos hacia atrás tanto como sea posible, dentro de lo que le resulte cómodo. Este movimiento es similar al que se hace cuando se balancean los brazos. Repita en la dirección opuesta.

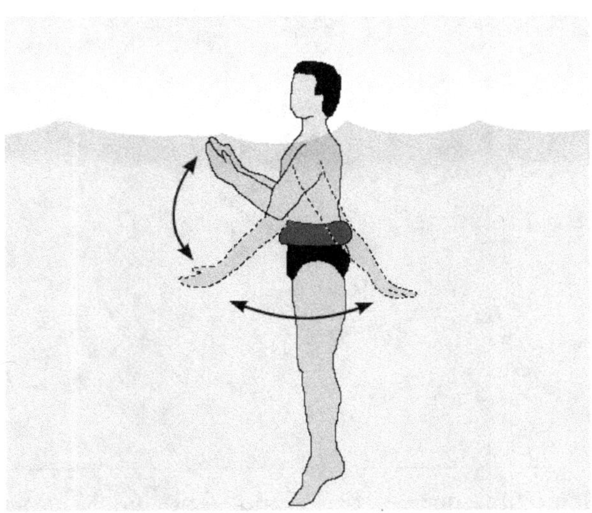

Se debe alentar la práctica de juegos como voleibol, polo, tenis o la "ere" en el agua, mientras se flota.

Cada uno de los ejercicios debe repetirse sólo el número de veces necesario para llegar a un nivel de "cansancio cómodo". No queremos nunca ir más allá de este punto y entrar en la fase de agotamiento de oxígeno y excesivo estrés muscular, es decir, dolor.

Piensa en grande - Mantenlo sencillo.

Músculos primarios que se mueven con el ejercicio: Dorsal ancho, redondo mayor, deltoides, tríceps, coracobraquial, bíceps braquial, braquial anterior.

Músculos secundarios en estos movimientos: Redondo menor, ancóneo.

Delfinex 22: Suba y baje los hombros, como si se encogiera de hombros en forma exagerada.

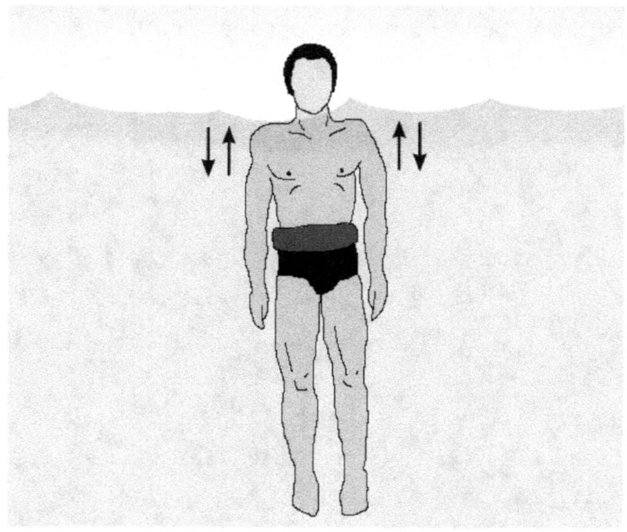

A cada movimiento le corresponde uno igual pero en sentido opuesto. Debemos hacer ambos movimientos.

El agua ofrecerá una resistencia directamente proporcional a la velocidad del movimiento.

En lugar de contar contracciones, preocúpese por la cantidad de *tiempo* que pasa flotando en el agua; y siempre que la experiencia sea placentera, mientras más tiempo, mejor.

Músculos primarios que se mueven con el ejercicio: Fibras superiores e inferiores del trapecio, elevador de la escápula.

Músculos secundarios en estos movimientos: Romboides mayor y romboides menor.

Delfinex 23: Subir y bajar los hombros al tiempo que se giran hacia delante y hacia atrás.

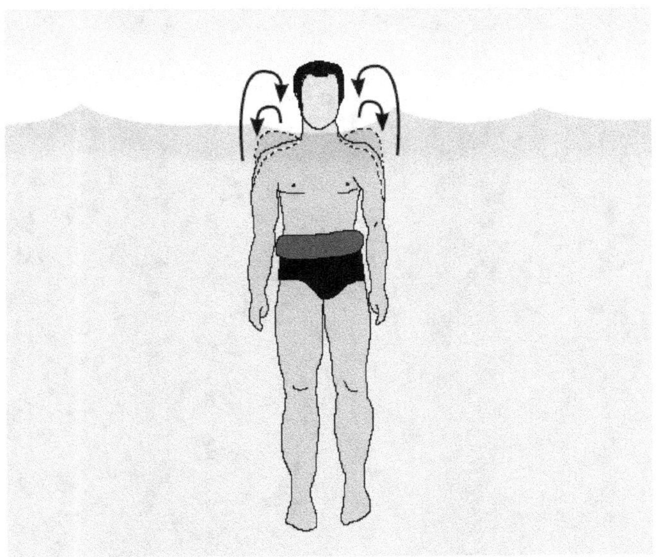

En cualquier momento en que se sienta cansado, descanse flotando tanto tiempo como lo desee.

Las ilustraciones no reflejan todos los movimientos posibles. Use su imaginación.

Las ilustraciones no pueden mostrar todas las posiciones exactas al flotar porque cada uno de nosotros tiene un centro de gravedad levemente diferente. Su cuerpo automáticamente adoptará la posición correcta y sus extremidades lo ayudarán a mantener el equilibrio.

Músculos primarios que se mueven con el ejercicio: Trapecio, elevador de la escápula, serrato mayor, romboides mayor y romboides menor.

Delfinex 24: Movimiento hacia delante (flexión) y hacia atrás (hiperextensión) de la cabeza.

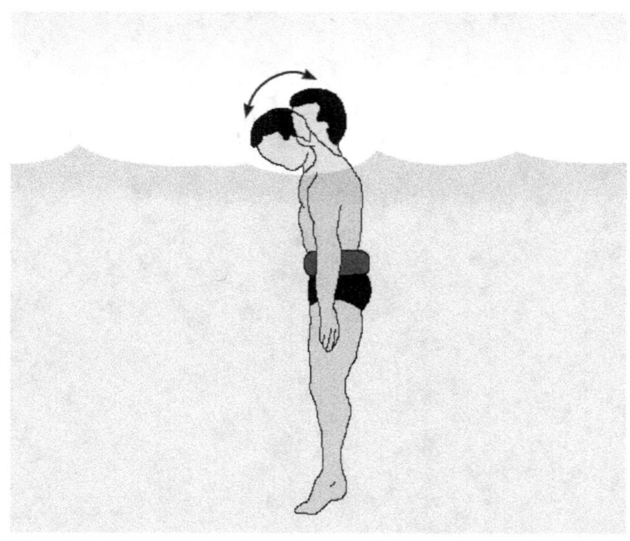

Cada sesión de ejercicios del Concepto Delfín debe equivaler a *tiempo de calidad*. Procure que sea tan placentero como sea posible. Sea su mejor amigo.

Si el dolor es la recompensa, el método es incorrecto.

Cuando se pone en práctica el Concepto Delfín, es imposible equivocarse; lo único que puede suceder es que al principio no haga los ejercicios en forma óptima.

Músculos primarios que se mueven con el ejercicio: Esternocleidomastoideo, trapecio, semiespinoso de la cabeza, esplenio de la cabeza, esplenio del cuello. **Músculos secundarios en estos movimientos:** Recto anterior mayor de la cabeza, largo del cuello, escaleno anterior, escaleno medio, escaleno posterior, recto anterior menor de la cabeza, grupo infrahioideo, transversoespinosos, oblicuo superior e inferior de la cabeza, recto posterior mayor de la cabeza y recto posterior menor de la cabeza, elevador de la escápula.

196

Delfinex 25: Doble el cuello como si tratara de tocarse el hombro con la oreja. Repita del otro lado.

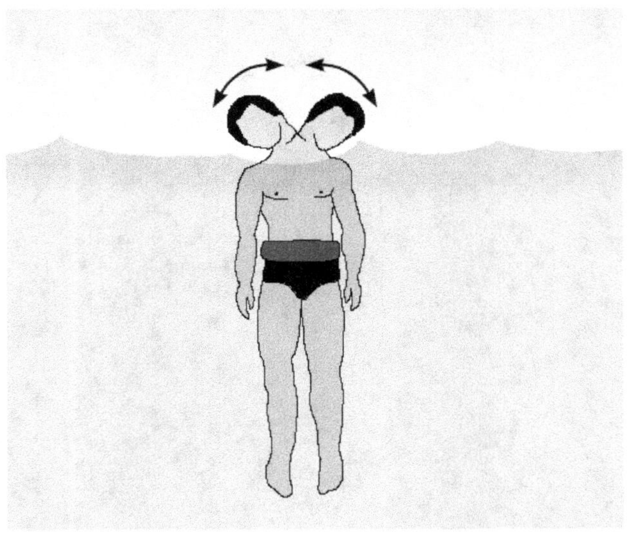

Lo importante es comprender que la idea es hacer todos y cada uno de los movimientos que el cuerpo puede hacer aprovechando la resistencia del agua. Todos los movimientos que se realizan de esta manera estarán a tono con las leyes naturales de la física, la anatomía y la fisiología.

Cada minuto que se pase en el agua, flotando, se traduce en unidades de salud depositadas en el Banco del Bienestar, *incluso cuando no se está haciendo ejercicio activamente.*

No hay prisa. El recorrido en sí mismo será nuestro objetivo.

Músculos primarios que se mueven con el ejercicio: Fibras superiores del trapecio.

Delfinex 26: Gire la cabeza dando una vuelta completa primero hacia la derecha y luego hacia la izquierda.

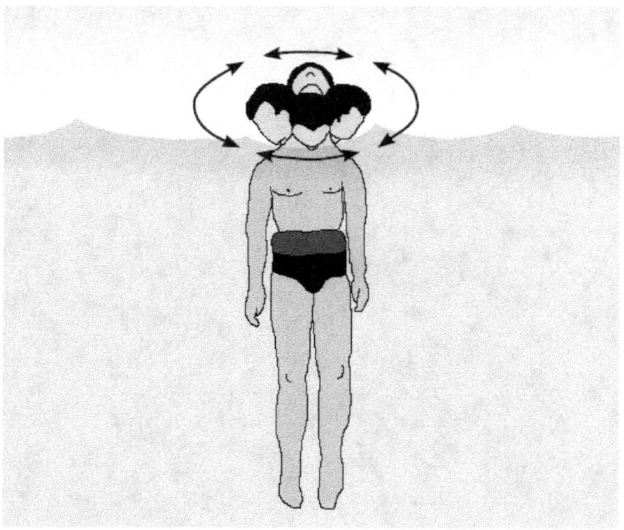

Se debe alentar la práctica de juegos como voleibol, polo, tenis o la "ere" en el agua, mientras se flota.

Cada uno de los ejercicios debe repetirse sólo el número de veces necesario para llegar a un nivel de "cansancio cómodo". No queremos nunca ir más allá de este punto y entrar en la fase de agotamiento de oxígeno y excesivo estrés muscular, es decir, dolor.

Piensa en grande - Mantenlo sencillo.

Músculos primarios que se mueven con el ejercicio: Esternocleidomastoideo, trapecio, semiespinoso de la cabeza, esplenio de la cabeza, esplenio del cuello. **Músculos secundarios en estos movimientos:** Recto anterior mayor de la cabeza, largo del cuello, escaleno anterior, escaleno medio, escaleno posterior, recto anterior menor de la cabeza, grupo infrahioideo, transversoespinosos, oblicuo superior de la cabeza y oblicuo inferior de la cabeza, recto posterior mayor de la cabeza y recto posterior menor de la cabeza, elevador de la escápula.

Delfinex 27: Brazos y manos extendidos al frente, a la altura de los hombros. Girar las manos, dando vueltas completas.

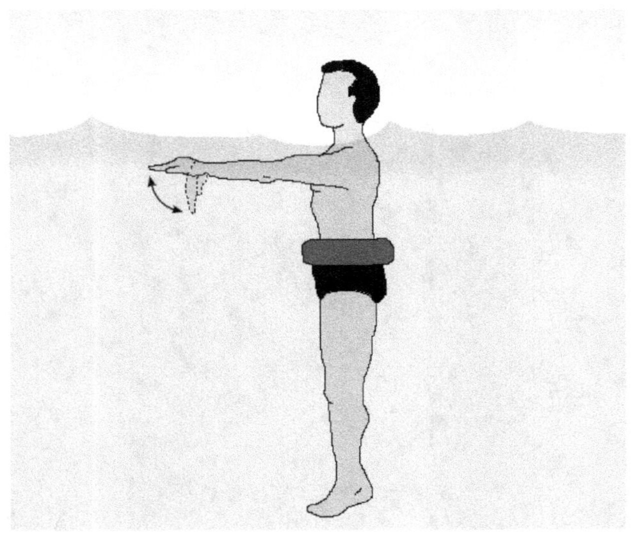

A cada uno de los movimientos le corresponde otro igual pero en sentido opuesto que activa un grupo de músculos diferente. Debemos hacer ambos movimientos.

El agua ofrecerá una resistencia directamente proporcional a la velocidad del movimiento.

En lugar de contar contracciones, preocúpese por la cantidad de *tiempo* que pasa flotando en el agua; y siempre que la experiencia sea placentera, mientras más tiempo, mejor.

Músculos primarios que se mueven con el ejercicio: Infraespinoso, redondo menor, subescapular, bíceps braquial, supinador corto, pronador redondo, pronador cuadrado.

Músculos secundarios en estos movimientos: Deltoides, supinador largo, palmar mayor.

Delfinex 28 y 29: Brazos extendidos levantados a la altura de los hombros. Abrir y cerrar las manos. Hacer toda la gama de movimientos hacia arriba y hacia abajo con las manos.

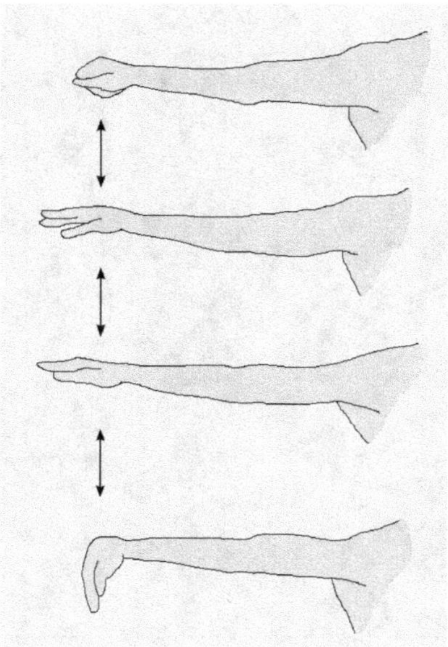

En cualquier momento que se sienta cansado, descanse flotando tanto tiempo como lo desee.

Las ilustraciones no reflejan todos los movimientos posibles. Use su imaginación.

Las ilustraciones no pueden mostrar todas las posiciones exactas al flotar porque cada uno de nosotros tiene un centro de gravedad levemente diferente. Su cuerpo automáticamente adoptará la posición correcta y sus extremidades lo ayudarán a mantener el equilibrio.

Músculos primarios que se mueven con el ejercicio: Lumbricales, interóseos dorsales, interóseos palmares, flexor común superficial de los dedos, flexor común profundo de los dedos, extensor común de los dedos, extensor propio del índice, extensor propio del índice, palmar mayor, palmar mayor, primer radial externo, segundo radial externo, cubital posterior.

Delfinex 30: Nadar como Tarzán. Imitar los movimientos que uno imagina que haría Tarzán al nadar. Debe mover todas las extremidades inferiores y superiores, de forma más o menos armoniosa, extendiendo los brazos y pateando al mismo tiempo. El Equipo de Flotación Delfín lo transformará instantáneamente en un nadador o, cuando menos, hará que usted lo parezca. El Delfinex 30 y/o el Delfinex 31 pueden ser utilizados para ejercicios cardiovasculares con solo incrementar la rapidez con la cual se realicen.

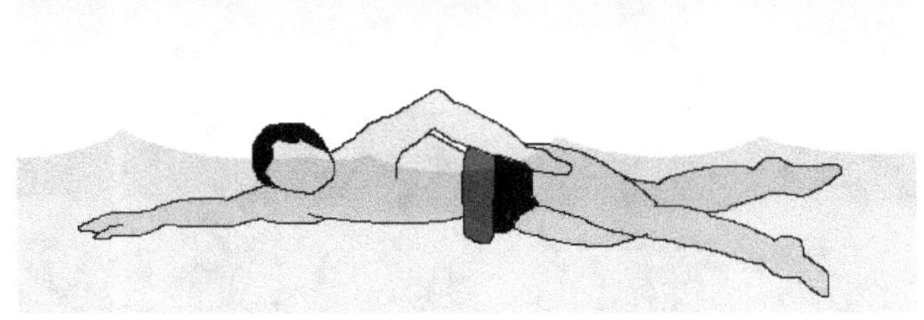

Músculos primarios del cuello que se mueven con este ejercicio: Esternocleidomastoideo, trapecio, semiespinoso de la cabeza, esplenio de la cabeza, esplenio del cuello. Músculos secundarios en estos movimientos: Recto anterior mayor de la cabeza, largo del cuello, escaleno anterior, escaleno medio, escaleno posterior, recto anterior menor de la cabeza, grupo infrahioideo, transversoespinosos, oblicuo superior de la cabeza y oblicuo inferior de la cabeza, recto posterior mayor de la cabeza y recto posterior menor de la cabeza, elevador de la escápula.

Músculos primarios en el movimiento hacia adelante: Pectoral mayor, deltoides, coracobraquial, bíceps braquial, braquial anterior, supinador largo, palmar mayor, palmar mayor, lumbricales, interóseos dorsales, interóseos palmares, flexor común superficial de los dedos, flexor común profundo de los dedos.

Músculos primarios en el movimiento hacia atrás: Trapecio, romboides mayor y romboides menor, dorsal ancho, redondo mayor, deltoides, tríceps, primer radial externo, segundo radial externo, cubital posterior, extensor común de los dedos, extensor propio del índice, extensor propio del meñique.

Músculos secundarios en estos movimientos: Infraespinoso, redondo menor.

Músculos primarios extensores y flexores de muslos y piernas: Psoas mayor, ilíaco, glúteo mayor, semitendinoso, semimembranoso, bíceps crural, recto anterior del muslo, crural, vasto interno, vasto externo, gemelos, sóleo, tibial posterior, peroneo lateral largo, peroneo lateral corto, lumbricales, flexor corto del dedo gordo, flexor largo de los dedos, flexor corto plantar, flexor largo del dedo gordo, tibial anterior, extensor largo de los dedos, extensor corto de los dedos, extensor largo del dedo gordo.

Delfinex 31: Nade de espalda. Imite a las personas que ha visto nadando de espalda. Acuérdese que una de las ventajas del Concepto Delfín es que el Equipo de Flotación Delfín lo transforma instantáneamente en un "nadador", permitiéndole obtener la mayoría de los beneficios de este excelente deporte sin necesidad de pasar años de entrenamiento.

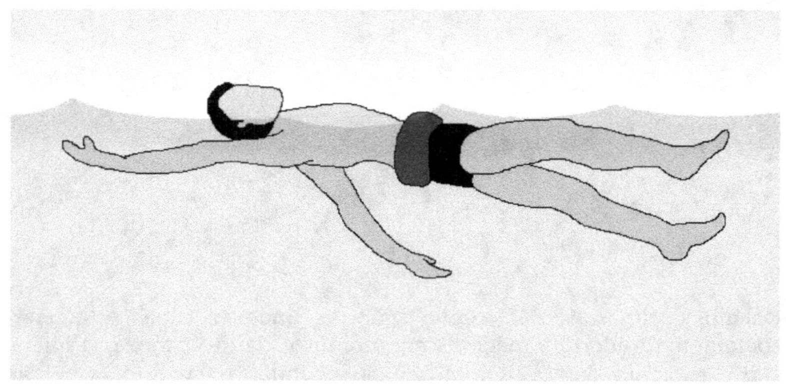

Músculos primarios usados en el movimiento hacia adelante: Pectoral mayor, deltoides, coracobraquial, bíceps braquial, braquial anterior, supinador largo, palmar mayor, palmar anterior, lumbricales, interóseos dorsales, interóseos palmares, flexor común superficial de los dedos, flexor común profundo de los dedos.

Músculos primarios en el movimiento hacia atrás: Trapecio, romboides mayor y romboides menor, dorsal ancho, redondo mayor, deltoides, tríceps, primer radial externo, segundo radial externo, cubital posterior, extensor común de los dedos, extensor propio del índice, extensor propio del meñique. **Músculos secundarios en estos movimientos:** infraespinoso, redondo menor.

Músculos primarios extensores y flexores de muslos y piernas: Psoas mayor, ilíaco, glúteo mayor, semitendinoso, semimembranoso, bíceps crural, recto anterior del muslo, crural, vasto interno, vasto externo, gemelos, sóleo, tibial posterior, peroneo lateral largo, peroneo lateral corto, lumbricalis, flexor corto del dedo gordo, flexor largo de los dedos, flexor corto plantar, flexor largo del dedo gordo, tibial anterior, extensor largo de los dedos, extensor corto de los dedos, extensor largo del dedo gordo.

Delfinex 32: Nadar como si estuviera debajo del agua pero con la cabeza fuera del agua y las palmas de las manos de cara una a la otra.

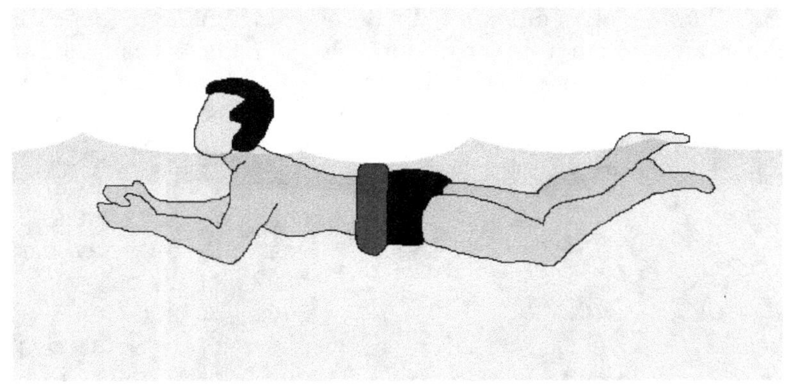

Músculos primarios que se mueven con el ejercicio: Deltoides, supraespinoso, bíceps braquial, braquial anterior, palmar mayor, palmar anterior, flexor común superficial de los dedos, flexor común profundo de los dedos, tríceps, primer radial externo, cubital posterior.

Músculos secundarios en estos movimientos: Supinador largo, ancóneo.

Músculos primarios en el movimiento hacia adelante: Deltoides, coracobraquial, pectoral mayor, bíceps braquial, braquial anterior, supinador largo, supinador corto, primer radial externo, segundo radial externo, cubital posterior, extensor común de los dedos, extensor propio del índice, extensor propio del meñique.

Músculos primarios en el movimiento hacia atrás: Serrato mayor, trapecio, romboides mayor y romboides menor, dorsal ancho, redondo mayor, deltoides, tríceps, supinador corto, palmar mayor, cubital anterior, lumbricales, interóseos dorsales, interóseos palmares, flexor común superficial de los dedos, flexor común profundo de los dedos.

Músculos secundarios en estos movimientos: Infraespinoso, redondo menor.

Músculos primarios extensores y flexores de muslos y piernas: Psoas mayor, ilíaco, glúteo mayor, semitendinoso, semimembranoso, bíceps crural, recto anterior del muslo, crural, vasto interno, vasto externo, gemelos, sóleo, tibial posterior, peroneo lateral largo, peroneo lateral corto, lumbricales, flexor corto del dedo gordo, flexor largo de los dedos, flexor corto plantar, flexor largo del dedo gordo, tibial anterior, extensor largo de los dedos, extensorcorto de los dedos, extensor largo del dedo gordo.

Delfinex Aqua-Yoga — Descansar flotando:

En cualquier momento en que realice las sesiones de ejercicios del Concepto Delfín, puede descansar flotando en cualquier posición que prefiera, durante el tiempo que lo desee. Sin embargo, debe prestar particular atención a este procedimiento al *finalizar* cada sesión de ejercicios. En este momento es más beneficioso que nunca relajarse tanto como sea posible y soltar las tensiones acumuladas. A algunas personas les desagrada que al flotar les entre agua en los oídos. A esas personas

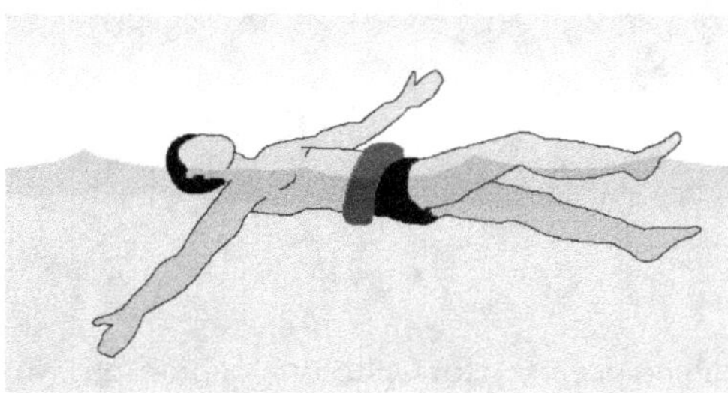

les sería muy útil añadir un chaleco salvavidas, toda vez que éstas ayudarán a mantener los oídos fuera del agua y la flotación será más placentera, hasta el punto de poder dormitar. Recuerde usar los dos equipos a la vez para lograr este efecto. (No mostrado en estos dibujos".

Recuerde que cada minuto que se pase en el agua, flotando, se traduce en unidades de salud depositadas en el Banco del Bienestar, *incluso cuando no se está haciendo ejercicio activamente.*

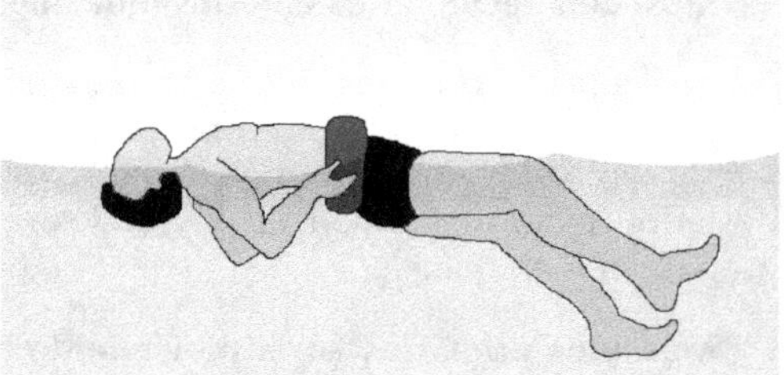

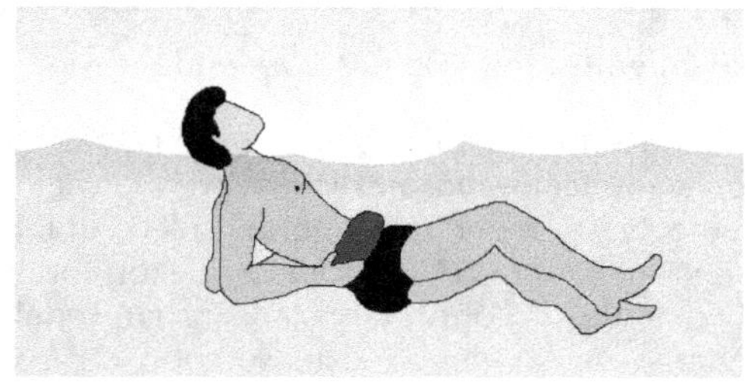

Así que mientras más tiempo pase practicando esta técnica de relajación, mejor. Acuérdese que nuestros ancestros homínidos pasaban innumerables horas todos los días moviéndose y flotando en el agua.

Libro Dos

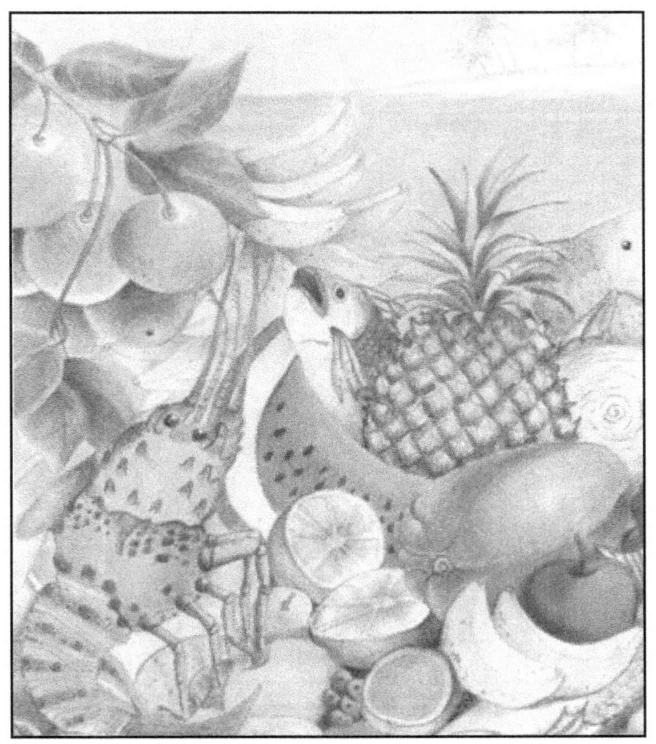

La Nutrición del Mono Desnudo

Capítulo 10

El Concepto de Nutrición del Mono Desnudo
y
La Dieta del Mono Desnudo

> *"Por primera vez en la vida, el total de personas con sobrepeso supera el de personas normales en los Estados Unidos. ¿Acaso eso no implica que el sobrepeso es normal? El mes pasado éramos gordos. Ahora somos normales. ¡Vamos a comernos otra pizza!"* **Jay Leno.**

> *"La mayor parte de los alimentos que ingiere el mono desnudo moderno no activa sus mecanismos de la saciedad y ésa es la única razón por la que come demasiado".* **Daniel Roberts.**

> *"El mono desnudo es inteligente. Algunas veces debe hacer una pausa, echarle un vistazo a lo que ha inventado, ver si lo domina todo y decidir si su inventiva e ingenio han superado la habilidad natural de su organismo para utilizar de forma óptima lo que ha creado".* **Daniel Roberts.**

> *"Para saber qué debemos comer, basta saber qué solíamos comer".* **Daniel Roberts.**

La falta de ejercicio casi siempre viene acompañada de sobrepeso; de hecho, a muchos les interesa hacer ejercicio *sólo* para estar delgados. Sin embargo, si deseamos llegar al peso que nos corresponde no nos podemos limitar al ejercicio: también debemos analizar qué pasa con nuestra alimentación. Si usted no tiene problemas con su peso y está satisfecho con lo que come y la forma en que come, quizás pueda saltarse este capítulo. Sin embargo, estoy convencido de que el mono desnudo está en graves problemas no sólo por los casos obvios de escasez de alimento, sino también —aunque por razones distintas— cuando hay alimento en abundancia. Es para estos segmentos de la población que analizaré lo que considero el método más racional de perder peso de forma natural y sin sufrimientos. De hecho, este libro no estaría completo si no abordamos cómo se alimentó el mono desnudo durante su evolución y lo comparamos con la forma de alimentarse que ha adoptado muy recientemente.

Para ver la lógica tras este enfoque debemos recurrir en primer lugar a lo que hizo Einstein para llegar a su avanzada fórmula matemática: debemos, deliberadamente, darle la espalda a un axioma. Veamos ahora lo que podemos deducir si cerramos los ojos ante una "verdad universal", en este caso relacionada con la alimentación. El axioma que debemos desconocer es el que afirma que debemos distribuir nuestros alimentos, *en proporciones calóricas más o menos similares,* entre frutas y vegetales; carne, pescado y aves de corral; y productos lácteos. Ello supuestamente nos proporciona las proteínas, carbohidratos y grasas que necesitamos.

La pregunta que debemos hacernos es por qué. ¿Por qué debemos seguir esta "dieta balanceada"? ¿Quién fue el equilibrista que balanceó esta dieta? ¿De dónde salió? ¿En qué se basa? Durante décadas, nadie ha cuestionado seriamente esto de la dieta balanceada, pero al mismo tiempo casi nadie le ha prestado seriamente mucha atención a sus normas. Quizás si de verdad hubiéramos seguido esos principios, habríamos tenido la oportunidad de ser más sanos o, cuando menos, habríamos podido demostrar si esa alimentación es la apropiada o no. Sin embargo, el hecho de que no cumplamos sus normas quiere decir que la amplia mayoría de la población no puede hacerlo o no está dispuesta a hacerlo, lo que considerando los resultados finales termina siendo lo mismo.

Tenemos que reconocer el hecho de que comemos cantidades excesivas de carnes, grasas, alimentos procesados modernos y productos agrícolas que contienen mucho almidón. También debemos reconocer que un abrumador porcentaje de la población de los países industrializados avanzados tiene serios problemas de sobrepeso. No creo que nadie pueda presentar argumentos en contra de esta última afirmación, simplemente porque es un fenómeno observado.

El mono desnudo está en problemas, tanto desde el punto de vista músculo-esquelético como desde el punto de vista nutricional. ¿Quieren pruebas? Vayan un día cualquiera a algún centro comercial, un aeropuerto, un estadio o cualquier sitio donde haya mucha gente reunida y miren a su alrededor. Verán la prueba viviente de esta verdad en innumerables personas con sobrepeso y patológicamente obesas que caminan con dificultad mientras recorren pasillos y tiendas.

Creo que es un hábito científico muy sano cuestionar continuamente la información que recibimos; investigar sobre los hechos y datos que uno da por sentado; revisar el razonamiento que sirve de base a lo que podemos llamar "conocimiento común", particularmente si se trata de casos aparentemente complicados como cuál es la alimentación adecuada. Teniendo esto en cuenta, sería beneficioso observar el asunto desde un ángulo completamente diferente y preguntarnos si la ciencia de la nutrición está lo suficientemente avanzada o es lo suficientemente exacta como para brindar pautas adecuadas que sirvan para la gran mayoría de las personas. ¿Se están siguiendo estas pautas? ¿Tienen sentido? De ser afirmativa la respuesta, ¿por qué el 60% de la población de los Estados Unidos, por ejemplo, tiene sobrepeso? ¿Por qué otras naciones industrializadas y muchas en América Latina están acercándose a esa situación? ¿Por qué el sobrepeso se ha extendido tanto? ¿Acaso nuestros primos darwinianos comían en exceso? ¿Por qué los gorilas y chimpancés, los bonobos y orangutanes mantienen su fuerza muscular y siguen siendo delgados? Alimentarse es una de las tres piedras angulares de nuestra existencia física en la naturaleza, junto con hacer ejercicio y dormir. ¿Por qué tiene que ser un problema?

Todas las dietas requieren una fuerza de voluntad increíble. La gente experimenta enormes sufrimientos cuando trata de hacerlas. El resultado es el fracaso. ¿Por qué comer debe ser una experiencia desagradable? ¿Por qué debe existir la *necesidad* de hacer dieta? ¿Por qué nuestros adolescentes se exponen a un sufrimiento psicológico y tienen una autoestima tan baja que algunos se suicidan o sufren trastornos alimentarios que perturban su vida, a veces para siempre? ¿Cómo se puede considerar esto una parte natural del crecer? ¿Por qué está pasando todo esto? ¿Somos una sociedad que carece de fuerza de voluntad? Si esto es cierto, ¿por qué? Como he señalado en reiteradas oportunidades en este libro, la recompensa por realizar funciones biológicas normales como el ejercicio no puede ser exceso de estrés ni el dolor. Alimentarse también es una función biológica primaria normal, y tampoco debe venir acompañada de exceso de estrés o dolor.

Nuestros cuerpos nos indican cuándo tenemos sueño y cuándo hemos dormido lo suficiente; cuándo estamos cansados y cuándo hemos descansado lo suficiente; cuándo sentimos frío o calor y cuándo nos encontramos en el rango normal de la temperatura corporal; cuándo tenemos sed y cuándo hemos bebido suficiente líquido; cuándo la luz es demasiado brillante o el sonido es demasiado fuerte; cuándo algo huele bien o mal. Nos dice cuándo nos sentimos excitados sexualmente y cuándo nos sentimos satisfechos; cuándo necesitamos ir al baño y cuándo terminamos. Nos indica cuándo los sonidos son agradables o desagradables; cuándo el contacto con algo o alguien es gratificante o incómodo; cuándo algo sabe bien o mal. Nos advierte a través del olfato si una comida que estamos a punto de probar se ha descompuesto y, si la tragamos, nos provoca el vómito. También nos dice cuándo tenemos hambre. *¿Por qué no nos dice cuándo hemos comido lo suficiente? ¿Por qué la sensación de saciedad o llenura —lo opuesto al hambre— no se activa correctamente como lo hace el resto de las respuestas biológicas?*

Nuestra alimentación no debería provocarnos problemas cardiovasculares, diabetes u otros trastornos. No debería destruir nuestras articulaciones ni quitarnos años de vida. Comer no debería ser causa de estrés cuando hay abundancia de alimentos.

La memoria evolutiva deberíamos provocarnos estrés sólo cuando hay escasez, como lo hace al desencadenar la sensación de hambre. Esa parte funciona bien; lo que no funciona en la sociedad moderna es su contraparte: el mecanismo de saciedad es lo que está fuera de servicio. Es allí donde deberíamos concentrar nuestra atención. La clave se encuentra en descubrir qué circunstancias y qué alimentos nos producen la sensación de saciedad, son agradables y, al mismo tiempo, nos proporcionan los nutrientes adecuados para alcanzar un funcionamiento óptimo.

¿Por dónde comenzamos? ¿Acaso esto quiere decir que tenemos que ir a los laboratorios científicos de nuestras mejores universidades e invertir miles de millones de dólares en investigaciones para averiguar qué activa el mecanismo de saciedad en el mono desnudo? ¿Tenemos que estudiar los árboles biológicos de nuestro cuerpo, los últimos recovecos de nuestro organismo, o sumergirnos en el campo de la biología molecular con la esperanza de encontrar una pista milagrosa? ¿Tenemos que transformarnos en nutricionistas profesionales o conocer el contenido de cada gramo de los miles de alimentos que existen y luego analizarlos para ver si podemos comerlos, cuándo comerlos y en qué cantidad? ¿Tenemos que memorizar la preparación de infinidad de recetas?

No, nada de eso producirá resultados porque estaríamos buscando en el lugar equivocado. Sería como el borracho que pierde su billetera en el parque y busca debajo del poste de luz. Cuando alguien le pregunta si está seguro de haberla perdido allí, responde que no, que no fue allí, pero que no puede buscarla donde se le cayó porque está muy oscuro.

Debemos recordar que la evolución va sumando los resultados de muchas soluciones encontradas. Somos un compendio de lo que éramos antes. Hoy en día somos el resultado de lo que el medio ambiente nos hizo, o más bien, lo que tuvimos que hacer en respuesta a los cambios ambientales. Actualmente somos las máquinas biológicas en las que nos hemos transformado como consecuencia de todo lo que nos ha ocurrido en el pasado. Si queremos averiguar con qué combustible funciona mejor la máquina, si queremos averiguar *qué deberíamos comer,* todo lo que debemos hacer es observar lo que *solíamos comer* en el pasado. Metafóricamente hablando, debemos ver el bosque en lugar de los árboles, es decir, observar el panorama completo que tenemos justo frente a nosotros. Debemos observar las condiciones y los alimentos que nos permitieron adaptarnos a nuestro medio ambiente y sobrevivir, porque allí se encuentra la clave de la salud nutricional.

Propongo que cuestionemos los axiomas relacionados con la dieta porque no nos han dado resultado y busquemos las bases de la alimentación adecuada no en lo que nos enseñan actualmente, sino en la historia pasada del mono desnudo. En lugar de tratar de armar un rompecabezas con todo el conocimiento contradictorio que hemos adquirido mediante todos nuestros datos científicos, en vez de intentar adivinar qué *debemos comer* y cuál debe ser el combustible adecuado e imponernos una respuesta, ¿por qué no vamos atrás y averiguamos *cómo comíamos?* ¿Cómo sobrevivimos? ¿Qué comíamos? Obviamente, ésa fue la fuente de combustible apropiada con la cual se configuraron nuestros cuerpos, la fuente de combustible que airosamente logró traernos hasta aquí.

Evidentemente, somos omnívoros, lo cual quiere decir que podemos consumir alimentos de origen animal y vegetal. Pero lo mismo ocurre con todos los animales si disfrazamos sus alimentos y engañamos al cerebro. Un ejemplo de alimentación cárnica a herbívoros se hizo evidente con el brote de la enfermedad de las vacas locas en Europa en la década de los 90. A algunos les sorprenderá saber que durante décadas los productores de alimentos para ganado han estado utilizando como materia prima productos derivados de las ovejas (específicamente harina de huesos y desechos neurológicos molidos). En la década de 1980 cambiaron los métodos que utilizaban para procesar estos productos derivados del ganado ovino y, al hacerlo, permitieron que el agente patológico de una enfermedad vista en ovejas y cabras llamada "encefalopatía espongiforme ovina" y conocida comúnmente como "tembladera del cordero" se introdujera, inadvertidamente, en productos derivados de la carne usados como alimento para las vacas. Algunas de ellas contrajeron la enfermedad y un puñado la transmitió a los humanos.

Lo menciono para demostrar que cualquier animal, incluyendo al mono desnudo, puede consumir cualquier producto biológico. El organismo los utilizará como mejor pueda. Algunas fuentes de alimentos serán más nutritivas que otras, algunas serán perjudiciales y hasta tóxicas y ciertas cumplirán casi a la perfección los requerimientos que la evolución le ha dictado a cada especie. Sin embargo, si queremos una respuesta biológica óptima, "casi" no es suficiente. Sólo deberíamos aceptar lo que sirve de verdad, nuestras fuentes originales de combustible puestas a prueba en el curso del tiempo. Está harto demostrado que somos capaces de *sobrevivir* comiendo casi cualquier cosa. Sin embargo, hablar de los alimentos necesarios para *crecer llenos de vida* es harina de otro costal. Uno de los problemas es que no sabemos con exactitud qué proporción debemos ingerir de cada tipo de alimento, cuál proporción es la óptima. En este sentido, hay una gran confusión.

Pero hay otro problema incluso mayor: *"La mayor parte de los alimentos que ingiere el mono desnudo moderno no activa sus mecanismos de saciedad y ésa es la única razón por la cual come demasiado"*. De hecho, gran parte de lo que comemos tiene el efecto contrario. En lo que podría ser considerado el colmo del cinismo, en los grandes menús de los restaurantes, por lo general escrito en exquisitas letras cursivas, aparece una sección llamada "aperitivos" o "abrebocas", como si sus clientes de alguna manera tuvieran que ser amarrados y arrastrados al lugar a la fuerza, atados a una silla y necesitaran comer o tomar algo que eufemísticamente "les abriera el apetito". Ni que el apetito de una persona obesa o con sobrepeso estuviera de alguna forma "cerrado" y necesitara instrumentos especiales para abrirlo y permitir o estimular la entrada de suculentos platos que, de lo contrario, se quedarían fríos porque a esa persona —pobrecilla— no le apetecería comer. ¡La verdad es que casi todos los alimentos modernos hacen las veces de aperitivos! ¡Casi todos provocan en nosotros el deseo de comer más! ¡Y eso explica el exceso de peso!

Cuando llevamos animales a un zoológico, sabemos que para que las distintas especies crezcan sanamente debemos reproducir su ambiente natural en el máximo de nuestras posibilidades; debemos suministrarles un ambiente tan parecido a su mundo natural como sea posible. Mientras más nos aproximemos a la forma de vida a la cual se han adaptado, o sea, la forma de vida que les dictan sus genes, mejor para ellos. Y cuando visitamos un zoológico, por lo general lo juzgamos no sólo por el número y la variedad de animales que vemos, sino también por qué tanto los planificadores del mismo lograron reproducir el hábitat natural de cada animal. En los más completos, nos deleitamos viendo cómo tigres, leones, jirafas, monos, osos polares y muchos otros animales viven en ecosistemas artificiales similares a los originales.

En el zoológico de San Diego, California, podemos ver a un oso panda engullendo hasta 15 kilos de tallos y hojas de bambú en un día. Cuando come brotes de bambú, puede consumir hasta 38 kilos, lo que representa aproximadamente un 40% de su peso corporal y estamos hablando de un solo día. Esto lo hace no sólo porque esa es la dieta que su mandato genético le ordena seguir, sino también porque el mismo oso panda es un elemento vivo de un hábitat, un mini sistema ecológico que produce grandes cantidades de bambúes. Si el hábitat cambia, si el ambiente donde vive no puede suministrarle gigantescas cantidades de bambú, o se adapta a las nuevas condiciones o perece.

En todo caso, su cerebro le dicta que debe consumir esas enormes cantidades de alimento porque así es como ha sobrevivido durante millones de años. Debe obtener todos sus nutrientes —o 99% de ellos— de una sola fuente, y eso quiere decir todas sus proteínas, carbohidratos, grasas, vitaminas y minerales. Esa fuente contiene principalmente fibra y es muy deficiente desde el punto de vista nutritivo. El oso panda compensa tal deficiencia consumiendo inmensas cantidades de alimento. Como su hábitat ha estado reduciéndose durante muchos años, la especie ahora está casi en el mismo punto al que llegaron los dinosaurios: llegó el momento en el que su ambiente era demasiado pequeño; ellos eran demasiado grandes; no había suficiente comida; perecieron. Todos sabemos que el panda está en graves problemas. A duras penas, resiste.

Cuando lo coloquemos en su ambiente natural, o uno artificial muy similar al original, recobrará la salud. Por otra parte, consideremos qué pasaría si le quitáramos el ejercicio eliminándole la necesidad de trepar árboles y empujar y romper tallos todo el día en la búsqueda cotidiana que le provee su alimento natural y si, en lugar de bambú, lo alimentáramos con sustancias muy nutritivas en cantidad ilimitada que su cerebro no reconociera y, además, experimentáramos y le agregáramos sustancias especiales: hierbas aromáticas y especias específicamente diseñadas para "abrirle el apetito". En ese catastrófico caso hipotético, ocurriría una situación similar a lo que le está pasando al mono desnudo. Tendríamos en nuestras manos a un panda enfermo, inmensamente obeso.

Desde que nació la idea de los zoológicos hemos podido observar que los animales que viven en tales condiciones sólo crecen sanamente si se les suministra la misma *fuente* de alimentos que tienen en su hábitat natural y se toma en consideración sus propios ambientes. Naturalmente, mantenerlos en cautiverio no es lo ideal, pero sabemos que en la misma medida en que no se reproduzcan su hábitat y sus fuentes de alimento, en esa misma medida perderán la salud. La pregunta por consiguiente es que si esto es cierto en el caso de los animales, ¿por qué no habrá de serlo para el mono desnudo? ¿Por qué el mono desnudo habría de ser diferente? Si esto es válido para 192 especies de primates vivientes, y especialmente para el chimpancé, con el que compartimos un 99% del perfil del ADN, ¿por qué habría de ser menos válido para nosotros?

La respuesta, por supuesto, es que no somos diferentes en este aspecto: si queremos recuperar nuestra salud, debemos usar la inteligencia para reproducir de forma óptima las condiciones de nuestro hábitat natural y debemos tener acceso a las mismas fuentes de alimentos. En otras palabras, debemos desarrollar una "mentalidad de zoológico" en lo referente al animal más inteligente del planeta, el mismo que si se le priva de toda la parafernalia que ha inventado y de su ego e inventiva es, simplemente, uno de los 193 primates que existen en la actualidad, un primate que busca desesperadamente los ambientes y alimentos naturales que su código genético le impone. El factor que lo diferenció de otros monos fueron los cinco millones de años que pasó en un ambiente acuático.

Ahora debe volver al carril, debe ejercitarse en el agua y alimentarse principalmente con frutas, pescados y mariscos, huevos, vegetales de hojas verdes y semillas. Como nuestra inteligencia superó con creces la habilidad de nuestros cuerpos para adaptarse a las nuevas condiciones que nos impusimos con respecto al ejercicio, el descanso y la alimentación, ahora debemos recurrir a esa misma inteligencia, admitirlo y regresar a nuestro carril evolutivo. Como se indicó en el Capítulo 5, si el conocimiento puede crear problemas, no los vamos a resolver a través de la ignorancia. Los conocimientos que hemos adquirido sobre el origen de nuestra especie gracias al esfuerzo conjunto de innumerables científicos ahora podemos utilizarlos para recobrar la salud. *Para saber qué ejercicios debemos hacer, basta saber cómo nos ejercitábamos en el pasado lejano, cuando se formó nuestra musculatura. Para saber qué comer, basta saber qué solíamos comer.* Sencillo, ¿no les parece?

Debemos estar agradecidos porque existen las medicinas y la cirugía modernas; a ellas recurrimos cuando enfermamos y las necesitamos. La investigación en busca de mejores fármacos y procedimientos quirúrgicos debe continuar sin cesar. Sin embargo, en las próximas décadas comenzaremos a considerar la idea de que la salud no se consigue en las farmacias ni en los consultorios u hospitales. Nuestra estrategia en pos de la salud debe estar orientada hacia reducir al mínimo posible la necesidad de utilizar esos productos y procedimientos. Debemos sentirnos agradecidos por tener la medicina moderna a nuestra disposición, pero nuestros esfuerzos a favor de la salud deben mantenernos alejados de esos lugares. Necesitamos *sentirnos bien.* Necesitamos *vivir sanamente y prosperar.* Necesitamos preocuparnos por nuestro sistema músculo-esquelético, nuestro marco anatómico y nuestros hábitos alimenticios.

El presidente John F. Kennedy definió la felicidad como la aplicación óptima de nuestras competencias. Podemos definir la salud de igual forma; la palabra clave siendo "óptima". La salud no es la ausencia de síntomas y signos visibles de enfermedad; la salud es la aplicación *óptima* de nuestras competencias biológicas. Ello se logra cuando nos mantenemos en armonía con nuestro mandato genético; cuando estamos a tono con las fuerzas naturales que determinaron qué somos, tomando en cuenta nuestras virtudes y nuestras limitaciones biológicas.

Necesitamos tener calidad de vida y debemos buscarla activamente, y esto sólo lo lograremos adoptando actitudes saludables y trabajando de la mano con la naturaleza. No queremos enfermarnos; queremos evitar la enfermedad. Debemos adoptar un papel activo y darle a nuestra salud cuando menos la misma prioridad que le damos a la educación y al tratar de salir adelante en la vida. No tiene sentido trabajar duro por una meta, conseguirla y luego no poder disfrutar los frutos de un éxito alcanzado tras un riguroso esfuerzo por estar enfermos o morir prematuramente.

Esto quiere decir que necesitamos nuevas pautas que nos permitan encontrar la clave que descifrará todo el enigma. En lo concerniente a la alimentación, la palabra "saciedad" es la clave, como ya lo he repetido varias veces. La razón por la cual la gente sufre haciendo dieta toda la vida es porque utiliza la fuerza de voluntad y otros trucos para reducir la ingesta de alimentos al mismo tiempo que la estimula comiendo "abrebocas" o "aperitivos".

Sin embargo, cada vez que comemos ocurre todo lo contrario, toda vez que nuestro organismo no puede reconocer lo que come. Lo que sucede es que "liberamos" nuestro apetito, lo cual nos tienta a comer más y esto nos lleva al fracaso. Sólo podemos depender de la llenura de nuestro estómago, un mecanismo de saciedad secundario que se activa cuando tenemos que dejar de comer porque todo el espacio físico se encuentra ocupado. Los bebés pueden satisfacerse de esta forma, pero los niños más grandes y los adultos no pueden depender de este mecanismo secundario porque al consumir grandes cantidades de alimentos modernos concentrados de gran contenido calórico, a medida que la persona engorda, su estómago crece cada vez más para dar cabida a más y más alimentos, en una espiral ascendente que nunca termina. Para cuando nos sentimos satisfechos llenándonos físicamente, habremos ingerido; mucho más combustible calórico del que nuestro organismo puede utilizar, por lo que luego lo transformamos en grasa que se almacena en células especiales que atrapan lípidos.

Esto se debe a que los alimentos modernos son súper concentrados, por lo que tienen un contenido calórico infinitamente mayor por masa/volumen que los alimentos que deberíamos ingerir según nuestro mandato genético. Esto no ocurre con las frutas, cuya proporción de masa/volumen nos permite alcanzar una llenura satisfactoria. Además, contienen enormes cantidades de líquido que permanece en los intestinos durante más tiempo que el agua común y corriente porque el organismo, antes de expulsarlo, debe extraer sus nutrientes. De una forma similar al oso panda, hemos sido genéticamente programados para comer enormes cantidades de masa/volumen de frutas y hojas para sentirnos satisfechos. Los monos desnudos hemos cambiado nuestras fuentes de alimentos sin modificar ese mandato y seguimos ingiriendo grandes cantidades de alimentos, lo que se traduce en un suministro excesivo de calorías porque las fuentes de donde tomamos nuestros alimentos no son las correctas.

Para arreglar esto, lo lógico es que limitemos nuestros aperitivos o abrebocas —entendiéndose como tal los alimentos modernos concentrados— de manera que representen un pequeño porcentaje de lo que consumimos, e incluso en este caso debemos consumirlos al *final* de nuestras comidas cotidianas. Hemos de considerarlos como vemos los postres, que degustamos por el puro placer de comerlos, y debemos consumirlos, si acaso, una vez que nos hayamos saciado comiendo alimentos naturales, las fuentes de combustible originales que utilizó el mono desnudo durante su evolución.

Considerando que la saciedad es la clave, la solución es muy sencilla, y se encuentra en la aplicación de pautas lógicas que podamos poner en práctica, pautas basadas en el tiempo, en el tiempo evolutivo. Así como poseemos una memoria muscular física y anatómica y una memoria que nos permite sumergirnos en el agua; así como tenemos una memoria primitiva que automáticamente reacciona ante los elementos: el exceso de frío y calor, los rayos solares, el sueño, la sed y todos los demás que enumeré anteriormente; también poseemos una memoria alimentaria biológica, un recurso que podemos aprovechar fácilmente si actuamos de conformidad con su legado.

Es evidente que los mecanismos de saciedad no se activan con los alimentos modernos; si no fuera así, no comeríamos en exceso. Esto quiere decir que los alimentos modernos no se reconocen biológicamente en lo que respecta a sentirse satisfecho. En cambio, comer frutas, hojas, semillas, pescados y mariscos activa estos importantes mecanismos; hay algo en ellos que nos dice que dejemos de comer, no porque hagamos un esfuerzo y recurramos a nuestra fuerza de voluntad, sino porque nos sentimos satisfechos y no queremos más comida en ese momento. Ese "algo" es el reconocimiento biológico de nuestra comida ancestral por parte del cerebro.

Es la falta de activación de los mecanismos de saciedad lo que conduce al hecho de que más de 60% de la población de los Estados Unidos tenga un exceso de peso anormal y que muchos niños y adolescentes actualmente sufran diabetes tipo II, antes sólo vista en adultos. Los hábitos, la amplia disponibilidad de alimentos modernos a través de masivos avances tecnológicos y la aceptación de estos alimentos modernos por parte de un gusto que hemos adquirido no los transforman en nuestras mejores fuentes nutritivas.

De hecho, se encuentran entre los principales sospechosos de nuestro terrible estado de salud. El hecho de que algo sea considerado adecuado por mucho tiempo no implica que sea lo correcto. Sin embargo, en este caso ni siquiera podemos hablar de *mucho tiempo:* sólo lo parece así, porque 400 ó 500 años no representan nada, como tampoco lo son los 10.000 años que han transcurrido desde que comenzamos a cambiar nuestros hábitos alimenticios al disponer de los nuevos recursos agrícolas y cárnicos.

Permítanme recordar que nuestros antecesores primates sobrevivieron durante 55 millones de años comiendo casi exclusivamente frutas y hojas.

Los chimpancés, gorilas, bonobos y orangutanes siguen siendo frugívoros. Su dieta, en su mayor parte, está compuesta por frutas maduras[30], que acompañan con hojas tiernas; sólo cerca de un 5% tiene origen animal, principalmente insectos sociales, como las hormigas y las termitas. Nuestra conformación biológica es tan similar que algunos expertos creen que nuestros cuerpos podrían aceptar transfusiones de sangre de chimpancés sin rechazo[31]. De nuestros 60 millones de años de existencia, nosotros, el Homo sapiens, tenemos un linaje común de frugívoros que se remonta a cuando menos 55 millones de años. Por su fácil accesibilidad, en los árboles, probablemente también comíamos muchos huevos de los nidos de pájaros. Después de esto, durante los cinco millones de años que vivimos en las costas, comimos principalmente pescados y mariscos, algas marinas, huevos de pez y de pájaros. El huevo es la fuente más rica y completa de proteína que existe.

Debemos recordar que el Homo sapiens sapiens, es decir, la versión anatómica exacta del hombre/mujer modernos, sólo ha estado presente en este mundo por unos 200.000 años. Es en este período de tiempo en el que pensamos cuando hablamos del hombre de las cavernas, de tribus primitivas sentadas alrededor de una fogata, de la caza y el comer carne. Estudios recientes hechos por geneticistas en relación al ADN mitocondrial nos dan evidencia para comprobar el hecho de que realmente somos hermanos. Los lineajes maternos de todos los Homo sapiens de hoy día a través del globo fueron trazados a una sola mujer africana que vivió hace 150.000 años. A propósito, el considerar este hallazgo le dispara una bala de plata al corazón del racismo porque todos tenemos la misma "abuelita".

Estos estudios genéticos que indican un ancestro común también nos señalan que las particularidades de las diferentes razas —color de piel y cabello, forma y color de los ojos, fisonomía, estatura y peso, etc. — se determinaron conforme a las condiciones del clima después de migrar a diferentes regiones del planeta. La evolución siempre gira en torno a la adaptación, a lo que nuestro organismo se ve obligado a hacer para responder ante un cambio en las condiciones ambientales. En la mayoría de las otras especies también podemos ver leves diferencias entre sus diferentes razas.

---

[30]Actualmente existen alrededor de 70 clases de frutas conocidas.

[31]Esto, que me parece bastante exagerado nunca se ha demostrado y, según mis investigaciones, ni siquiera se ha puesto a prueba.

Hace 10.000 años ocurrieron dos eventos de colosal importancia en la vida del mono desnudo. El primero estuvo relacionado con su habilidad para usar cosas foráneas. En esta oportunidad, no se trataba de alimento, vestido, armas, transporte o cobijo, sino de algo relacionado con una necesidad que apareció en el panorama: la necesidad de almacenar grandes cantidades de información. Carl Sagan se refiere a ello en su inimitable estilo: "Cuando nuestros genes no pudieron almacenar toda la información necesaria para la supervivencia, lentamente inventamos el cerebro. Pero llegó el momento en que necesitábamos saber más de lo que se podía almacenar cómodamente en el cerebro. Así que aprendimos a almacenar enormes cantidades de información fuera del organismo. Que sepamos, somos la única especie del planeta que inventó una memoria colectiva que no se encuentra almacenada ni en nuestros genes ni en nuestros cerebros. El almacén de esa memoria se llama 'biblioteca' ".

Sagan prosigue: "Los libros se sacan de los árboles. Un libro es un conjunto de partes planas y flexibles (aún llamadas 'hojas') en las cuales se han impreso garabatos de pigmentación oscura. Uno les echa un vistazo y escucha la voz de otra persona: el autor hablándole directamente a uno, con voz clara aunque silenciosa, dentro de la cabeza. Escribir es posiblemente la mayor de las invenciones humanas. Une a los pueblos y a ciudadanos de distintas épocas que nunca se conocieron. Los libros rompen los grilletes del tiempo. Son una prueba de que los humanos pueden hacer magia". Ahora, naturalmente, esta fuente de información es mucho más efectiva y está más concentrada gracias a Internet.

El segundo evento importante, que también ocurrió hace unos 10.000 años, está relacionado con el descubrimiento de la agricultura. Me refiero al momento en que las tribus de estos Homo sapiens se percataron de que algunos alimentos reaparecían como por arte de magia cierto tiempo después si de alguna manera pisoteaban sus semillas hasta introducirlas debajo de la tierra y luego llovía. Esos Homo sapiens de los últimos tiempos aprendieron que podían plantar semillas, regarlas y comer lo que saliera del suelo. Las primeras plantaciones agrícolas *se iniciaron* en épocas recientes, como ya dije, hace apenas 10.000 años en el valle de Mesopotamia pero en Europa y América comenzaron mucho después: hace sólo unos 3.000-4.000 años en el Viejo Continente y apenas cerca de 700 años en algunos lugares del Nuevo Continente. Esta nueva forma de hacer las cosas incluyó la domesticación de animales, que también se inició en esa misma época. Este proceso les suministró leche y huevos, además de materiales como la lana para elaborar prendas de vestir. No sólo eso, sino también hizo que el Homo sapiens se involucrara en la cría de animales con el propósito de sacrificarlos y alimentarse con su carne y utilizar sus pieles en prendas de vestir y formas rudimentarias de cobijo.

Es sumamente difícil que el Homo sapiens pudiera comerse crudo algún ave de corral, cerdo, cordero, carnero, res o cualquier otro animal debido a nuestras limitadas habilidades para desgarrar y masticar carne, toda vez que nuestros dientes no evolucionaron para esa tarea. Además, la carne cruda de la mayoría de esos animales es repugnante para el gusto[32]. Por esas razones, el mono desnudo inteligente aprendió a cocinarla al fuego, desprendiendo en gran medida los materiales fibrosos que intentaba comer y eliminando parte de lo desagradable en su olor, gusto y apariencia.

En algún momento —probablemente por obra del azar— envolvió la carne en algunas hojas y se dio cuenta de que sabía mejor o, cuando menos, que no sabía tan mal, y como ahora sus patrones cerebrales le permitían experimentar, comenzó a probar innumerables otras hojas y ramas para mejorar el sabor de sus alimentos, es decir, para hacer que sus comidas fueran gustosas.

El Homo sapiens descubrió que en algunos lugares de Oriente, particularmente en la India y en sitios que luego se llamarían las Islas de las Especias, el tipo de terreno y las temporadas de lluvias ofrecían recursos favorecedores para el cultivo de la pimienta negra. La gente pronto se dio cuenta de que este producto era un poderoso modificador del sabor y en poco tiempo se convirtió, junto con la sal, en uno de los productos comerciales más preciados del mundo[33]. Durante mucho tiempo, la pimienta en su forma natural, el grano de pimienta, valió su peso en oro, literalmente, y se utilizó como dinero en innumerables transacciones. Resulta interesante notar que la vestimenta que usaban los marineros —sin bolsillos ni puños de camisa— se debía a los esfuerzos

---

[32]¿A alguien le gustaría ser invitado a una comida en la que sirvieran pollo crudo, cerdo crudo o cordero crudo, por ejemplo? Digamos que es pollo. A cada invitado le sirven un pollo entero. ¿Pueden imaginarse mordiendo un muslo, arrancándole la carne y tratando de masticarla? Esto después de haberle quitado las plumas, por supuesto. Imaginarse esto no es nada agradable; tampoco despierta el apetito. ¿Hay que preguntarse, entonces, por qué el mundo se volvió loco cocinando y buscando productos para mejorar el sabor de estas cosas?

[33]La sal y la pimienta se usaron no sólo como condimentos, sino también para conservar la carne y el pescado.

por evitar que se robaran la pimienta. También la palabra "salario" tiene una relación histórica y semántica con la sal porque podía pagárseles a las personas de esta manera.

Ansiamos comer sal porque durante cinco millones de años comimos pescados y mariscos salados y este deseo natural persistió incluso después que nos establecimos lejos del mar. Esto se debe a que nuestro organismo necesita consumir sal para preservar fisiológicamente la homeostasis natural entre el agua y la sal que se desarrolló durante ese período. Ansiamos comer dulces porque nuestro organismo por naturaleza se acostumbró a comer frutas.

Desde el año 3000 a.C. hasta el 200 a.C., aproximadamente, los árabes controlaron el comercio de especias. Entonces, el Imperio Romano asumió el poder y desde el siglo I d.C. en adelante, una de las mayores preocupaciones del mundo giró en torno a la búsqueda y comercialización de especias: pimienta, nuez moscada, canela, laurel, jengibre, macis, casia o canela de la China, clavo y otras 30 hierbas y semillas aromáticas, aproximadamente[34]. Uno puede darse cuenta de la importancia que se le daba cuando menos a una especia al observar la costumbre de griegos y romanos de aquella época de hacer coronas con ramas de laurel —Laurus Nobilis— y colocarlas en las cabezas de ciudadanos excepcionales en reconocimiento por logros particularmente valerosos o de cualquier otra forma encomiables.

Estas celebraciones generaban gran alboroto; la distinción de colocar la corona de laurel se realizaba durante ceremonias muy bien organizadas y controladas que presidían los mismos emperadores, quienes personalmente conferían la distinción a un puñado de personas elegidas, usualmente generales regresando de batallas exitosas o atletas sobresalientes.

Los esfuerzos por monopolizar los tan buscados potenciadores del sabor fueron enormes y crearon tantos conflictos que condujeron a guerras entre las naciones de Europa, la India, los árabes y los chinos. A lo largo de toda la historia, la nación que contaba con suficiente destreza y era capaz de incursionar en las arriesgadas iniciativas marítimas necesarias para monopolizar el comercio de especias siempre terminaba siendo la más rica del planeta.

---

[34]La vainilla, la paprika y la pimienta roja o de cayena vinieron después, procedentes del Nuevo Mundo.

Después de que los árabes establecieron el comercio de especias, pudieron controlarlo durante tres milenios antes del nacimiento de Jesucristo ocultándoles a los europeos los lugares donde las buscaban. Luego le llegó el turno al Imperio Romano y los venecianos se mantuvieron como los principales comerciantes de Europa hasta que los portugueses encontraron una ruta navegando alrededor de África y lograron la supremacía. Gracias a ello, Portugal —que hasta el momento había sido una nación europea insignificantemente pequeña— se transformó en la nación más rica del mundo.

A los marineros ingleses los llamaban "limeys", limoncejos, porque la Marina inglesa insistía en usar en sus viajes el jugo de limón para combatir el escorbuto, una enfermedad de las encías derivada de la falta de vitamina C que prevalecía entre los marineros que pasaban meses en el mar privados de frutas y vegetales frescos[35]. El término ha sobrevivido hasta nuestros días, pero ahora es dirigido despectivamente hacia todos los ingleses.

Sin embargo, a los portugueses les fue peor en esto de los apodos, porque la Marina portuguesa no sabía nada sobre los limones pero descubrió que el ajo —otro alimento rico en vitamina C— mantenía a sus navegantes en buen estado de salud o, al menos, evitaba el escorbuto. Cuando los marineros portugueses llegaron a Japón y se mezclaron con la población, muy condescendientemente fueron llamados los "comedores de ajo", lo cual demuestra no sólo qué tan dependientes eran de las especias, hierbas y una buena fuente de vitamina C, sino también que incluso en ese entonces se necesitaba un buen enjuague bucal.

El poder de los portugueses duró hasta finales del siglo XVI, cuando los holandeses lograron asumir el mando y, en el proceso, crearon la compañía más poderosa, rica e influyente que jamás existiera hasta ese momento de la historia. Los holandeses manejaron sus asuntos con cuidado y lograron mantener la supremacía a través del monopolio durante casi todo un siglo. Sin embargo, los ingleses, venecianos, genoveses y españoles siguieron estando estrechamente relacionados con el comercio de especias. Nunca les gustó el status quo que permitía que tanta riqueza se acumulara en manos de otros y siempre quisieron adueñarse del monopolio. La enemistad era feroz, tanto que los ingleses

---

[35]Naturalmente, aún no se había descubierto la vitamina C. Simplemente se había observado que al ingerir limones y ajos se evitaba el escorbuto.

y los holandeses en dos oportunidades desplegaron todos sus recursos bélicos para librar sendas guerras por las especias.

Las monarquías europeas condonaban oficialmente la piratería siempre y cuando se practicara contra buques con banderas de otros países. Los asaltos en el mar eran la orden del día. Piratas psicópatas hambrientos de sangre eran convidados a festejar con vino y comida en medio de las felicitaciones de los monarcas. En Inglaterra, algunos de estos infames personajes llegaron a ser nombrados caballeros.

La esclavitud se instituyó después, cuando los europeos pudieron robar plantas de las Islas de las Especias y otros lugares y transportarlas hasta otras islas y hasta América. La Isla de Manhattan, que luego se transformaría en Nueva York, fue vendida como parte de una negociación de especias entre los holandeses y los ingleses. Los enfrentamientos militares por las especias no fueron simples escaramuzas de aquí, allá y acullá. En su primera guerra general contra los ingleses, más de mil naves de la Compañía Holandesa de las Indias Orientales fueron hundidas. Era un número inmenso para aquella época; lo sería incluso ahora y después de tal episodio, los holandeses nunca pudieron recuperar su supremacía.

La principal preocupación comercial de esos siglos fue el de obtener especias y hierbas que hoy día damos por sentado. En aquellos tiempos, eran la clave del comercio, creando espantosas rivalidades que se agravaron considerablemente al iniciarse la revolución industrial en Europa. Las intensas luchas provocadas por la búsqueda del dominio se tornaron particularmente violentas hace cinco siglos. Detrás del afán de conquista del Imperio Británico y su increíble flota estaba el comercio de especias. En el año 1600, doce años después de la derrota de la Armada española, la Reina Isabel fletó la Compañía de las Indias Orientales con el exclusivo propósito de transportar cargamentos de hierbas y especias de regreso para Inglaterra.

Es sorprendente ver la importancia que se le ha dado en la historia reciente —los últimos 5.000 años y particularmente los últimos 500— a los productos que alteran el sabor de los alimentos. No sólo hubo guerras entre naciones, sino también el descubrimiento y la subyugación de continentes enteros y todo por el deseo de abastecerse de las especias y hierbas utilizadas para cambiar el sabor de alimentos nuevos para el hombre a fin de hacerlos apetecibles. El objetivo primordial de la expedición de Colón era encontrar una ruta hacia las Islas de las Especias navegando hacia el oeste; encontrar una ruta segura con el propósito de competir con el resto del mundo en la obtención de estos productos tan preciados. Es por esto que cuando se topó con América en medio de su camino, no sólo se equivocó al llamar a los habitantes "indios", sino que además se equivocó al darle el nombre de "pimiento" al ají. Son dos errores semánticos que persisten en nuestros días.

Algo similar ocurrió con los ingleses. También estaban desesperados por encontrar una nueva ruta, preocupación que con el tiempo los llevaría a conocer y poblar el norte del Nuevo Continente. Esto ocurrió porque al haber perdido las rutas hacia las Islas de las Especias por el este, el oeste y el sur ante sus competidores europeos, prácticamente se vieron obligados a probar lo que quedaba: la ruta por el norte. Entonces, el descubrimiento de los dos subcontinentes del Nuevo Mundo, tanto América del Norte como América del Sur, fue un hecho fortuito que sólo ocurrió por la importancia que todas las naciones le daban a la búsqueda de especias[36].

En resumen, desde el comienzo mismo de la revolución agrícola, hace sólo 10.000 años en Mesopotamia pero apenas 3.000-4.000 años en Europa e incluso menos en América, el hombre aceptó la idea de consolidarse, permanecer en un lugar e ingerir alimentos distintos a los que había comido durante su historia evolutiva, alimentos que en su estado natural le resultaban repugnantes o eran demasiado difíciles de comer, por lo que debió apelar a su inventiva y su capacidad creativa. Una vez más, tuvo que recurrir al uso de artefactos: esta vez creó recipientes de arcilla y otros utensilios para cocinar y buscó y agregó ingredientes a sus alimentos con el único propósito de cambiar el desagradable sabor de lo que comía para que fuese sabroso, para eliminar su repugnancia natural hacia esos alimentos, hacerlos apetitosos y *desear comerlos*.

A medida que pasó el tiempo y creció el comercio mundial de especias, las naciones de Europa y los árabes, chinos e indios perdieron

---

[36]Los españoles, después de encontrar oro y plata, prácticamente se olvidaron de las especias y centraron su atención en la conquista y subyugación de América; así se salieron de las guerras por el comercio de especias. En tanto, algunos ingleses insatisfechos con la falta de libertad religiosa en su país y otros con un carácter aventurero decidieron irse a América del Norte para crear asentamientos y tener familia. Es sorprendente pensar que éstos fueron efectos secundarios del propósito original: la búsqueda de especias con el fin de cambiar el sabor de alimentos de origen animal y vegetal para que querramos comer cosas que nos son repugnantes en su estado natural.

su supremacía en el monopolio del comercio de especias; luego, hace poco, los estadounidenses asumieron el liderazgo por un breve período de tiempo. A veces, incluso hoy en día, en nuestra aldea global, hay intentos por monopolizar ciertas especias, como la pimienta blanca. Sin embargo, los modernos sistemas internacionales de comercialización disponen de antídotos para impedir tales prácticas. Cabe destacar la historia increíblemente interesante pero espantosa de todo lo que se hizo para obtener y monopolizar las especias, es decir, la enorme importancia que el mundo le ha dado, y le sigue dando, hasta el punto que han provocado infinitas guerras, piratería y esclavitud[37].

Pero la barbarie y la brutalidad no fueron los únicos productos secundarios de la búsqueda de las especias. El monopolio en la producción de la riqueza generada por el comercio de especias también tuvo efectos beneficiosos que brindaron enormes contribuciones para la historia. La era cultural del Renacimiento en Venecia con artistas de la talla de Leonardo da Vinci, Miguel Ángel, Boticelli, Rafael, Tiziano y Ucello; el humanismo que promovió oportunidades para la educación de los individuos en todas las esferas de la vida al punto de darle entrada a la mujer en el mundo del arte, algo poco común en esa época; el ocio necesario para ahondar en el pensamiento filosófico y escribir sobre él; todo ello fue producto del capital obtenido al monopolizar el comercio de especias.

La riqueza que dicho comercio produjo cuando estaba bajo el control de los estadounidenses contribuyó en gran medida a predecir el resultado de la Guerra Civil de los Estados Unidos, toda vez que en ese momento de la historia, el Norte controlaba el rico comercio de las especias. La lengua y la cultura españolas en toda América y las Filipinas; la lengua portuguesa hablada en Brasil y algunas partes de África; la esclavitud

---

[37]ASTA es la American Spice Trade Association, fundada en 1907. Las cifras más recientes que encontré —un informe de esta asociación en el cual se citan datos suministrados por el Departamento de Agricultura de los Estados Unidos— revelan que en 1983 este país importó más de 175.000.000 de kilos de especias, hierbas y semillas aromáticas. Además, California produjo aproximadamente 86.000.000 kilos. No se sabe con exactitud cuáles son las cifras en la actualidad. Los Estados Unidos son el mayor consumidor de estos productos y Nueva York es el centro mundial de su comercio. Esto guarda consonancia con un hecho tradicional en el mundo de la economía: la nación más rica de la Tierra controla el mercado de las especias. Sin embargo, hoy en día no existe monopolio. Todas las naciones tienen acceso a este mercado, lo cual lo transforma en un asunto de alcance global que tiene considerable importancia y proporciones gigantescas.

y la cultura africana con las grandes poblaciones de descendientes de africanos que actualmente viven en las Antillas y América en general; el holandés que se habla en las Antillas e Indonesia; así como el inglés de América del Norte, la India, las Antillas y en otras partes del mundo tienen su origen principalmente en la ambición de controlar estos productos que estimulan el sentido del gusto.

Todo esto debemos señalarlo en este libro, así sea de forma ligera, al igual que los inconcebibles e inhumanos actos de crueldad que las naciones cometieron contra sus propios marineros, porque ello nos da una idea de la magnitud e importancia que le hemos atribuido a cambiarle el gusto a lo que consumimos. Pero mencionando esto lograremos algo más. Dirigiremos nuestra atención en la dirección indicada para ver la verdadera razón por la que comemos de más, por qué hemos perdido la salud y por qué las dietas, como se han hecho tradicionalmente, no fueron en el pasado y tampoco lo son en el presente una solución viable para la amplia mayoría de la gente.

En mi opinión, si analizáramos a profundidad las especias, terminaríamos colocándolas, desde un punto de vista botánico, en una categoría muy cercana a la de las drogas adictivas. Recordemos que una sustancia adictiva es aquella que produce síntomas de abstinencia en la mayoría de sus consumidores cuando deja de consumirla. En mi opinión, las especias, hierbas y sustancias aromáticas entran dentro de esta clasificación o, cuando menos, están muy próximas a ella.

Lo que realmente deseo enfatizar es que todos los alimentos modernos, de una manera u otra, a través de la preparación culinaria y los métodos de cocción utilizados hoy en día y con el uso de condimentos y sustancias aromáticas que alteran su sabor, han sido diseñados intencionalmente con fines comerciales para crearnos *el deseo, el anhelo y, en algunos casos, incluso una avidez incontrolable* por consumirlos.

No nos podemos dejar engañar por el argumento de que son sustancias naturales, y como tales no tienen efectos adversos en nosotros: también son naturales la cocaína, el opio, el tabaco, la marihuana y los hongos alucinógenos, entre otros. En el caso de hierbas, especias, semillas aromáticas y otros potenciadores del sabor, el principal efecto adverso es que al lograr su objetivo —hacer que el alimento sea agradable para nuestras papilas gustativas y estimular el cerebro para que desbloquee el mecanismo del hambre— al hacerlos, como les encanta decir a los publicistas: atractivos, placenteros, llenos de sabor, agradables, sabrosos, tentadores, gustosos, suculentos, deliciosos, tostaditos, tiernos, suaves, picantes, jugosos, carnosos, para chuparse los dedos, crujientes, apetitosos, dulces, doraditos, exquisitos, ricos, crocantes, esponjosos, todo un deleite, acaramelados, de rechupete, superiores, sustanciosos, gratos al paladar, todo un gustazo, como para darse un banquete, que hacen agua la boca o, en una palabra, al convertirlos en *aperitivos,* hacen que comamos en exceso porque no nos sentimos satisfechos comiendo *pequeñas cantidades.* ¡No recibimos un mensaje interno que nos obligue a sentir que *ya es suficiente!* ¡Por el contrario, esos productos estimulan áreas del cerebro que nos dicen: *"Dame más"!* Algunas personas son más propensas a verse afectadas por este estímulo porque nacieron con una afinidad física más pronunciada hacia estas sustancias al igual que los que se vuelven adictos a la nicotina, el alcohol o a las drogas ilegales.

En los pocos miles de años que estos productos han estado a nuestra disposición, y particularmente en los últimos 500 ó 600 años, la textura, forma, temperatura, apariencia y color de lo que llamamos "comida" han estado encubiertos, mientras su olor y sabor permanecen enmascarados. Este camuflaje, este disfraz, le ha permitido pasar sin ser detectada por nuestro centinela de la saciedad ubicada en el cerebro, que depende de una memoria olfativa y gustativa adquirida con la evolución y como esta área del cerebro donde se activa la sensación de saciedad no ha sido alertada, no puede enviar las órdenes correspondientes para poner freno a la ingesta de comida. Creo que ésta es la *única* razón por la cual una persona por lo demás normal come en exceso[38].

En otras palabras, las especias y los métodos de preparación de los alimentos realizan muy bien la función que deben cumplir. *Estimulan nuestro deseo de comer.* Activan la parte del cerebro que despierta nuestro apetito. Una vez que comenzamos a consumir alimentos, en cuanto su maravilloso sabor entra en contacto con nuestros sensores del gusto y percibimos el olor y sentimos qué *bien* sabe, es posible que incluso le comentemos a la persona que esté a nuestro lado: "¡Guao! ¡Esto sí que está bueno!" Nuestra producción de endorfinas enloquece y entonces comemos más de lo que necesitamos para satisfacer nuestras necesidades nutricionales, toda vez que los aperitivos han cumplido su función de desbloquear nuestro apetito y el centinela de la saciedad no ha hecho

---

[38]Ya vimos que existen ciertos trastornos médicos que pueden causar el sobrepeso e incluso la obesidad. En este caso nos referimos a las personas que no padecen estos trastornos, las que tienen exceso de peso porque comen demasiado —la amplia mayoría.

su recorrido de reconocimiento; de hecho, se quedó dormido. A estas alturas ya estaremos disfrutando de verdad el suculento plato que ha sido preparado meticulosa y acertadamente con el fin de alcanzar el objetivo exacto y *ansiamos comer más.*

Cuando pensamos en las gigantescas luchas de poder desatadas entre las naciones y vemos la crueldad[39] y los actos criminales en los que incurrieron para proteger el suministro de estas sustancias botánicas, vienen a la mente las semejanzas con las guerras entre pandillas que existen hoy en día en el mundo de las drogas ilícitas a todo nivel, desde los consumidores hasta los vendedores de las calles, proveedores, cultivadores y grandes narcotraficantes. Las guerras de las especies sólo terminaron porque la oferta logró ponerse a la par de la demanda. Los traficantes sacaron las plantas de su hábitat natural y las metieron de contrabando en sitios estratégicos desde un punto de vista geográfico, donde las cultivaron en suficiente cantidad. En consecuencia, su precio se redujo y se hicieron asequibles prácticamente para todo el mundo. De no haber sido así, la confrontación de hace varios siglos habría continuado de una u otra forma hasta nuestros días.

A decir verdad, aunque realmente me siento tentado a hacerlo, no puedo asegurar que estos potenciadores del sabor de origen botánico creen adicción, pero esto es sólo por falta de estudios científicos profundos que apoyen tal teoría. Ya conocen el dicho: si ladra como un perro y menea la cola… Pues en este caso no sabemos exactamente si es un perro, aunque ladra con frecuencia y vemos el movimiento de la cola: los potenciadores del sabor provocan las mismas acciones y reacciones que las drogas en los drogadictos. Se necesitan muchas investigaciones en esta área. Recuerden: "Una sustancia adictiva es aquella que produce síntomas de abstinencia en la mayoría de las personas que la consumen cuando dejan de consumirla". Esto se acerca mucho a lo que sentimos cuando ansiamos comer ciertas cosas, tenemos un antojo o no podemos dejar de comer algo luego de comenzar.

En el Capítulo 5 analicé las adicciones a las sustancias producidas por el organismo. Expliqué que tenemos imperativos fisiológicos normales

---

[39]La crueldad de los holandeses con sus marineros era célebre, y no es que fuera mucho más intensa que la de los demás. Un castigo consistía en clavar a un marinero al mástil por una mano y dejarlo allí colgado. Si el clavo le desgarraba la mano y el marinero caía y sobrevivía, se salvaba; si no, en un par de días estaba medio muerto y lo lanzaban por la borda para que los tiburones terminaran el trabajo

como la necesidad de oxígeno, agua y alimento. También hablé sobre los falsos imperativos patológicos que imitan a los naturales pero nos hacen daño. Cabe destacar que el alcohol, según la definición de la OMS[40], no puede ser clasificado como una droga adictiva porque sólo crea adicción en aproximadamente un 10% de las personas que lo consumen, no en la *mayoría,* como lo indica la definición de sustancias adictivas.

James Milan y Katherine Ketcham, autores de un libro extraordinariamente interesante titulado "Under the Influence" (Bajo la influencia), adoptan un enfoque creativo y pragmático a la vez y ofrecen lo que en mi opinión es la definición perfecta de la adicción al alcohol. Milam y Ketcham afirman, muy acertadamente en mi opinión, que el alcohol es una droga adictiva que actúa en forma selectiva —es decir, adictiva para quienes nacen con una afinidad física hacia el alcohol— sólo un 10% de las personas que lo consumen[41]. También señalan que el alcohol es la única droga que también es un alimento: es muy pobre en nutrientes, pero aporta calorías. El organismo del alcohólico nace con la dudosa distinción de poder cambiar su metabolismo para usar el alcohol como combustible. El 90% de la población carece de esta habilidad metabólica y no puede hacerse adicta a esta "droga-alimento" por mucho que beban.

Considerando todo esto, creo que debemos modificar cómo la OMS define la adicción al menos desde un punto de vista médico, si no desde un punto de vista legal, para abarcar todas las drogas adictivas porque si se piensa bien, todas son adictivas *de una forma selectiva.* Lo que varía es el porcentaje. Se podría afirmar, por ejemplo, que la nicotina es adictiva, *en forma selectiva,* para el 90% de los consumidores. Este porcentaje varía en el caso de otras drogas adictivas, como la cocaína y el opio. ¿Acaso es posible que las personas que comen en forma *compulsiva* y se vuelven extremadamente obesas hayan desarrollado una *adicción selectiva* a algunos de estos potenciadores del sabor de origen botánico o a los alimentos modernos? ¿Será que nacieron con una afinidad física por estas sustancias, así como el 10% de la población nace con una afinidad

---

[40]Ésta es la definición que utiliza la Organización Mundial de la Salud, organismo de las Naciones Unidas especializado en salud, y es la que actualmente aceptan los médicos del mundo occidental.

[41]Un 10% en el caso de los caucásicos, pero este porcentaje es diferente en otros grupos étnicos. Todo depende de qué tan expuestos hayan estado al alcohol durante su evolución: mientras más tiempo, menor el porcentaje.

física por el alcohol? ¿Realmente son adictos a los alimentos modernos, o son adictos a las sustancias botánicas que *se agregaron* a estos alimentos? ¿Será que son adictos a los dos? ¿Son adictos a las endorfinas producidas por la estimulación de áreas del cerebro que desbloquean el apetito a través de la ingestión de alimentos no reconocidos por el mecanismo de saciedad?

Creo que las respuestas a todas estas preguntas son afirmativas. Sin embargo, no basta creerlo: necesitamos más información. Emprender investigaciones científicas en esta área contribuirá significativamente a resolver el problema porque sabríamos qué eliminar de sus dietas. De esta forma, estas personas tendrían la posibilidad de dejar de comer en forma compulsiva al eliminar las sustancias a las cuales son adictas, siguiendo las mismas pautas que adoptan los fumadores, los alcohólicos y los adictos a otras drogas para recuperarse: la abstención *por completo* de consumir las sustancias por las que tienen afinidad física.

¿Podrán las personas extremadamente obesas librarse del sufrimiento y recuperar su salud al entender que su afección se deriva del hecho biológico —sencillo pero mal entendido— de que *nacieron* con una afinidad física a ciertas sustancias? A mí me parece una posibilidad cierta que vale la pena estudiar seriamente. Es más, a pesar de la falta de pruebas científicas, esta hipótesis se puede poner a prueba en forma práctica aplicando los principios del Concepto de Nutrición del Mono Desnudo y siguiendo al pie de la letra la *Dieta* del Mono Desnudo, es decir, eliminando todos los alimentos modernos, aquellos que se establecieron luego de la revolución agrícola.

Nuestro sentido del gusto actúa en complicidad con nuestro sentido del olfato; es más, es dominado por él y nuestro cerebro tiene la capacidad de desarrollar una "memoria olfativa". El aroma de ciertas cosas —del pino, por ejemplo— puede transportarnos a la Navidad si la familia tradicionalmente ponía un pino natural o cuando menos una corona hecha con ramas naturales de pino. El olor a tierra mojada después de una buena lluvia trae recuerdos a quienes crecieron en el campo. El olor del pan recién horneado es casi irresistible. El otro lado de la moneda es que el olfato nos puede traer recuerdos terribles si lo relacionamos con una tragedia. El olor a quemado luego del trágico incendio de una casa puede evocar sentimientos muy poderosos si años después sentimos el olor de una comida que se quema en la cocina. Todos recordamos de memoria el desagradable olor de un perro mojado. Si perdemos el sentido del olfato, también perdemos el 75% del sentido del gusto. Ésta es la razón por la cual el aroma de la comida es tan importante y también es la razón por la cual la industria alimentaria usa muchos millones de kilos de sustancias aromáticas en sus productos.

También tenemos la capacidad de desarrollar una memoria gustativa. De allí viene la expresión "hacerse agua la boca". Cuando pensamos en algo delicioso, nuestras glándulas salivales entran en acción: se ponen a la expectativa. El ruso Iván Pavlov lo demostró en la década de 1920 experimentando con perros. Pavlov tocaba una campana cuando alimentaba a los perros de su experimento. Luego de hacer esto durante varias semanas, observó que los perros salivaban al escuchar la campana incluso si no se les daba comida. Llamó a esta reacción "reflejo condicionado".

Lo que deseo demostrar mencionando todo esto es que las especias, hierbas, sustancias aromáticas y alimentos modernos engañan a nuestro centinela de la saciedad porque el mono desnudo no tiene memoria evolutiva —ni olfativa ni gustativa— de estos productos. Estos aromas y sabores no existieron durante los 55 millones de años de historia que nuestros ancestros primates vivieron en los árboles y la tierra, ni en los cinco millones de años que vivieron en ambientes costeros. No guardaron ninguna relación con los alimentos ni con más nada. En nuestro caso, el olor, la imagen visual y el recuerdo de una comida suculenta actúan como la campana de Pavlov de la misma forma en que el recuerdo de ciertos estímulos tienta o estimula a los drogadictos a consumir las sustancias que mantienen su adicción. Es un reflejo aprendido; no tenemos recuerdos primitivos de estas cosas.

En resumen, una criatura que durante 60 millones de años se acostumbró a comer ciertos tipos de alimentos, ahora, desde hace unos 10.000 años, está cultivando no lo que comía —los árboles frutales se demoran mucho tiempo en dar fruto— sino productos que salen de la tierra más fácilmente. A ello se suma el hecho de que como se ha alejado de las costas, el pescado y otros alimentos del mar prácticamente han desaparecido de su menú. Hoy en día, esta criatura come primordialmente productos cultivados que deben cocinarse porque son más fáciles de cultivar, no porque sean más fáciles de consumir o porque sean placenteros al gusto.

La criatura también se acostumbró a comer carne, leche y otros productos lácteos de animales domesticados, es decir, alimentos que no habían formado parte de su dieta durante la mayor parte de su evolución o que, en el mejor de los casos, ingirió en minúsculas cantidades o durante minúsculos períodos de tiempo.

A medida que ponía en práctica esta información recién descubierta, descubrió que si consumía estos nuevos alimentos podía permanecer cómodamente en un lugar. Fue un beneficio extraordinario, toda vez que dejó de ser necesario cazar, pescar y salir en busca de comida día tras día. Entonces pudo establecerse en áreas rurales, lo que le permitió cultivar alimentos de forma más eficiente e incluso negociarlos a cambio de otros productos. El desarrollo de la diferenciación del trabajo permitió, a su vez, el establecimiento de aldeas que estaban destinadas a transformarse en comunidades y luego en pueblos. Con el pasar del tiempo, el hombre afinó sus destrezas a tal punto que pudo invertir el tiempo libre que ahora tenía en la formación de ciudades, ciudades-estados y, a su debido tiempo, países. Ahora podía dedicarle tiempo y atención a muchas otras actividades.

Con el tiempo, la agricultura alcanzó tal éxito en ciertos países que bastaba que un pequeño porcentaje de sus habitantes le dedicara todo su tiempo y esfuerzo, gracias a lo cual la colectividad tuvo más tiempo y dinero disponibles que pudo canalizar hacia muchas otras labores, inventos y actividades culturales sumamente gratificantes y de gran provecho. Pese a que los Estados Unidos produce cerca de una tercera parte de los productos agrícolas que el mundo consume, sólo un 5% de su población está dedicada a la agricultura. En este caso vemos otro ejemplo de cómo el ingenio del mono desnudo supera la habilidad de su organismo para adaptarse físicamente con suficiente rapidez a nuevos productos y nuevas fuentes alimentarias que pudo producir gracias a su intelecto, su habilidad para fabricar herramientas y el conocimiento que había acumulado.

A medida que pasó el tiempo, el hombre adquirió mayores conocimientos sobre la agricultura. Valiéndose de su habilidad comenzó a manipular eficientemente los productos agrícolas de forma tal que pudo aumentar en forma considerable su contenido calórico y nutritivo original. Además, en algunos casos, como el del maíz, pudo modificar su textura y sabor a fin de que fuera más apetitoso para los consumidores. Esto no se podía considerar inapropiado en forma alguna, toda vez que le estaba ofreciendo un producto mejor a un mundo hambriento.

Ya podemos hacer uso de la biogenética, una nueva ciencia que permite descifrar las especificaciones del ADN de cualquier semilla a un bajo costo. Esto quiere decir que en la actualidad podemos cambiar la composición molecular de cualquier alimento. Incluso estamos en capacidad de hacer un transplante cruzado y pasar rasgos específicos de animales a productos agrícolas para hacerlos más fuertes, de manera que toleren mejor las condiciones climáticas adversas. Todo esto ya ha comenzado, y provocará una nueva revolución dentro de la revolución agrícola. Pero incluso antes de tener a nuestra disposición esta novedosa información, era fácil entender por qué nuestras dietas cambiaron a lo largo de la revolución agrícola. También es fácil entender que nuestros cuerpos no han tenido tiempo para adaptarse a estos nuevos productos. Al menos, *debería ser fácil entenderlo*.

Cuando consideramos que hemos pasado aproximadamente cinco millones de años interactuando con el océano y en un período de tiempo tan inmenso sólo nos semiadaptamos físicamente a ese ambiente, podemos entender que 10.000 años son muy pocos dentro del panorama general: sólo un día en tiempo comprimido. Sin embargo, el tiempo que pasamos adaptándonos al mar fue suficiente para que adoptáramos el pescado y los mariscos como fuente de sustento y giráramos instrucciones al centinela de la comida para que los aprobara y emitiera mensajes de saciedad con la consecuente orden de dejar de comer cuando era necesario. Además, gracias a la memoria olfativa y gustativa, le dimos a este centinela el poder de rechazar alimentos dañados que podrían ser tóxicos para nosotros, obligándonos incluso a vomitarlos.

Quisiera enfatizar que los aprietos que enfrentamos de ninguna manera se deben a que los alimentos agrícolas modernos carezcan de valor nutritivo, ni siquiera que este valor sea de alguna forma inferior a la dieta histórica del mono desnudo, que consistía en frutas, hojas, pescado, mariscos, huevos y semillas. Cuando menos desde un punto de vista calórico, y a veces desde otros aspectos nutricionales, sabemos que los alimentos modernos probablemente son superiores porque son más concentrados, más eficientes y poseen más valor por unidad. Este logro es beneficioso para los hambrientos y necesitados del mundo, un regalo de Dios en aquellos lugares donde hay escasez, muy apreciado por los países pobres y bendecido por organismos como la Organización Mundial de la Salud.

Lamentablemente, estas mismas características que intensifican las propiedades de los alimentos empeoran la situación para los que tienen exceso de peso. No estoy comparando el valor nutritivo de una papa con el de una banana, por ejemplo. A nivel celular, nuestros intrincados procesos enzimáticos, digestivos y metabólicos son perfectamente capaces de utilizar de una forma eficiente todos y cada uno de estos nutrientes, viejos y nuevos, de cualquier origen, sea animal o vegetal. De hecho, esta enorme efectividad biológica es uno de los problemas, toda vez que consumimos más de lo que utilizamos. El problema no radica en eso. No es allí donde debemos centrar nuestra atención. No fue allí donde el borracho perdió la billetera.

Antes de continuar con este resumen, quisiera reforzar la idea de que el problema y su solución están relacionados con el hecho de que nuestro cerebro primitivo todavía no ha evolucionado lo suficiente para reconocer como alimento estos productos modernos alterados en cuanto al gusto, la textura, la temperatura, el color y el aroma. Por lo tanto, no está en capacidad de enviar el mensaje correcto diciéndonos cuándo estamos satisfechos, cuándo dejar de comer. Mientras tanto, a todos estos alimentos modernos se les han agregado sustancias de origen botánico análogas a las drogas adictivas para que tengan el efecto contrario: para que actúen como aperitivos e intensifiquen nuestro deseo de seguir comiendo.

Todas las dietas, en todas sus formas, siempre proponen prácticas que conllevan al fracaso sin tomar en cuenta una pregunta muy básica: ¿cómo podemos esperar perder peso comiendo aperitivos? Un sádico no podría haber hecho mejor trabajo inventando una forma más cruel de hacer que la gente trate de perder peso. Es como tratar de dejar el cigarrillo *fumando* y, para completar, empeorar el problema manipulando las plantas a fin de producir tabaco con un mayor contenido de nicotina[42]. Es por esto que debemos replantearnos lo que hemos pensado hasta ahora y considerar todo el asunto no en términos de dieta, sino preguntándonos cuál es la alimentación más apropiada basándonos en nuestra propia evolución.

En apenas unos pocos siglos hemos cambiado *completamente* nuestros hábitos alimenticios, hemos puesto las especias y sustancias aromáticas a la disposición de todos y hemos revertido el orden en lo referente a la cuantificación. Ahora nuestro plato *principal* está formado por carne y productos lácteos, junto con grandes cantidades de grasas acompañadas con carbohidratos refinados; todo aderezado con productos que modifican el gusto y nos hacen comer más y más. Consumimos aceites grasos por la forma en que *preparamos* nuestra comida actualmente —friéndola o enmascarándola en presentaciones preempaquetadas— no porque abunden en forma proporcional en la naturaleza.

---

[42]Eso fue exactamente lo que hicieron algunas de las grandes compañías tabacaleras en los años 60 con el único propósito de hacer que sus productos fueran más adictivos, para poder atrapar clientes más rápido y, una vez logrado esto, impulsar un alza del consumo de cigarrillos.

Con respecto a las grasas, quisiera señalar que el mono desnudo tiene un mecanismo integrado que rechaza el exceso de grasa cuando se presenta libremente y es identificable. Esto probablemente se debe a que algunos pescados tenían demasiada grasa concentrada en ciertas partes y nuestro código ancestral primitivo se activaba para rechazar cualquier exceso. Esta respuesta negativa se activa cuando nos comemos un bistec, por ejemplo. Nos comemos parte de la grasa que se cocina con la carne, pero como reacción *natural* descartamos los trozos más grandes. Este rechazo también es nuestra respuesta natural en otras circunstancias, salvo que la grasa haya sido encubierta en el procesamiento de los alimentos o mediante los métodos de preparación modernos que engañan al cerebro y las papilas gustativas. Si nos dan una taza de aceite y nos dicen que debemos tomárnosla sin duda la rechazaremos; pero para darle sabor, quizás nos provoque echárselo a una ensalada en *pequeñas* cantidades.

Apostaría que si no tuviera tantos condimentos y aderezos, nuestro centinela rechazaría *espontáneamente* la mayor parte del contenido de una salchicha, por ejemplo, incluso luego de cocinarla para camuflar su sabor y olor, temperatura, color y textura. De hecho, la principal razón por la cual estos restos de productos animales los transforman en salchichas es porque así es la única forma de venderlos. El producto que el mono desnudo probablemente ha usado de la manera más eficiente es un cerdo muerto[43], seguido muy de cerca por una vaca muerta.

Los alimentos modernos nos han metido en problemas. El cambio que se inició hace unos pocos milenios se intensificó en los últimos siglos con el uso de deliciosas sustancias botánicas, hierbas, alimentos ricos en calorías con sabores mejorados gracias al uso de especias aromáticas que se burlan del centinela de la saciedad, lo engañan y estimulan nuestros cerebros para que comamos más.

¿Cómo nos salimos de este desastre? Primero, debemos aplicar el principio PEG-MS (Piensa en Grande - Mantenlo Sencillo) proponiendo una solución sencilla para un problema complicado, revirtiendo el orden de las cosas y regresando a los principios básicos adoptados durante nuestra evolución. Podemos hacerlo, si las frutas, los vegetales de hojas verdes, los alimentos de origen marino, los huevos, semillas (granos y nueces) representan el 90% de lo que comemos. El 10% restante puede

---

[43]El productor porcino Félix Angulo asegura que lo único que no se puede aprovechar del cerdo son sus chillidos. Todo lo demás se puede vender. Usen su imaginación para deducir qué se utiliza para producir las salchicas comerciales.

estar formado por alimentos modernos, es decir, los descubiertos después de que se iniciara la revolución agrícola. Esta alimentación estará a tono con los patrones de herencia alimentaria que traemos impresos en el ADN y, además, satisfará nuestro apetito. Cuando nos sentemos a la mesa, deberíamos comer grandes cantidades de frutas *primero*. Si queremos, podemos agregar como entrada una ensalada de vegetales de hojas verdes, pero la clave está en las frutas. Esta combinación debería proporcionarnos entre 60% y 70% de lo que vamos a comer. Luego deberíamos consumir pescados y mariscos —crudos, horneados, hervidos o a la parrilla; nunca fritos— más huevos, granos, hojas verdes y pequeñas cantidades de nueces.

Esto debe representar entre un 20% y 30% de nuestra comida. Por último, del 0% al 10% restante, podemos comer alimentos modernos exceptuando solo aquellos que han sido preparados fritos. Este último porcentaje incluye cualquier cosa como productos lácteos, papas, carnes, granos y cereales, y debe darnos la satisfacción y el disfrute de poder comer casi todo lo que deseemos, sólo que primero habremos llenado el tanque con un 90% de *alimentos saludables* cuya efectividad ha sido demostrado durante 60 millones de años. El simple hecho de que estemos aquí hoy en día quiere decir que sobrevivimos y progresamos ingiriendo esos alimentos elementales. Cuanto más exactos seamos al momento de reproducir ese tipo de alimentación, tanto mejor porque es esta nuestra dieta genética; es nuestra "comida de zoológico."

Quizás éste sea un buen momento para tratar de echar por tierra el mito que nos asegura que hoy en día la longevidad del homo sapiens es mayor que, por ejemplo, al comienzo de la historia. Esto *suena* lógico, porque muchas más personas están llegando a edades muy avanzadas. El mito consiste en hacernos creer que de alguna forma nuestro organismo ha podido extender su tiempo biológico y esto por lo general se vincula a la idea de que ello está relacionado con la forma de alimentarnos que adoptamos luego del inicio de la revolución agrícola.

Esto no es cierto. Hace cinco o diez milenios, *algunas* personas que corrieron con suerte y evitaron sufrir accidentes e infecciones, involucrarse en guerras o simplemente ser asesinadas; se alimentaron en forma adecuada y por mero azar tenían acceso a una fuente de agua limpia, vivieron tanto o más de lo que vivimos nosotros hoy en día. En la actualidad, un número *infinitamente mayor* de personas vive más no sólo por buena suerte, aunque esto ayuda, sino también gracias a las normas modernas de higiene, la inmediata atención médica a los traumatismos, el uso de antibióticos y el control de las enfermedades.

En numerosas ocasiones, muchas personas se han salvado una y otra vez desde la misma infancia de lo que habría sido una muerte segura si la medicina moderna no les hubiera ofrecido estas soluciones. Hoy en día resulta inconcebible pensar que una simple fractura en un brazo podría provocar una infección y conducir a la muerte. Pero eso ocurría hace un siglo, o incluso en fechas más recientes. La penicilina se introdujo sólo en la década de 1940. Imagínense cuántas personas desde entonces han llegado a una edad avanzada gracias a la penicilina y a otros antibióticos más recientes y más complejos. Y éste es sólo un pequeño ejemplo. Entonces, no es que de alguna manera hayamos aumentado la *longevidad* del mono desnudo, sino que aumentamos las posibilidades de que viva hasta el término de ella al poder intervenir con rapidez y salvarlo de traumatismos, enfermedades e infecciones y al proporcionarle espacios higiénicos donde vivir, lo que ha elevado significativamente sus posibilidades de tener una larga vida.

No se me ocurre ningún argumento que me permita pronosticar que podamos extender nuestra edad biológica si desde la más temprana infancia adoptamos el Concepto Delfín de Ejercicios y el Concepto de Nutrición del Mono Desnudo. Sin embargo, lo menos que puedo decir es que me parece lógico que si evitamos todo lo que sabemos que *recortará* nuestra vida, como la falta de ejercicio y los alimentos ricos en colesterol que obstruyen nuestras arterias, y si le prestamos atención a la información actuarial de las compañías aseguradoras y los investigadores médicos que se han dedicado a estudiar estos asuntos, entonces no habrá duda de que en corto plazo será posible elevar el número de personas que cumplen 100 años o más y mantienen un estado de salud bastante bueno. Esto, cuando menos, les daría muchas más *posibilidades* de alcanzar el término en conformidad con lo que dictan sus genes. En mi opinión, es una posibilidad real y por demás vale la pena intentarlo.

En todo caso, al menos puedo asegurarles que aplicando los principios expuestos en este libro, su *calidad de vida,* a lo largo de toda su existencia, mejorará considerablemente. El hecho es que una de las principales preocupaciones de esta época es el sobrepeso, un problema que se debe abordar de forma inteligente. La enorme presencia de problemas cardiovasculares y otros trastornos médicos relacionados con la nutrición demuestra que la alimentación moderna no nos garantiza una vida sana y próspera. Hay algo incorrecto. Como se describió anteriormente, en alguna parte hay un error garrafal. Estamos ingiriendo los alimentos equivocados o, cuando menos, en proporciones equivocadas y de fuentes equivocadas.

Así como el dolor no debe acompañar a una función biológica normal como el ejercicio, el exceso de estrés, sea físico o mental, no debe acompañar otra función biológica normal como el comer. Así como podemos concluir, en el caso del ejercicio, que si el dolor es la recompensa el método es incorrecto, también podemos deducir que si un patrón anormal en las comidas y todas sus nefastas consecuencias constituyen la recompensa, entonces el método y/o los alimentos o sus fuentes son incorrectos. Tan sencillo como eso.

En la primera parte de este libro señalé que para alcanzar el éxito en cualquier empresa, primero debemos adoptar la actitud mental adecuada, es decir, primero debemos modificar lo que considerábamos imposible. Esto también es cierto en este caso. Para comenzar a corregir nuestro problema nutricional, primero debemos revisar el Archivo de lo Imposible teniendo a la mano toda esta información nueva para sacar de allí la idea de *alcanzar el peso correcto,* porque ahora encontraremos una forma distinta de abordar el problema sin necesidad de recurrir a las infructuosas dietas yoyo del pasado. Esas dietas nunca darán resultado. ¿Cómo esperar perder peso si seguimos comiendo aperitivos? ¿Qué otro método podría ser más masoquista? El Concepto de Nutrición del Mono Desnudo funciona porque está a tono con la memoria alimentaria biológica y los mecanismos de supervivencia que adquirimos durante nuestra evolución. Ambos nos permitieron llegar al punto donde nos encontramos hoy en día. Funciona porque nuestro cerebro lo reconoce como una alimentación intrínsicamente adecuada y nos dice cuándo hemos comido suficiente.

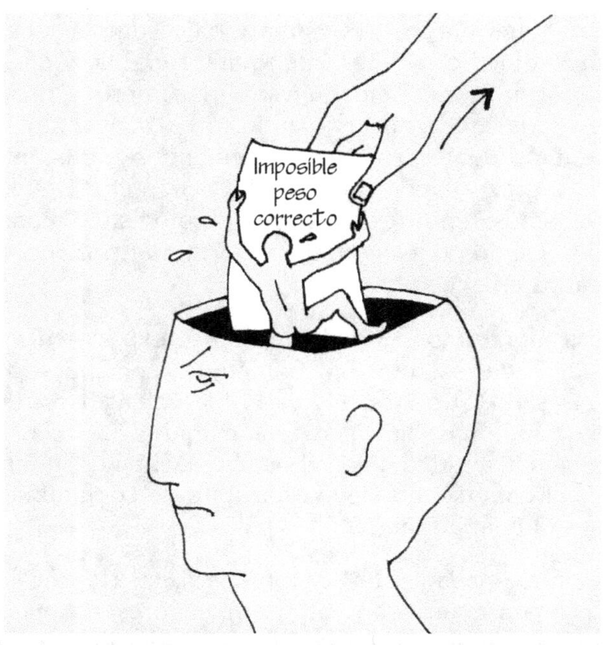

Permítanme reiterar que la siguiente aseveración explica de la forma más sencilla posible el Concepto de Nutrición del Mono Desnudo: *Todo lo que debemos hacer es comer lo que comíamos antes.* Sencillo, ¿no les parece?

El Concepto de Nutrición del Mono Desnudo

Y

La Dieta del Mono Desnudo

Para cumplir los patrones de herencia alimentaria que traemos impresos en el ADN, el mono desnudo debe seguir los siguientes parámetros, independientemente de su peso. Naturalmente, quienes tengan un sobrepeso grave necesitarán más tiempo para alcanzar su peso ideal. Sin embargo, al igual que en el caso de los ejercicios, centraremos nuestra atención en el recorrido hacia la meta, no en un período de tiempo en particular.

No queremos que nuestro peso suba y baje como si fuera un yoyo. Queremos una solución permanente, para toda la vida. Queremos adoptar un régimen alimenticio que sea placentero y fácil de poner en práctica. Al igual que con los ejercicios del Concepto Delfín, este régimen alimenticio debe ser agradable, ameno y gratificante para que funcione a largo plazo. Debe ser sencillo y práctico. Debe mitigarnos el hambre. Debemos sentirnos satisfechos biológica y mentalmente al disponer de los medios que permitan activar nuestros mecanismos de saciedad ubicados en el cerebro.

Todo esto se logrará con el régimen que se explica en las próximas páginas. Es fácil de seguir. Es compatible con nuestros orígenes nutricionales. Es sano. Sus bases lógicas y biológicas han sido probadas durante muchos millones de años. Esta máquina fue construida para funcionar con cierta cantidad de combustible. Debemos suministrarle ese combustible. Y el combustible debe estar libre de contaminantes, por lo que la fuente es muy importante.

Nota: Hay aproximadamente 70 tipos de frutas, lo que nos permite mantener una inmensa variedad natural de sabores, aromas, texturas y colores. En el almuerzo y en la cena debemos servirnos enormes tazones llenos de grandes trozos de fruta. Mientras más variado, mejor. Para las personas con bastante sobrepeso, no debe ser raro ingerir un kilo (2,2 libras) o más de frutas en el almuerzo y en la cena. No se alarmen. Si comen con amigos, a ellos les costará creer que deben ingerir porciones tan voluminosas y que el resultado será la pérdida de peso. El tazón siempre debe incluir grandes cantidades de frutas de la familia del melón y la papaya (lechosa), porque estas frutas nos brindan la sensación de estar satisfechos sin ingerir un exceso de calorías. Sin embargo, *todas* las frutas son válidas. Recuerden que la saciedad es de suma importancia y que queremos comer frutas y hortalizas verdes EN LUGAR DE alimentos modernos. No se recomienda ingerir jugos en lugar de las frutas mismas, toda vez que los jugos eliminan en gran medida la sensación de saciedad; además, se necesita la pulpa para generar volumen y provocar los movimientos de los intestinos. Por esto último, cuando corte las frutas, trate de eliminar lo menos posible de la concha y la pulpa. Si lo desea, en este momento también puede comer vegetales de hojas verdes – legumbres- por separado, naturalmente.

Los platos que se muestran en la próxima página representan el *tamaño figurado* del desayuno, almuerzo y cena. Puede variar de una persona a otra: a mayor peso, platos más grandes. A medida que perdamos peso, el tamaño del plato se reducirá gradual y automáticamente, pues nos sentiremos satisfechos con menos comida. Esto está garantizado. No debemos preocuparnos: el cerebro sabrá qué hacer. Sin embargo, los diversos *porcentajes* deben permanecer iguales hasta alcanzar la masa apropiada.

Observarán a continuación que el Plato Alimenticio ABc tiene dos títulos: la Nutrición del Mono Desnudo y la Dieta del Mono Desnudo. La diferencia es muy sencilla. La primera incluye A + B + c, mientras que la segunda elimina por completo los alimentos del grupo c, por lo que sólo quedan A + B. La primera alternativa es el régimen alimenticio ideal, el que se debería adoptar para siempre; la segunda es para aquellas personas que desean perder peso más rápido o para las personas extremadamente obesas y quienes comen compulsivamente, y posiblemente se hayan vuelto adictos a los alimentos modernos.

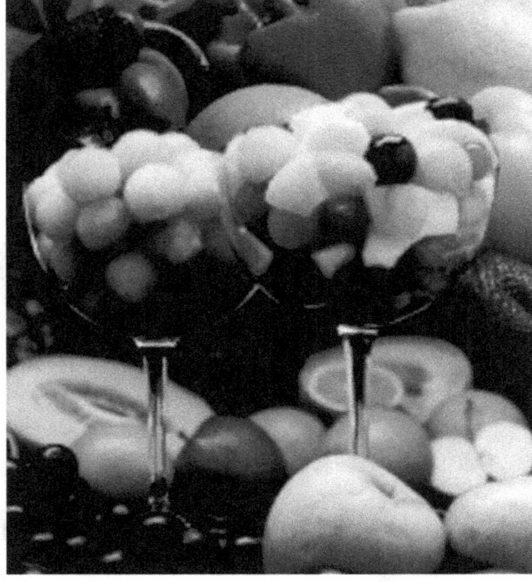

A. Frutas frescas maduras, huevos, legumbres (granos y vegetales de hojas verdes). Nada Frito.

B

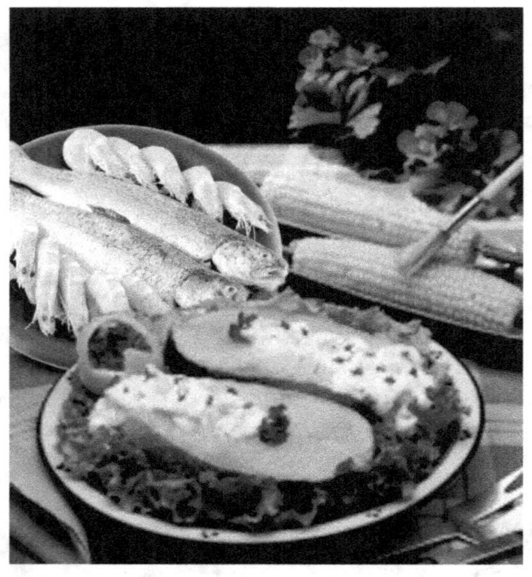

B. Pescados y mariscos, huevos, semillas, legumbres
(granos y vegetales de hojas verdes).**

C

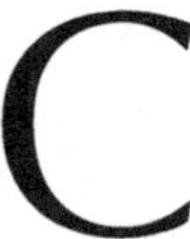

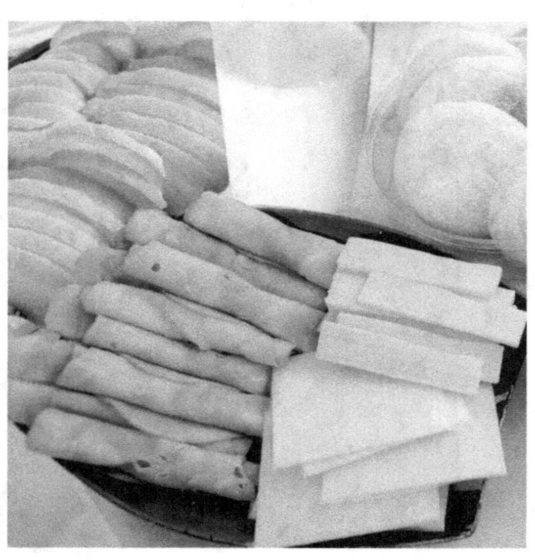

C. Alimentos modernos***.

Nutrición del Mono Desnudo

A+B+C

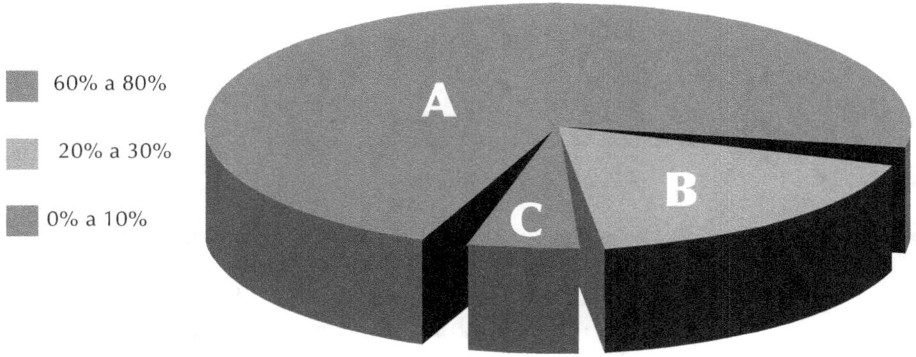

Dieta del Mono Desnudo

A+B

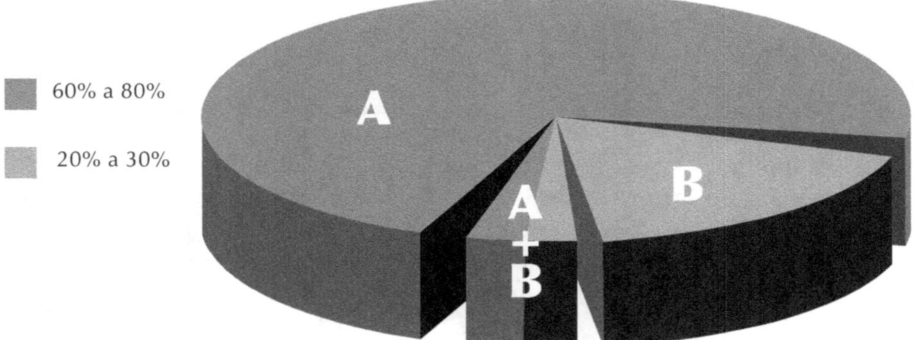

Masa/volumen total aproximado de alimentos por comida:		
60% a 80%	**20% a 30%**	**0% a 10%**
A. Frutas frescas maduras, huevos, legumbres (granos y vegetales de hojas verdes).* –Nada Frito–	B. Pescados y mariscos, huevos, semillas, legumbres (granos y vegetales de hojas verdes).** –Nada Frito–	C. Alimentos modernos***. –Nada Frito–

* Un 100% alimentos del grupo A para el desayuno. El almuerzo o la cena también pueden subir a un 100% de A si hay que hacer una corrección porque hayamos hecho trampa anteriormente o porque no nos provoque comer más nada. También se puede elegir comer el plato "suave" en cualquiera de las otras dos comidas en lugar del desayuno.

** Las semillas abarcan los granos y las nueces. Se recomienda comer todos los días un pequeño puñado de nueces. El maní o cacahuete entra en la categoría C porque en realidad no es una nuez y, aunque pueda calificar como semilla o legumbre, no conviene porque ha sido modificado genéticamente para elevar su contenido de aceite. En relación al pollo ver punto 13.

*** Los alimentos modernos son aquellos que se introdujeron después de la revolución agrícola: salvo los huevos, el pescado y los mariscos, incluyen todo producto de cualquier animal: todas las carnes y los productos derivados de la carne, los productos lácteos así como también los cereales y los tubérculos. Todos los alimentos procesados. Mientras más cerca del cero estemos en el consumo de alimentos del grupo C, mejor. En relación al pollo ver punto 13.

1. **Desayuno.** Fruta fresca madura + café negro sin azúcar[44].

2. **Almuerzo y cena.** Primero, cuando menos de un 60% a un 80% de alimentos del grupo A de la masa total del almuerzo y la cena en cantidades ilimitadas. Esta porción del plato debe estar compuesta por variadas frutas frescas maduras, pero también puede incluir grandes

---

[44]Se permite agregarle leche de soya y edulcorante artificial al café.

cantidades de de ensalada de vegetales de hojas verdes, cebolla, tomate, pepino etc. A continuación, de un 20% a un 30% de alimentos del grupo B, es decir, pescado, mariscos y/o huevos, un puñado de nueces, vegetales de hojas verdes y granos.

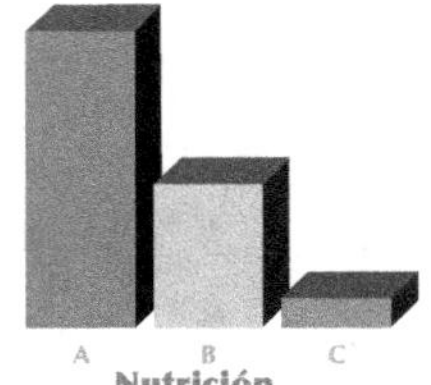

Cuando hablo de hojas verdes no sólo me refiero a vegetales como la espinaca y el brócoli sino a todos los que tienen en su tallo hojas verdes, todas las 18.000 legumbres conocidas por el hombre. Lo que estamos excluyendo del grupo B son principalmente los tubérculos por su alto contenido de almidón y los cereales como el arroz que pasan al grupo C. Éstos no formaban parte de nuestra comida ancestral. Por último, de 0 a un 10% de alimentos del grupo C, es decir, alimentos modernos, y éstos, considerándolos como concebimos a los postres: comerlos por puro placer. Nada frito.

3. **Proporciones.** Perderemos más peso si aumentamos la proporción de alimentos de las categorías A y/o B con respecto a C. Mientras más invadamos el territorio de C, mejor. En todas las comidas debemos ingerir primero los alimentos del grupo A, a fin de llenarnos y saciar el hambre. Luego pasaremos a B y por último, si acaso, a C.

4. **Alimentos modernos.** El mono desnudo original tenía poco o ningún acceso a productos procesados, cárnicos, lácteos, frituras, cereales o tubérculos con grandes cantidades de almidón como la papa y la yuca —si acaso los conocía. Debemos incluir todos estos productos dentro de la categoría C de alimentos modernos. Y recordemos que mientras más cercanos estén a su condición natural, mientras menos procesados estén, mejor. Podemos comerlos, todos ellos, pero sólo en las proporciones indicadas en la categoría C y nunca fritos. En referencia al pollo y otras aves ver punto 13.

5. **Bebidas.** Al comer frutas enteras simultáneamente estaremos tomando su jugo, por lo que nuestro organismo querrá consumir menos líquido de lo usual, pero por supuesto, podemos tomar toda el agua que se desee. No debemos tomar jugos porque no nos proporciona la fibra que necesitamos para sentir "que hemos comido" y va en contra de la lógica de comer la fruta entera. (Ver Punto 10 – El Efecto Panda). No hay restricción con respecto a la ingesta de bebidas de cola dietéticas. Podemos tomar las que deseemos. Esto también es válido para el café. No se permite la leche, salvo que se incluya en la categoría C.

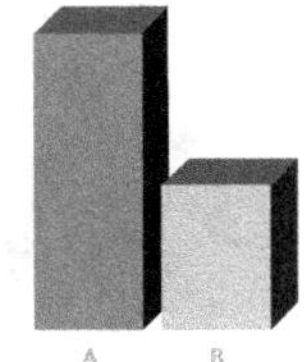

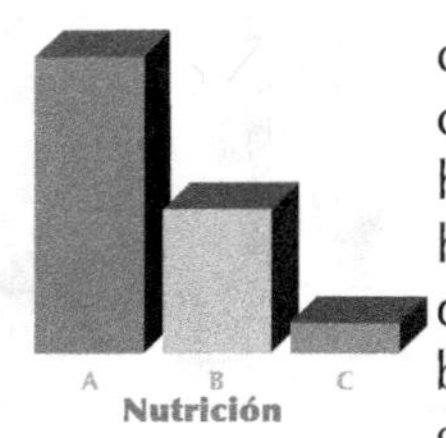

6. **Trampas.** Si deseamos un bocadillo, podemos comer frutas enteras, en cualquier momento y en cualquier cantidad. El reconocer que somos seres humanos imperfectos nos permitirá enfrentar el hecho de que irremediablemente vamos a salirnos del régimen de vez en cuando y nos comeremos un bocadillo del grupo C o porciones de alimentos de este grupo mayores que las permitidas. Debemos procurar no hacerlo.

Sin embargo, si caemos en eso debemos considerar que en nuestra próxima comida (o durante varias comidas) tendremos que consumir más alimentos de los grupos A y/o B para reducir el consumo de C: al merendar con un alimento del grupo C, por ejemplo, ya consumimos parcial o totalmente nuestra reserva de C por el resto del día y si la trampa fue mayor, por los próximos días.

Cuando comamos afuera, es recomendable consumir nuestra acostumbrada porción de frutas y vegetales de hojas verdes antes de salir de casa, de manera que comamos menos alimentos modernos. De esta manera, evitaremos adoptar actitudes fanáticas, podremos compartir con el resto de la humanidad y no nos negaremos las cosas que queremos. Podemos participar en eventos sociales especiales, como cualquier persona. La única diferencia es que comeremos mucho menos y nos sentiremos satisfechos porque antes del evento habremos llenado deliberadamente nuestro tanque con *alimentos ancestrales beneficiosos*. Podemos permitir que los alimentos del grupo B invadan el territorio de la categoría A o viceversa, pero nunca debemos extralimitarnos con los alimentos del grupo C salvo cuando hacemos trampa y, en esta circunstancia particular, como ya se indicó antes, tenemos que compensarlo eliminando todos los alimentos de la categoría C en las próximas comidas, según sea necesario.

7. **Frutas.** Le podemos sacar provecho a la inmensa variedad de frutas porque cada una de ellas tiene un sabor característico propio, lo cual nos garantiza que nunca nos cansaremos de ellas. Para estar seguros de ello, debemos prestar atención cuando las piquemos y las juntemos en un recipiente. Debemos picarlas en trozos grandes, de manera que podamos disfrutar del gusto de cada una de ellas individualmente. Si cometemos el error de picarlas en trozos pequeños, se mezclarán y se convertirán en una ensalada, por lo

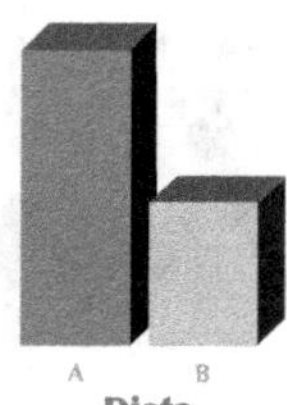

que no podremos disfrutar las peculiaridades de cada uno de los distintos sabores.

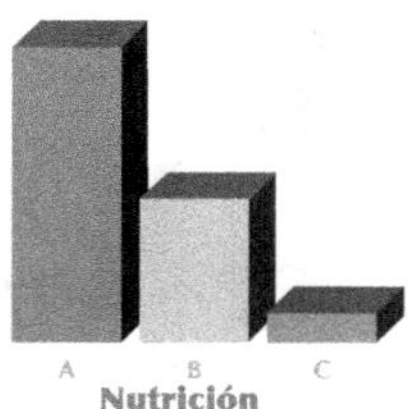

8. **Legumbres.** Existen 18.000 mil especies de legumbres. Los más comunes que comemos son los granos que sirven de sustituto perfecto de la carne y que no contienen colesterol. Además contienen un grupo de compuestos llamados phytoquímicos asociados a la prevención de enfermedades cardiovasculares y el cáncer. Su alto contenido de fibra está asociado con la prevención de diabetes y de la arterioesclerosis y nos también estimula la saciedad por el Efecto Panda descrito en el punto 10. Por esto se recomienda comer algo de granos todos los días.

9. **Coco y Canela.** Es buena idea rociar el recipiente de frutas con coco rallado[45] porque esta fruta hace las veces de agente tranquilizador del mono desnudo y baja los niveles de ansiedad que pueden conducir a comer en exceso. Además, le da mucho sabor. Es probable que durante nuestro largo proceso evolutivo siempre hayamos tenido coco a nuestra disposición, incluso durante el período en que consumíamos principalmente pescados y mariscos. También el rociarlo con canela, si este sabor es de nuestro agrado, es bueno, porque esta sustancia natural ancestral proveniente de la corteza de un árbol tiene un efecto beneficioso sobre la tensión arterial y los niveles de glicemia. De hecho, nada tiene de extraño suponerse que durante 55 millones de años hayamos descubierto un sin número de sustancias en las cortezas de los árboles que nos eran beneficiosos y agradables a nuestro gusto cuando éramos habitantes de esa urbe. Éste campo podría ser propicio para futuras investigación porque podría proveernos de otras sustancias naturales de beneficio para la salud.

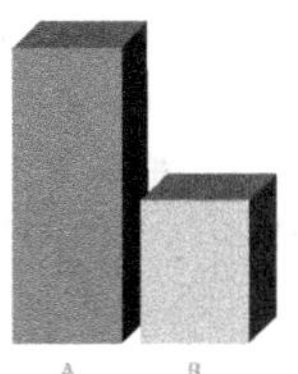

---

[45]En la Segunda Guerra Mundial, durante las batallas que se libraron en las islas del Pacífico, tanto los estadounidenses como los japoneses descubrieron que el agua de coco podía administrarse por vía intravenosa para aumentar el volumen sanguíneo en aquellos soldados que habían perdido mucha sangre. En los escenarios de guerra, la necesidad, madre de la invención, los llevó a guindar un coco de un árbol o de cualquier otro lugar para inyectar el agua de coco directamente del fruto a las venas, justo como se administran gota a gota las soluciones fisiológicas estériles en los brazos de los pacientes. Muchas vidas se salvaron de esta manera. Para el mono desnudo, el coco es sin lugar a dudas una fruta muy noble y una que lo acompañó durante millones de años en las islas.

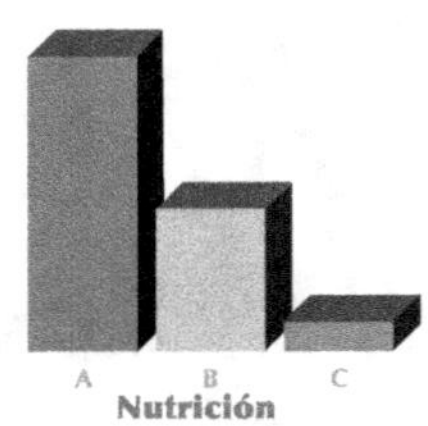

10. **El Efecto Panda.** He acuñado el término Efecto Panda para describir la relación calórica de alimentos dependiendo de su peso/masa/volumen. Me permito recordarles la inmensa cantidad peso/masa/volumen de bambú que debe comer el Panda para extraer los nutrientes de ése, su alimento ancestral. En una forma similar al Panda, el mono desnudo fue programado durante 55 millones de años para comer grandes cantidades de fibra por lo que generalmente no se siente satisfecho cuando consume alimentos modernos concentrados: ricos en calorías pero pobres en su relación peso/masa/volumen. Las frutas y las legumbres, sin embargo, le proporcionan la fibra y el agua que su cuerpo requiere y que el centinela de la saciedad está buscando. A modo de ejemplo, podemos comparar una rebanada de pan con una banana. Imagínense sostener en una mano el pan y en la otra la banana. Nótese el Efecto Panda: la gran diferencia en peso/masa/volumen. Ambas tienen 50 calorías, pero la banana tiene muchísimo más poder de saciedad. Ahora imagínense untarle cien calorías de mantequilla a la rebanada de pan y comparar su valor calórico resultante con tres bananas. Ahora untemos al pan con cien calorías de mermelada y comparemos el valor calórico resultante con cinco bananas. Entonces tenemos que una sola rebanada de pan con mantequilla y mermelada con Efecto Panda de unos 60 gramos, es igual en calorías a cinco bananas que tienen aproximadamente un Efecto Panda de 750 gramos (¡Tres cuartos de kilo o libra y media!). Es fácil entender cuál de los dos alimentos nos va a dar la mayor sensación de "haber comido". Las cinco bananas nos proporcionarían *250* calorías con Efecto Panda de 750 gramos. Para lograr el mismo Efecto Panda, necesitaríamos 18 rebanadas de pan untadas, lo que equivaldría a ¡*4.500* calorías!

11. **Tiempo.** Durante toda la evolución hasta muy recientemente, el mono desnudo no tenía a su disposición *inmediata* toda la comida que iba a ingerir cada vez que se alimentaba. Esto quiere decir que su organismo estaba acostumbrado a recibir alimento sobre un período considerable – tal vez durante una o dos horas. Esto fue cierto en los árboles como también en el mar. También significa que el mensaje de saciedad que le iba a llegar al cerebro demoraría en hacerlo. No quiero decir con esto que debemos pasar varias horas comiendo, pero sí es importante que lo hagamos lo más lentamente posible para darle tiempo a este mecanismo a que

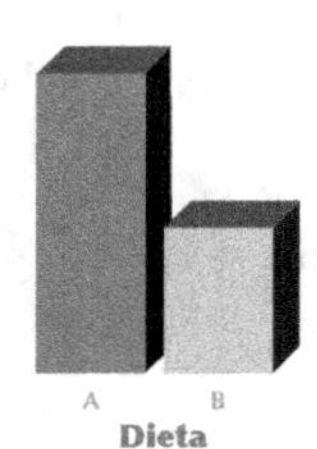

entre en acción. Recuerden que el estimular el área del cerebro que provoca la saciedad es la clave para sentirnos que "hemos comido."

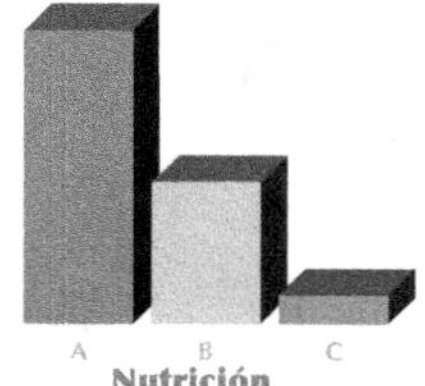

12. **Variaciones Individuales.** Nuestras agendas de vida a veces varían de la norma y algunos tenemos costumbres distintas en lo relacionado al consumo de nuestros platos "fuertes". Esto significa que algunos prefieran que el desayuno sea uno de los dos platos ABC. El orden en que se haga es discrecional. Sin embargo, hay fuerte evidencia lógica que sugiere que no se debe comer nada en las dos horas previas a nuestra acostumbrada hora de acostarnos. Esto estaría en concordancia con los principios básicos de la evolución del mono desnudo, ya que se le habría hecho cuesta arriba conseguir alimento en la oscuridad. Por haber pasado muchas horas sin comer, esto también nos daría mayor motivo para que el desayuno fuera uno de los dos platos ABC fuertes.

13. **Nota Especial.** Debo confesar que estoy algo indeciso en cuanto a ubicar o no a las aves de corral dentro de B. Me imagino que durante toda nuestra evolución arborícola tuvimos la posibilidad de comer aves. Por lo menos, seguro que en los árboles teníamos fácil acceso a los huevos y pichones y en las adyacencias de las playas, también. Lo que no puedo hacer es asegurar, primero, si los comíamos, y, segundo, si ello representa una cantidad importante para que forme parte de nuestra alimentación ancestral o no. Aun así, un argumento a favor del sí, es que si comíamos los huevos, lo que es indudable, entonces ¿por que no podríamos comer también el "producto terminado", es decir, la propia ave? Argumento clave, al favor del no, es que no nos atrae comerlos crudo, como hacemos con todo lo demás de la alimentación del mono desnudo. Debo, por esto, dejarle al lector la decisión de comer aves como parte integral de B. Recordando siempre lo de nada frito, por supuesto. El tiempo y el resultado nos dirá cual opción es la correcta.

14. **PEG – MS.** Podríamos discutir muchísimos otros asuntos relacionados con la alimentación desde diversos puntos de vista científicos y filosóficos. Podríamos seguir hablando hasta que a las ranas les salga pelo, pero esto es precisamente lo que hemos estado haciendo cuando menos durante 60 ó 70 años sin obtener resultados. Casi todas las dietas logran su cometido temporalmente porque a fin de cuentas, independientemente de cómo se presenten, todas las que reducen la ingesta calórica arrojan

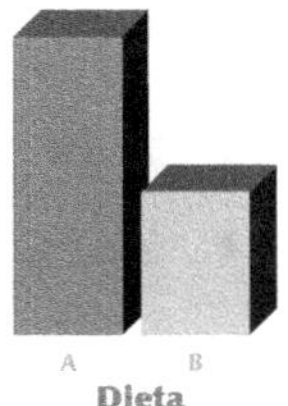

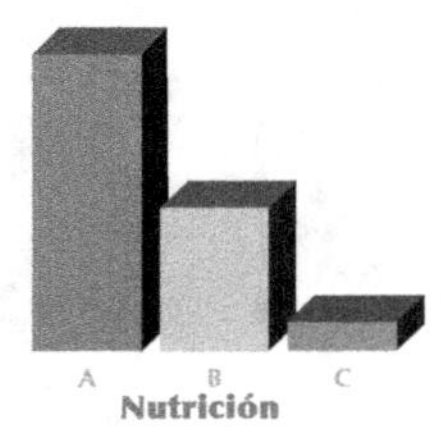

resultados. El problema es que como sufrimos mientras las hacemos, al cabo de un tiempo las dejamos y comenzamos a comer en exceso de nuevo. Con el Concepto de Nutrición del Mono Desnudo evitaremos precisamente eso: queremos pasar por alto todos los trastornos causados por regímenes contradictorios que, tal como nosotros mismos hemos visto, no sirven para *mantener un régimen alimenticio libre de estrés y un peso corporal adecuado.* Siguiendo estos principios estaremos aplicando la regla PEG – MS: Piensa en grande, manténlo sencilllo.

Tan sólo aplicando los principios presentados anteriormente y adoptando prácticas basadas en una lógica relacionada con una memoria alimentaria que hemos adquirido como herencia biológica, podremos alcanzar y mantener buenos hábitos alimenticios a lo largo de toda nuestra existencia, y podremos hacerlo sin sufrir, sin experimentar ningún tipo de ansiedad. ¿Por qué? Porque así lo hizo el tipo que lo hizo, queriendo decir con esto que así fue como se desarrolló el metabolismo del mono desnudo. También en este caso, igual como lo mencioné con respecto a la anatomía y la fisiología, esto es sencillamente un fenómeno observado. Cuando vemos a la obesa sociedad engordar aún más, podemos concluir que los principios alimenticios que han adoptado están muy equivocados. Esto también es un fenómeno observado.

La clave se encuentra en la *saciedad,* lo repito una vez más. Si los alimentos que consumimos nos satisfacieran, no tendríamos sobrepeso, porque —por definición— no querríamos comer más. Aplicando las directrices mencionadas anteriormente siempre nos sentiremos satisfechos. Con la excepción de las frituras, se nos está permitido comer cualquier cosa que deseemos, sólo que cuando se trata de alimentos modernos, lo haremos en un porcentaje considerablemente menor al que estamos acostumbrados y además los consumiremos al final de nuestras comidas.

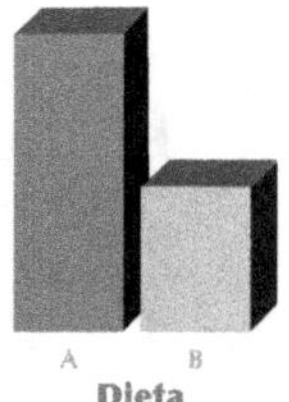

Con el tiempo, nuestro peso bajará hasta llegar a los límites normales con toda seguridad y sin correr riesgos. Nunca pasaremos hambre ni mientras bajamos de peso ni después, toda vez que consumiremos alimentos cónsonos con nuestra herencia alimentaria. Nuestros cuerpos los reconocerán como tales, lo que activará mecanismos biológicos que son normales, igual como lo hace con otras sensaciones. El centinela de la comida ha permanecido medio dormido por un tiempo —desde que se inició la revolución agrícola— porque ha estado sin trabajo. Sin embargo, continúa allí presente, ya que estos sistemas biológicos no desaparecen de la noche a la mañana y 10.000 años calculados en tiempo evolutivo equivalen apenas a un día en el tiempo comprimido de los homínidos[46].

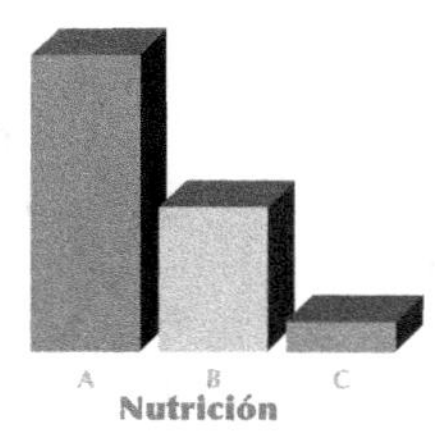

Como el proceso de perder peso será continuo —es decir, no habrá alzas y bajas de peso, como en las dietas tipo yoyo— el organismo aceptará el nuevo peso, lo que nos permitirá alcanzar nuestra homeostasis predeterminada, genéticamente correcta, entre masa muscular y grasa; y una vez que lo logremos, no hay razón para retomar hábitos alimenticios incorrectos e ingerir como fuente principal de alimentos aquellos productos procesados que el centinela de la saciedad no reconoce. Si renunciamos a ellos dejarán de parecernos atractivos y podremos mantenernos en los límites normales de peso durante toda la vida —todo ello sin sufrir.

Las dietas impuestas a la fuerza que nos dejan insatisfechos no se pueden mantener para siempre. Como lo señalé en el caso de los ejercicios, podemos realizar tareas desagradables durante un tiempo si vemos que hay una recompensa, pero no haremos algo desagradable por voluntad propia permanentemente. Esto es lo que pasa con las dietas yoyo del pasado y del presente. Logramos pasar hambre y, gracias a un esfuerzo inmenso, perdemos unos pocos o muchos kilos pero lo recuperamos cuando nuestra determinación comienza a debilitarse y, antes de que nos demos cuenta, estamos nuevamente en el peso inicial y esta vez con menos tejido muscular que antes y con un enorme sentimiento de culpa.

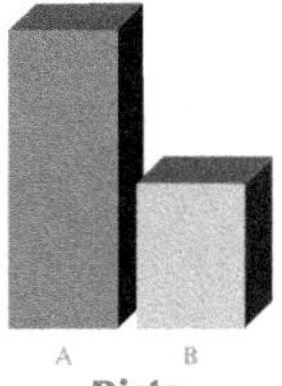

---

[46]Tal como se indicó en la introducción, la frase "tiempo comprimido de los homínidos" se refiere a una forma de enfocar los descomunales períodos de tiempo típicos de la evolución asignándole un año calendario al tiempo que nos separa de nuestros primos darwinianos, es decir, de 3,5 a 5 millones de años atrás. Entonces, 10.000 años equivalen a un día del calendario. Así nos resulta más fácil ver en perspectiva el panorama general. Esto también nos ayuda a comprender qué tanto nos hemos alejado de los alimentos presentes en nuestro hábitat natural.

Debemos procurar que el comer sea una experiencia placentera y gratificante, no una demostración diaria de culpa y ansiedad. Con la Nutrición del Mono Desnudo nuestras papilas gustativas se sentirán complacidas al encontrar los numerosos sabores diferentes y las texturas enormemente interesantes de innumerables frutas naturales que nos suministrarán los carbohidratos que necesitamos. Ensaladas de hojas verdes, las miríadas de legumbres, alimentos de origen marino, junto con los granos y nueces, nos brindarán una gran cantidad de proteínas, alimento especial para el cerebro y grasas saludables. Mientras tanto, los huevos nos proporcionarán aún más porque es la fuente más completa de proteína que existe.

Al poco tiempo de estar siguiendo el Concepto de Nutrición del Mono Desnudo, observaremos una significativa baja en el peso corporal y una enorme diferencia no sólo de los lípidos en sangre (el colesterol de baja densidad y triglicéridos), sino también en los niveles de ácido úrico, y nos sentiremos mucho mejor. También seremos mucho más sanos y viviremos mucho más tiempo. Y lograremos todo esto sin fustigarnos, sin sufrir, sin pasar hambre. Tiene sentido. Es fácil. Y realmente funciona. Podemos rescatar al mono desnudo pidiéndole que practique ejercicios que le son propios y que siga los hábitos alimenticios que le pertenecen por herencia biológica.

En esencia, al adoptar el Concepto Delfín de Ejercicios y el Concepto de Nutrición del Mono Desnudo no estamos haciendo más que siguiendo procedimientos y consumiendo alimentos cónsonos con nuestro pasado; ambos conceptos constituyen la aplicación *práctica* de un conocimiento obtenido gracias a la teoría de la evolución. Hay dos posibilidades: la teoría de la evolución es cierta o no lo es. Si es cierta —y yo, cuando menos, no creo que haya alguna mente científica o lógica que pueda disputarlo— entonces no se debe usar simplemente para citar datos interesantes; para plantear discusiones filosóficas en los corros académicos; para generar debates estimulantes sobre pensamientos divergentes de manera que los académicos tengan material para publicar artículos en boletines, lo hagan por diversión o para adquirir renombre; o para promover la creación de cursos de pregrado en universidades o ejercicios intelectuales en reuniones sociales. No hay nada de malo en ello. Es divertido y entretenido, saludable y útil; mientras más sepamos sobre nuestros orígenes y nos interesemos en ello, mejor.

Sin embargo, deberíamos ir más allá de todo esto y descubrir qué aplicaciones *prácticas* constructivas podemos dar a esas nociones, ya que el conocimiento sin acción sólo es un bien potencial. No hay duda de que obtener una buena salud y conservarla mediante un programa de ejercicios y un régimen alimenticio racionales y coherentes debe ser una de las principales recompensas que obtenga la humanidad por todo el trabajo que en el pasado y en el presente han realizado geólogos, antropólogos, paleontólogos, biólogos, arqueólogos, investigadores especializados en ciencias sociales, bioquímicos, antropólogos forenses, geólogos planetarios, astrofísicos, biólogos moleculares, nutricionistas, zoólogos, escritores científicos, profesionales relacionados con la atención médica y la salud o simplemente personas inteligentes interesadas en el tema.

¿Qué puede ser más fascinante y gratificante para el Homo sapiens que investigar sus propios orígenes y luego estar en capacidad de difundir y utilizar ese conocimiento para el beneficio de la especie de manera que tengamos una vida más sana, duradera y gratificante a lo largo de todo el tiempo que se nos permita permanecer en este amado y pequeño planeta Tierra?

Antes de terminar este capítulo, me gustaría indicar algo que en mi opinión es necesario para aclarar la confusión que a veces surge por la tendencia a hacer comparaciones con cosas que no tienen nada que ver la fuerza de voluntad o el deseo o con la determinación o falta de ella. En otras palabras, no deberíamos involucrarnos en el "juego de la culpa" en el cual se supone que estamos pasados de peso por un defecto inherente a nuestro débil carácter o porque somos holgazanes o no nos importa.

Esto es sumamente destructivo. Ello crea en la persona afectada un terrible conflicto psicológico difícil de resolver y, además, le destruye la confianza en sí misma. Ninguna persona con sobrepeso desea mantener esos kilos de más. La amplia mayoría ha tratado de abordar el problema y ha fracasado en numerosas ocasiones porque estaba siguiendo un método que no servía. No es que no les importe o no lo hayan intentado. El problema es que están mal informados y tratan de bajar de peso comiendo aperitivos.

Estos fracasos sólo sirven para hacer más difíciles las cosas porque les "comprueba" que son débiles de carácter o les afianza alguna otra idea destructiva igualmente errónea. Esos fracasos transforman el alcanzar el peso ideal en una meta inalcanzable, y para enfrentar psicológicamente el problema, hacen lo único que pueden hacer: renuncian y colocan el *alcanzar el peso ideal* en el Archivo de lo Imposible. "Yo quiero ser una gorda feliz", me dijo una paciente en una ocasión significando que había renunciado a lograr bajar de peso y que no le tocaran más el asunto.

Otro punto interesante relacionado con el tema es el rol que tiene la genética en el peso "normal" de una persona en comparación con otra. Algunas, por naturaleza, tienen huesos de mayor masa; otras los tienen menor que el promedio. Hay varios factores hereditarios que afectan nuestro peso, pero el principal de todos, en lo concerniente a nuestra capacidad para concentrar grasas, es el número de lipocitos con el cual nacimos. Los lipocitos son células especializadas que tienen la capacidad de almacenar grasa. Este número es invariable desde el nacimiento; es decir, en las personas con exceso de peso no aumenta el *número* de células a medida que ganan peso, sino que se incrementa el *tamaño* de las células que ya tienen porque se almacena grasa en ellas.

Algunas personas nacen con un número mínimo de estas células "atrapa grasa" y se mantienen delgadas durante toda la vida, independientemente de sus hábitos alimenticios. Puede que desde un punto de vista nutricional tengan buena salud o no, pero descartan la grasa en forma natural porque no tienen suficientes células especializadas dónde almacenarla. Otros tienen la tendencia a acumular más grasa porque nacen con un mayor número de estas células, es decir, su capacidad de almacenamiento es mayor. Sin embargo, quiero enfatizar que ambos son "normales" y pueden permanecer dentro de sus límites normales siguiendo el Concepto de Nutrición del Mono Desnudo.

Todos sabemos cuándo tenemos exceso de peso por comer demasiado. Es el caso del perro: si parece un perro, ladra como un perro y mueve la cola… O como cuando la Corte Suprema de los Estados Unidos tuvo problemas para definir la pornografía. En medio de sus infructuosos intentos, uno de los magistrados reconoció con toda franqueza que no sabía definir legalmente la pornografía, pero sabía reconocerla cuando la veía. Nosotros sabemos cuándo tenemos exceso de peso sin necesidad de compararnos con los demás y sabemos cuándo ese sobrepeso se debe a que comemos en exceso, aunque no sepamos definir esto con total exactitud. Lo reconocemos cuando lo vemos o, en este caso, "cuando lo *vivimos*".

El mono desnudo es inteligente. Algunas veces debe hacer una pausa, echarle un vistazo a lo que ha inventado, ver si lo domina todo y decidir si su inventiva e ingenio han superado la habilidad natural de su organismo para utilizar de forma óptima lo que ha creado. Creo que nos encontramos precisamente en ese punto y que en el caso de la alimentación y el ejercicio ha llegado el momento de tomarnos un descanso, relajarnos y poner las cosas en perspectiva. Espero haber explicado mi razonamiento de una forma lo suficientemente lógica de por qué muchos comemos en exceso y como hacer para revisar el Archivo de lo Imposible y poder resolver esta situación poco saludable. No hay forma de que el Concepto de Nutrición del Mono Desnudo fracase y no nos lleve a los parámetros que nos corresponden según el número específico de lipocitos que tenemos porque *así lo hizo el tipo que lo hizo*. Así funciona la evolución; sólo estaremos siguiendo sus principios.

Naturalmente, aquellas personas que padezcan alguna enfermedad que requiere alguna dieta especial deben consultar a su médico antes de tomar una decisión. Los pacientes patológicamente obesos, y aquellos que sufren de alguna enfermedad relacionada con su condición, también deberían consultar con sus médicos antes de iniciar cualquier régimen alimenticio. Además, habrá personas alérgicas a ciertos alimentos —los mariscos o los huevos, por ejemplo— que obviamente no pueden seguir la Nutrición del Mono Desnudo en su totalidad. No hay estudios especiales realizados sobre diabéticos, pero el sentido común y el razonamiento médico comprobado nos señalan que ellos deben tener muchísimo cuidado al intentar nuevas propuestas alimenticias porque sufren de una enfermedad que les imposibilita el metabolismo correcto de azúcares. Sólo lo podrían hacerlo bajo estricta vigilancia médica. Necesitamos mayores estudios en esta área.

Al mismo tiempo, así como aprovechamos todo lo que la sociedad moderna nos ofrece mientras no nos haga daño, deberíamos considerar lo que los expertos en nutrición nos dicen sobre la importancia de consumir vitaminas y minerales. Esto es partcularmente cierto en lo que se refiere al uso de agua super filtrada que toma la sociedad moderna porque no sólo remueve sustancias nocivas para la salud, sino que también nos quita ciertos minerales esenciales; minerales como el magnesio, que es vital para una buena conducción neurológica que regula el ritmo cardíaco. Podemos estar 100% seguros de que nos estamos encargando de esta falla tomando una cápsula de algún buen complemento de vitaminas y minerales diariamente. Estos requerimientos se han estudiado una y otra vez, y existe un consenso sobre su importancia; constituyen un método sencillo y práctico de contar con una red de seguridad en el campo de la alimentación.

Cuando adoptamos una nueva corriente de pensamiento, una nueva forma de ver las cosas, debemos siempre tener cuidado de no caer en el fanatismo. Reitero que no deseo que esto ocurra ni con el Concepto Delfín de Ejercicios ni el Concepto de Nutrición del Mono Desnudo. En cualquier campo, a medida que se adquieren nuevos conocimientos, siempre debe haber espacio para la aceptación y el cambio —en caso de que sean necesarios. No se debe pensar que los métodos modernos de complementar la alimentación con vitaminas y minerales, métodos que han soportado la prueba del tiempo, estén en conflicto con el Concepto de Nutrición del Mono Desnudo. Siempre debemos estar abiertos y aceptar descubrimientos y nuevas formas de enfocar viejos problemas. Quizás, por ejemplo, así como antes utilizamos nuestra inteligencia para buscar sustancias que "abrieran" nuestro apetito, hoy deberíamos comenzar la búsqueda por sustancias que lo "cierren".

Una vez que alcancemos el peso deseado, algunos de nosotros, dependiendo del número de lipocitos con los que hayamos nacido, podremos aumentar la porción c de nuestras dietas sin tener el efecto adverso de un aumento de peso. Estas personas serán las que tienen una menor capacidad celular de atrapar las grasas. Sin embargo, muchos tendremos que mantener los porcentajes del Círculo Alimentario **ABc** y unos pocos tendremos que reducir aún más la proporción de alimentos del grupo **c**. Podremos saber lo que nos corresponde hacer simplemente observando si después de alcanzar el peso ideal continuamos perdiendo kilos. Nuestro peso ideal es aquel peso predeterminado por la genética con el cual nos sentimos cómodos intuitivamente. Algunas personas tendrán que usar sólo alimentos A y B renunciando completamente a C. Esto también es válido para los que deseen bajar de peso más dramáticamente y por eso defino: El Concepto de Nutrición del Mono Desnudo es = A+B+C mientras que La Dieta del Mono Desnudo es = A+B.

Los adictos a comidas modernas tendrán que suprimirlas de por vida y comer sólo A y B porque la única forma de combatir una adicción es evitar por completo la ingesta de las sustancias adictivas. Conozco el caso de un médico internista de gran renombre quien nació con una afinidad física por la leche y es adicto a ella. No puede hacer contacto con ningún producto lácteo sin que se le despierte el deseo imperioso de seguirla consumiendo de una forma compulsiva: esto describe una adicción clásica, la cual le ha traido serios problemas renales además de problemas asociados típicamente con el sobrepeso.

Al igual que el alcohólico o el adicto a la nicotina, a fármacos o a drogas ilegales, él no podrá consumir ni un pedacito de queso ni un poquitico de leche –de por vida- porque el hacerlo mantendría viva su adicción con todas sus consecuencias negativas y su consiguiente estrés para tratar de combatirla. Los que tienen adicciones tienen sólo dos caminos en lo que se refiere a esa sustancia: o la dejan de consumir totalmente o la ingieren de forma compulsiva. No tienen otra salida. Nunca la podrán consumir de una forma moderada como lo hacen las personas no adictas. Ya que mencionamos el tema de condiciones individuales, me gustaría referirme a un incidente que ocurrió en Italia que se transformó en un experimento revelador sobre las placas que el colesterol forma en nuestras arterias y venas. Con ello se verán claramente las importantes diferencias genéticas que existen entre nosotros.

Un médico de Roma se dio cuenta de que el examen de sangre de uno de sus pacientes tenía un nivel extrañamente bajo de HDL, el colesterol bueno. Esto debió significar que el paciente tuviese ateroesclerosis, es decir, que tuviese los vasos sanguíneos taponados. Sin embargo, cuando se le hicieron otros exámenes, se descubrió todo lo contrario. Esto intrigó al médico, especialmente cuando le llegaron otros dos pacientes en similares condiciones. Lo que de inmediato levantó sospechas fue que todos procedían de un pequeño pueblo llamado Limone sul Garda, lo que impulsó al médico romano a ahondar en sus investigaciones pensando que quizás la gente de ese pueblo, por alguna razón desconocida, tenía una dieta diferente a la del italiano promedio. Sin embargo, cuando comenzó sus exploraciones sobre la alimentación, halló que, por el contrario, comían más grasas derivadas del cordero y de otros animales que las personas provenientes de otros pueblos. Decidió entonces darle otra orientación a sus indagaciones.

Afortunadamente, en relación al tipo de investigación que debia hacerse, el pueblo terminó siendo un don del cielo porque durante siglos, el lugar había permanecido prácticamente aislado, sólo pudiéndose llegar a él por mar y esto lo colocó en una especie de vitrina que facilitó la revisión de información genealógica. Primero se les hicieron exámenes de sangre a toda la población. Cuando se obtuvieron los resultados, se analizó cuidadosamente el árbol genealógico de todos los grupos familiares y se halló que todos los descendientes de una pareja en particular que había vivido en el siglo XVIII tenían una mutación en una apoproteína llamada ApoAl Milano, que se transmite como un rasgo autosómico dominante.

Esta forma mutante de colesterol estaba presente en sus descendientes, gracias a lo cual no desarrollaron ateroesclerosis; y gracias también a que no tenían las arterias taponadas, vivieron más años. En los otros habitantes de este pequeño pueblo que no tenían ningún vínculo ancestral con esta pareja se hallaron los parámetros previstos para el resto de la población italiana: vivían básicamente de la misma manera y comían fundamentalmente las mismas cosas.

El estudio se realizó de una forma tan clara y limpia que inmediatamente llamó la atención de las compañías farmacéuticas y otros investigadores, motivándolos a tomar medidas y crear una versión sintética de ese colesterol. Este producto ha tenido un enorme efecto positivo en los esfuerzos por eliminar las placas de colesterol en animales de laboratorio y cuando menos en 47 pacientes que padecían de una aguda enfermedad cardíaca en la Cleveland Clinic, un reconocido centro médico de los Estados Unidos. Uno de los cardiólogos, el Dr. Steven Nissen, se sintió tan impresionado con los resultados que los relacionó a lo que ocurre cuando se utiliza el líquido Drano[47] para destapar cañerías. Hacen falta más pruebas, pero las perspectivas son buenas.

Menciono este dramático ejemplo para demostrar que en las personas existen diferencias genéticas que pueden alterar la respuesta a funciones biológicas y hacerlas menos susceptibles a ciertos trastornos y enfermedades. Algunas mutaciones, como la que acabo de describir, tienen un efecto físico positivo en los descendientes. Algunas personas nacen equipadas para soportar diferentes grados de estrés negativo en diversas áreas de su vida, se trate de estrés biomecánico, alimenticio o cardiovascular, y para tolerar distintos grados de toxicidad en sus hígados, riñones o pulmones. Es casi imposible saber qué grupos familiares tienen mutaciones positivas que los afectan anatómica o fisiológicamente, variaciones que podrían abrir el camino a serias investigaciones[48].

---

[47]Drano es la marca comercial de un producto estadounidense utilizado para destapar cañerías.

[48]En un estudio sobre el sida realizado en la India, donde esta enfermedad ha alcanzado proporciones casi epidémicas, se halló que casi todas las prostitutas están infectadas con el VIH. Por supuesto, esto era previsible, pero lo que pareció extraño es que algunas no estaban infectadas. La pregunta es por qué. Es obvio que han realizado las mismas actividades con la misma muestra de población, así que han estado expuestas en reiteradas oportunidades. ¿Qué tienen esas mujeres no infectadas que está ausente en las otras? ¿Alguna inmunidad natural? ¿Tienen anticuerpos específicos contra el virus del sida? También uno se pregunta por qué algunos hombres involucrados en relaciones homosexuales con un compañero que, sin saberlo, ha contraído sida no desarrolla la enfermedad pese a exponerse repetidamente. Un estudio sobre estas mujeres y estos hombres homosexuales podría allanar el camino hacia el descubrimiento de una cura, una vacuna o ambas cosas. En la actualidad se están llevando a cabo investigaciones con el caso de las prostitutas de la India.

Quizás el ejemplo anterior, esa instancia menor, podría utilizarse para describir cómo funciona la evolución en general y también para enfatizar los principios básicos del Concepto de Nutrición del Mono Desnudo.

Si por unos momentos dejáramos volar nuestra imaginación podríamos hacer un pequeño ejercicio y suponer que estamos escribiendo el guión de una película de ciencia ficción. En este escenario imaginario, los habitantes de Limone Sul Garda, el pequeño pueblo italiano, serían los únicos humanos sobrevivientes de una catástrofe increíblemente espantosa.

Imaginemos ahora que por alguna razón los únicos alimentos disponibles proviniesen de animales extremadamente gordos con altos niveles de colesterol criados por los habitantes del pueblo. De conformidad con las reglas de la supervivencia del más apto, después de unas pocas generaciones sólo los descendientes de la pareja original que produjeron colesterol ApoAI Milano podrían sobrevivir. De mantenerse las mismas condiciones durante un tiempo (es decir, si sólo existiera la misma fuente de alimentos) el resto de la población se extinguiría, sin dejar descendencia. En ese momento y en forma permanente, la especie habría cambiado para siempre: la pareja mutante sería una especie de Adán y Eva italianos del siglo XXI o XXII para todos los hombres y mujeres vivos en ese momento y los que nacerían en el futuro. Sin embargo, esto no quiere decir que esos descendientes *crecerían llenos de vida* con esa dieta. Su expectativa de vida y también su calidad de vida disminuirían significativamente porque aún necesitarían muchos otros nutrientes que no recibían de su única fuente de alimento.

Aunque en nuestra película de horror la especie habría sobrevivido, habría mantenido el resto de los patrones de herencia alimentaria que trae impresos en el ADN y cuando las condiciones ambientales cambiaran, no sólo habría mantenido la capacidad de procesar mejor la grasa gracias a la mutación ApoAI Milano recientemente adquirida, sino que además ahora *crecería sanamente y prosperaría* una vez más cuando volviera a ingerir frutas, hojas, pescados y mariscos, huevos, granos, legumbres y nueces porque eso fue lo que comió durante millones de años para evolucionar y llegar al pueblo de Limone Sul Garda en primer lugar.

Una vez que retomaran su rumbo evolutivo, entonces recobrarían la salud y la expectativa de vida biológica. Podemos recordar que algo así ocurrió con nuestros ancestros homínidos. Desaparecieron de las sabanas luego de una sequía que duró 12 millones de años y sólo un puñado que a duras penas habría logrado escapar rio abajo a los estuarios logró sobrevivir adaptándose al mar y convirtiéndose en monos costeros. Nosotros descendemos de ese grupo que se adaptó a las áreas costeras y eso nos cambió para siempre. La criatura que emergió del mar y las playas era mucho más grande que sus descendientes que deambulan sobre tierra firme hoy en día. Esto es cónsono con lo que les ocurrió a los otros mamíferos que también entraron al mar. Cuando Goliat trató de readaptarse a la vida en las sabanas, las montañas y las praderas, se dio cuenta de que su gran tamaño era incompatible con el calor de la tierra y que sus condiciones habían cambiado.

La curiosidad innata y la inclinación a la aventura que lo habían llevado de las sabanas a los ríos y luego al mar ahora le dictaron el rumbo para que descubriera su nuevo entorno. Pero también lo llevó a alejarse demasiado de su ambiente acuático, con lo que surgió un nuevo conflicto: no podía enfriarse constantemente en el agua como lo hacen otros mamíferos semiacuáticos y como él mismo lo había hecho durante los últimos cinco millones de años. La evolución solucionó el problema de una forma más bien sencilla. Su tamaño se redujo.

Podemos recordar que algunos de los descendientes de Goliat, los neandertales, se habían establecido en Europa, mientras que otros, nuestros ancestros, se quedaron en islas donde erupciones volcánicas masivas casi provocaron su extinción y que sólo los más inteligentes pudieron sobrevivir tras ese catastrófico evento.

También podemos recordar que ésa fue la segunda oportunidad en que estuvimos a punto de desaparecer, ya que se calcula en apenas unos 2.000 el total de descendientes de este grupo inteligente. Esto último no es ciencia ficción, como el guión de la película que inventé antes. Esto así ocurrió.

Así somos nosotros, independientemente de toda la parafernalia moderna que hemos inventado para refugiarnos y transportarnos, comunicarnos, vestirnos y alimentarnos. Nuestro organismo es hoy en día una combinación de maravillas bioquímicas y biomecánicas orientadas hacia la tierra y el mar. Y al igual que en la historia de ficción, nosotros también necesitamos retomar nuestro rumbo evolutivo ejercitándonos correctamente en el agua. Y, si deseamos activar los mecanismos de saciedad que nos permitirán alcanzar y mantener nuestro peso natural, entonces también tendremos que recurrir a las mismas *fuentes* naturales de nuestro combustible ancestral.

Capítulo 11

Ideas nuevas vs. el establishment

> *"Una de las muchas razones que explica el carácter confuso y trágico de la existencia humana es el hecho de que la organización social es a un mismo tiempo necesaria y fatal. Los hombres siempre crean tales organizaciones para su propia conveniencia y siempre terminan dándose cuenta de que son víctimas de los monstruos que ellos mismos han creado".* **Aldous Huxley.**

> *"El innovador deberá estar dispuesto a presentar su caso ante el mundo y, dependiendo de la veracidad de su argumento y de su habilidad para exponer su tema de modo convincente, el mundo lo aceptará, lo rechazará o lo ignorará."* **Daniel Roberts.**

> *"En el juego de la vida a veces conviene barajar de nuevo nuestras cartas de conocimientos y volver a repartirlas. Después de todo, quizás nos toque una mejor mano".* **Daniel Roberts.**

De todos los órganos y sistemas del organismo del mono desnudo, la columna vertebral es el que paga el precio más alto por el bipedalismo. Día tras día, las fuerzas de gravedad atacan implacablemente todas las partes que la componen, toda vez que desde el mismo momento en que nos levantamos por la mañana nuestro peso recae sobre la espina dorsal.

De una manera u otra, directa o indirectamente y desde un punto de vista anatómico, todos los tejidos y órganos del cuerpo están interrelacionados con esta estructura. No sólo eso, sino que además la columna vertebral tiene la función única de actuar como protector físico de la médula espinal y el sistema nervioso espinal, una tarea muy importante e incluso vital.

Entonces podemos entender fácilmente por qué la naturaleza hace su mejor esfuerzo para dotar a la espina dorsal de diversos medios para lograr la adaptación mecánica y la elasticidad. Desde tiempos inmemoriales, los profesionales de la medicina han aceptado la importancia de la columna vertebral. Siempre la toman en cuenta en sus consideraciones. Hipócrates, considerado el padre de la Medicina, estaba muy consciente de esto y manifestó su preocupación: "Obtened conocimiento sobre la espina dorsal, puesto que ello es indispensable para saber más sobre muchas enfermedades". Asimismo se refirió a una forma bastante rudimentaria de manipular la columna vertebral usada con frecuencia en esa época para tratar ciertos trastornos e hizo demostraciones al respecto.

Tal manipulación estaba muy lejos de las prácticas de corrección específicas de la columna vertebral empleadas actualmente por quiroprácticos, osteópatas y algunos cirujanos ortopédicos, pero demuestra que incluso en aquel entonces los médicos estaban en el camino correcto; que reconocían el hecho de que los seres humanos debían afrontar desde el punto de vista mecánico los efectos que la gravedad tiene en la espina dorsal.

A lo largo de la historia, muchas culturas han practicado diversos métodos rudimentarios de manipular la espina dorsal, pero no fue sino hasta hace poco más de cien años cuando el fenómeno fue objeto de serios estudios anatómicos y fisiológicos. En 1895, el canadiense Daniel David Palmer, una especie de sanador que practicó su arte en Davenport, Iowa, descubrió que al aplicar moderada fuerza en las apófisis óseas palpables a través de los músculos de la espalda y la nuca, podía generar cambios fisiológicos en sus pacientes, quienes acudían a él buscando respuesta a toda clase de trastornos físicos.

Tenemos suerte: nacimos en la era de la medicina moderna. Hoy en día, millones de personas se encuentran con vida gracias a fármacos y procedimientos quirúrgicos nuevos que ni siquiera se conocían en fechas tan recientes como la década de 1940. La penicilina sólo se introdujo en forma masiva a la población durante esa década y las nuevas generaciones de antibióticos han sido un don del cielo en el tratamiento de infecciones que representan una amenaza para la vida. Algunas enfermedades han sido erradicadas por completo a través del control de plagas y de inmunizaciones.

Las modernas técnicas de diagnóstico por imágenes garantizan el uso de procedimientos no invasivos que reducen al mínimo la posibilidad de errores en los diagnósticos. Los análisis computarizados de la sangre y otros fluidos corporales que se utilizan hoy en día suministran información muy necesaria para el tratamiento de enfermedades. Los avances en el desarrollo de materiales livianos y resistentes utilizados en las prótesis y los nuevos accesorios quirúrgicos son de gran ayuda para el restablecimiento de determinadas funciones en pacientes que han sido sometidos a intervenciones quirúrgicas por algún trauma o por desgaste.

Podríamos seguir mencionando una larga lista de avances y maravillarnos ante algunos de los logros que se han alcanzado hoy en día. Con la decodificación del genoma humano es mucho lo que se ha ganado y la elaboración de mapas genéticos ha sido exitosa al aportar información sobre la transmisión hereditaria de enfermedades comunes como la diabetes, el asma, los trastornos cardiovasculares y psiquiátricos y algunas enfermedades más raras como la fibrosis quística y la distrofia muscular. Estos avances auguran tratamientos revolucionarios para el futuro. También están en marcha investigaciones sobre las células madre. Nos encontramos en los albores de inmensos cambios en la forma de ver las enfermedades, pero lo más importante es que nos encontramos en el umbral de una era en la que aplicaremos nuevas nociones sobre la forma de *prevenirlas*.

No obstante, éste no fue siempre el caso. Para el momento en que Palmer hizo su descubrimiento, a finales del siglo XIX, el campo de la medicina era en cierto modo una disciplina sin normas estrictas en la que casi cualquiera podía participar. Incluso, muchos practicantes de la medicina presentaban alegatos exagerados sobre el valor de remedios o procedimientos que ellos mismos comercializaban sin haberlos sometidos a pruebas científicas.

Muchos o quizás la mayoría de estos "doctores" se habían "graduado" en escuelas inescrupulosas que dejaban mucho que desear en lo concerniente a una buena educación. Más del 90 por ciento de los médicos carecían de un título universitario. Luego que Palmer hizo su descubrimiento en 1895, fue necesario que transcurrieran quince años antes de que apareciera el mordaz Informe Flexner[49], una enmienda

---

[49]Aunque Abraham Flexner era educador y no profesional de la salud, se le atribuye el crédito de haber revolucionado la capacitación médica en Norteamérica al proponer la adopción de métodos usados en Alemania. Su informe se tomó muy en serio y captó la atención del público, la comunidad académica y el Congreso de los Estados Unidos. El efecto que él tuvo fue inmenso, tanto así que la educación de los médicos se puede describir en términos de "antes y después de Flexner".

educativa destinada a revolucionar la capacitación médica y sacar a la luz pública el terrible y paupérrimo estado de las cosas en ese entonces y los estándares extremadamente deficientes que existían en el seno de las escuelas de medicina de la época.

Antes del estudio que Abraham Flexner publicara sobre el tópico en 1910, "La educación médica en los Estados Unidos y Canadá", la mayoría de las escuelas eran administradas por sus propietarios con sólo un pensamiento en mente, un pensamiento estrictamente comercial: la obtención de ganancias. Cualquier persona que pudiera pagar el precio de la matrícula y estuviera dispuesta a seguir un programa de aprendizaje más bien inconstante y negligente tenía prácticamente garantizado que obtendría un diploma. Quienes se graduaban de esta forma cuestionable conformaron la mayor parte del gremio médico de Norteamérica: eran los "médicos" de la época. Se convirtieron en el eje central del sistema, del *establishment,* y ocuparon posiciones de poder en la comunidad. La mayoría no era más que vendedores de elíxires fraudulentos supuestamente milagrosos que ofrecían sus propias mercaderías a las personas ingenuas que abundaban en aquellos días. La amplia comercialización y el poder de convicción de estos embaucadores que promovían píldoras, ungüentos, lociones y pociones eran la orden del día[50]. No dudaban en prometer salud, dicha y felicidad a cualquiera que estuviera enfermo de cualquier cosa, desde uñas encarnadas hasta "nostalgia"[51], tuberculosis y cáncer.

Palmer demostró ser bastante inteligente y estar muy adelantado a su época en algunos aspectos, pero no era inmune a la práctica en boga en esos tiempos de hacer planteamientos extravagantes. La diferencia

---

[50]Existen en la actualidad productos con permisos sanitarios englobados en el término general de medicinas alternativas, "sustancias naturales" que se venden sin prescripción médica en establecimientos especializados en productos naturistas. Algunos de tales productos son dañinos; otros, como las vitaminas y los minerales, son beneficiosos; puede que unos pocos de verdad surtan algún efecto; la mayoría son inocuos. Dependiendo de la constitución psicológica del paciente, los mismos tendrán un mayor o menor efecto placebo. Mucha gente siente la "necesidad" psicológica de consumir remedios o productos que "mejoren la salud" —así esto lo afirme solo los mismos fabricantes— y hay negocios dispuestos a complacer sus deseos vendiendo hierbas, lociones, píldoras, pociones y otros tipos de implementos y artilugios. En algunos casos la única diferencia es que se presentan en empaques modernos y se venden en establecimientos de centros comerciales en lugar de carretas tiradas por caballos.

[51]Término empleado en los últimos dos siglos para describir la depresión.

entre él y el resto de la comunidad médica que estaba dedicada a estas prácticas cuestionables era que él había encontrado inesperadamente un sistema que funcionaba, aunque tal vez no hasta el punto que él aducía impulsado por su entusiasmo inicial. Con todo, el suyo era un sistema a tono con los fenómenos naturales, y él prestaba mucha atención y veía cómo pacientes de toda índole obtenían grandes beneficios para su salud.

Era natural y lógico esperar que una especie que caminara sobre dos pies luchando contra la gravedad día tras día tuviera que afrontar problemas mecánicos producidos por este importante hecho. Somos torres que caminan; tenemos una configuración anatómica que nos distingue del resto del reino animal y que crea sus propios problemas particulares. El hecho de que Palmer no tuviera un título médico, ni siquiera uno impreso en una de las fábrica de diplomas que abundaban en esos días, impidió que fuera aceptado desde el punto de vista sociológico o profesional por quienes supuestamente tenían una "orientación científica"; es decir, aquéllos que habían sido ungidos al recibir un pedazo de papel adornado con bonitas volutas y escritura extravagante emanado de las oficinas centrales de las fábricas de diplomas, lo que significaba que habían pagado todas sus matrículas y tenían por ende el derecho a autodenominarse médicos y cirujanos.

Desde luego, había muchos médicos abnegados que se habían graduado en las mejores escuelas de los Estados Unidos o fuera del país y tenían suficiente entereza como para adoptar nuevos conceptos. Aun cuando dentro del conjunto de conocimientos acumulados hasta la época había muchas teorías no confirmadas y existía una lamentable carencia de instrumentos médicos eficientes, estos abnegados doctores dieron lo mejor de sí en medio de difíciles circunstancias, trabajando a favor de la salud de la población y el pensamiento científico en general.

Sin embargo, en aquel momento y lugar, los profesionales de la medicina realmente inteligentes y debidamente capacitados constituían una minoría notable. Asimismo, estos "doctores buenos" habrían tenido la tendencia natural a mantenerse fuera del discurso político presente en el campo médico al estar muy ocupados en asuntos de verdadera importancia tales como dirigir clínicas y hospitales, interrelacionarse con los pacientes, dictar conferencias, llevar a cabo investigaciones y escribir ensayos científicos. La práctica de la medicina se encontraba en pañales en lo que al uso de la metodología científica moderna se refiere y era natural que la disciplina experimentara los dolores del crecimiento, al igual que el resto de la sociedad.

En los días de Palmer, el opio y la morfina se prescribían con frecuencia, lo que provocaba una dependencia adictiva en muchas personas. Esto era particularmente cierto entre las clases altas, puesto que sus ingresos les permitía pagar los elevados precios de estos productos y no estaban conscientes de las propiedades adictivas que tenían estas sustancias. La Coca Cola, inventada por un farmaceuta en 1886, inicialmente se vendió como un tónico. La bebida contenía extractos de hojas de coca y nuez de cola, rica en cafeína. Cuántas partes de cocaína contenía la fórmula original queda a la imaginación de cada quien, pero su propósito inicialmente fue el de ser usada como medicina, como "tónico", palabra usada en aquéllos días en forma eufemística para describir a los estimulantes. Podemos imaginarnos la "energía" que daba. Fue aproximadamente en esa época que la cocaína comenzó a ganar mala reputación.

Aun así, la Coca Cola siguió conteniendo cantidades apreciables de cocaína durante diecinueve años más, es decir, hasta 1905. Después de esta fecha, luego que se supiera la teoría —ahora harto conocida— de que esta sustancia es adictiva, sólo se añadieron cantidades minúsculas que no producían consecuencia alguna y la presencia de estas trazas después de 1905 no tenía efecto alguno en los consumidores. Su existencia como parte de la fórmula fue una decisión estrictamente comercial, un ardid de mercadeo que se adoptó sólo por deferencia a la idea de conservar el nombre que la diferenciaba de otras bebidas también hechas con la nuez de cola. Esto se mantuvo hasta 1929, cuando finalmente se descontinuó la venta y comercialización de la fórmula que contenía esas cantidades mínimas e insignificantes de cocaína.

Debemos recordar que en esos tiempos se aceptaban muchos tratamientos médicos extraños como la práctica estrafalaria denominada "sangría", que se realizaba con un instrumento que tenía múltiples navajas que cortaban la piel o a través de una práctica más primitiva pero igualmente eficaz que consistía en colocar sanguijuelas vivas sobre la piel. Este procedimiento, cuando se aplicaba de manera agresiva, en lugar de mejorar a los pacientes los debilitaba aún más, causándole anemia a los desafortunados pacientes considerados candidatos para este tratamiento por tener "sangre mala" que debía ser "diluida". Y el aire fresco, especialmente el aire de la noche, era considerado "malo" y presuntamente la causa de una miríada de enfermedades. Incluso hoy en día algunas culturas tienen una aversión más o menos supersticiosa a permitir que los niños estén a la intemperie en la noche. En América Latina, entre las personas de menor educación, existen muchas creencias irracionales relativas al "sereno", el aire de la noche, al cual misteriosamente se le atribuyen cosas malas. Otros puntos de vista también irracionales fueron importados desde Europa y se arraigaron en los países del Nuevo Mundo.

La enfermera Florence Nightingale, una voz sensata en la oscuridad en relación con varios temas, cuestionó la práctica de dormir con todas las ventanas cerradas a fin de evitar que el "aire de la noche" entrara en las casas. "¿Qué más se puede respirar de noche sino el aire de la noche?", preguntó con toda lógica en más de una ocasión. En realidad, se piensa que la práctica de respirar el mismo aire mohoso de un lugar encerrado fue un factor de suma importancia que contribuyó con la enorme propagación de la tuberculosis en aquellos turbulentos e insalubres tiempos. Durante años, se le inculcó a la sociedad la idea de mantener a los pacientes con tuberculosis a resguardo del aire fresco. Sólo mucho después se aceptó que lo opuesto —respirar tanto aire fresco, no contaminado, como fuera posible— podía contribuir con la curación del paciente.

El caos imperante en la medicina establecida y una resistencia inmediata y automática de parte del modo de pensar oligopolista evitó que cualquier grupo de colegas expertos examinara los planteamientos de Palmer y otros; eliminara parte de la exageración que es natural cuando surge algo nuevo y los aceptara como parte de las herramientas médicas, toda vez que se trataba, a pesar de la hipérbole, de un sistema basado mayormente en sólidas consideraciones anatómicas y fisiológicas. El nombre que Palmer escogió para este nuevo sistema fue el de quiropráctica, de las palabras griegas *quiro,* que significa "mano", y *praktikos,* que significa "hacer"; es decir, hacer con la mano. La gran aceptación por parte de los pacientes y el entusiasmo que provocó en los primeros adeptos se propagó como el fuego.

El entusiasmo creció cuando los médicos especializados en esta nueva ciencia empezaron a ver cómo mejoraban pacientes que infructuosamente se habían sometido a prácticas médicas comunes pero ineficaces, hasta tal punto que desde el principio se formaron escuelas que se dedicaron al estudio de la espina dorsal y enseñaron técnicas de manipulación de la columna vertebral a miles de estudiantes. El planteamiento de alegatos exagerados sobre la quiropráctica producto de la cultura en boga junto con un desmedido entusiasmo y la falta de prácticas basadas en la metodología científica alejó a las poquísimas personas que conformaban la comunidad médica seria de aquel entonces. De igual modo, esta situación dio alas a quienes querían enterrar cualquier enfoque que no se circunscribiera a sus dominios. No había razón alguna para esto más que el deseo de mantener un control oligopolista sobre el tratamiento del sufrimiento humano y la incapacidad de llevar a cabo investigaciones adecuadas.

Posteriormente sobrevino una batalla con la esperanza de lograr reconocimiento por parte de las autoridades gubernamentales y del público en general, por un lado, y contra los esfuerzos por bloquear la práctica, por el otro. Esa lucha se prolongó durante muchos años. La no aceptación por parte de la mediocre comunidad médica de la época, desprovista de bases científicas, obligó a Palmer y a otros a desarrollar una profesión fuera del ámbito de la práctica médica estándar.

En el proceso, surgió un interesante producto derivado, un importante fenómeno sociológico cuya presencia estaba destinada a continuar —sobre todo a través de una tenaz perseverancia— por muchos años subsiguientes. Quiero abordar este fenómeno sociológico, pues puedo vislumbrar un escenario comparable a lo que puede suceder con nuevos conceptos que se han de difundir porque les ha llegado la hora pero que están siendo represados por intereses poco altruistas. Puedo ver cierto paralelismo con el hecho de que algunos miembros del *establishment* académico rechazaron extemporáneamente la posibilidad de que el hombre, durante un importante período evolutivo, pudiera haber sido un mono costero, aferrándose todo el tiempo a una hipótesis obviamente llena de vacíos, mas reacios a renunciar a ella, simplemente porque fue aceptada primero y constituye lo que llamamos "conocimiento común".

La feroz batalla por el reconocimiento y el derecho de los quiroprácticos a ejercer su profesión tuvo que librarse contra los más poderosos grupos de presión que el mundo hubiera visto jamás hasta ese momento[52]. No sólo eso, sino que incluso después de ganar la batalla inicial en un estado de los Estados Unidos, los mismos conflictos debieron enfrentarse una y otra vez debido a que esta pelea continuó en los tribunales y cuerpos legislativos de cada estado de los Estados Unidos y cada provincia de Canadá.

Esto se debe a que en estos dos países la inspección de la praxis profesional no es materia de competencia federal sino derecho y responsabilidad de los estados y provincias de manera individual. Esto

---

[52]Resulta interesante que este cabildeo es aún más poderoso hoy en día y deje atrás, con mucho, cualquier otro grupo que defienda intereses especiales en cuanto a dinero e influencia.

significó que los pocos quiroprácticos que ejercían su profesión en cada estado tuvieron que vérselas con las armas de alto calibre de un gran ejército que tenía todo a su favor, era ampliamente superior en números, recursos y métodos de propaganda y además, como si eso fuera poco contaba con el respaldo del *establishment* —en realidad, el ejército era el mismo *establishment*— y tenía un acceso fácil y rápido a los medios. Ese ejército concentraba sus esfuerzos y ataques en el punto de mayor vulnerabilidad: las extravagantes afirmaciones que hacían los más fanáticos.

A pesar de la formidable oposición que encontró y a pesar de su falta de capacitación médica formal, o tal vez en parte debido a ella, Palmer fue capaz de estudiar esta nueva ciencia y darla a conocer al abrir su primera escuela al final del siglo XIX en Davenport, Iowa. Sin embargo, fue su flamante hijo, Bartlett Joshua Palmer, quien merece los créditos por comercializar tal producto entre el público general, una tarea inmensamente difícil de cara a la feroz hostilidad del gremio médico, el cual deseaba ante todo mantener un oligopolio en el tratamiento de las enfermedades.

El máximo ejemplo de ello se encuentra en la fuerte, rica y poderosa American Medical Association (Sociedad Médica de los Estados Unidos) que intentó aplicar hasta la más mínima treta para frenar la ley que daría a los profesionales el derecho legal a ejercer su profesión y a la comunidad en general la posibilidad de beneficiarse con lo que ellos tenían para ofrecerles. No sólo eso, sino que además, aprovechando su experiencia e imitando la lucha que habían librado previamente en contra de los dentistas, pudieron frenar las tan necesarias leyes de ejercicio profesional y por consiguiente el control que las autoridades necesitaban para erradicar a personas sin capacitación que alegaban ser quiroprácticos facultativos y un puñado de "escuelas" de tercera categoría que imitaban —unas más, unas menos— las subdesarrolladas escuelas médicas de la época y que carecían de procedimientos y programas de estudio adecuados.

Luego de la apertura de las primeras escuelas a principios del siglo XX, la batalla se intensificó y prosiguió durante décadas estado por estado y provincia por provincia —y en estado tras estado y provincia tras provincia, para sorpresa de muchos y contra todo pronóstico, los quiroprácticos ganaron. El hecho de que alcanzaran el éxito pese al poco dinero que disponían y pese a luchar contra el inmensamente rico y poderoso cabildeo que actuó con tanta rudeza o más que cualquier sindicato, constituye un testimonio de la lealtad y determinación de los primeros profesionales, quienes se mostraron dispuestos a luchar en los tribunales, enfrentar la cárcel por "ejercer la medicina sin licencia" y en términos generales soportar sobre sus hombros el injusto peso del *establishment* a fin de proteger una idea, una idea que sí funcionaba.

El toma y dame de fuerzas poderosas contra una resuelta oposición continuó incólume. Sin embargo, sin importar quién dijera qué a quién, sin importar quién resultare pisoteado o quién gritara con justa indignación, sin importar qué exageraciones se plantearan por un lado o qué clase de comportamiento oligopolista se persiguiera por el otro, un tenaz e incontrovertible hecho anatómico se mantenía en pie: la espina dorsal del mono desnudo bípedo, de evolución imperfecta y afectada por la gravedad, es propensa a presentar problemas mecánicos que requieren soluciones mecánicas.

Es evidente que tales problemas se observan con claridad en la unión intervertebral, donde los nervios espinales son vulnerables desde un punto de vista anatómico y pueden ser comprimidos y/o irritados por el disco u otras estructuras debido a desalineación, combadura o desgaste. Es igualmente evidente que ello crea en el Homo sapiens problemas de salud diversos en cuanto a intensidad y variedad, y que estas estructuras, dada su característica anatómica única de ser semimóviles, pueden realinearse mediante el uso inteligente de técnicas de manipulación.

También es obvio que es posible modificar esta estructura anatómica con un propósito definitivo y calculado en mente mediante la aplicación de una fuerza de bajo nivel en ciertas áreas estratégicas de las vértebras y el uso de las apófisis espinosas y transversas como palancas, sin necesidad de cortar la piel, los músculos u otros tejidos. La cirugía puede ser definida sencillamente como la modificación intencional de estructuras anatómicas. En este sentido, las técnicas de manipulación de la quiropráctica son procedimientos quirúrgicos, pero con estas técnicas se logra evitar el riesgo, el trauma y las consecuencias de cualquier cirugía que implique el corte de tejidos.

Durante muchos años ha existido una prueba cotidiana, fácilmente comprobable a través de los recursos de las modernas técnicas de diagnóstico por imagen y los estudios electromiográficos de conducción nerviosa realizados sobre los nervios de la espina dorsal, que demuestra más allá de cualquier vestigio de duda lo que los primeros quiroprácticos aducían a finales del siglo XIX.

La mejora de millones de pacientes en más de un siglo de práctica es una prueba incontrovertible de que la propuesta de aplicar ajustes específicos inteligentes a las articulaciones espinales es eficaz cuando se realizan de manera profesional en determinados casos y bajo ciertas condiciones. Donde todavía existe un área poco clara que requiere financiamiento para que se realicen más investigaciones es exactamente hasta qué punto estas anomalías anatómicas afectan —si acaso lo hacen— el funcionamiento de órganos internos a través de una relación secundaria del sistema nervioso espinal con el sistema nervioso autónomo. Esta área poco clara es lo que da pie a alegatos basados solamente en la teoría, pruebas empíricas, datos cuestionables, experiencias anecdóticas y observaciones. Las experiencias anecdóticas son aquellas que se relacionan con casos específicos de pacientes que parecen mejorar a pesar de que carecemos de argumentos científicos que validen su mejora, toda vez que aún no se ha establecido una relación causa/efecto definitiva mediante la metodología científica.

No tiene nada de malo reportar anécdotas, puesto que éstas motivan a los investigadores a emprender estudios científicos. Pero eso es todo. Si se reportan suficientes experiencias anecdóticas que puedan servir como punto de partida para mayores estudios, entonces se debe usar el método científico para probar o refutar tal aseveración o indagación. Se puede decir que millones de pacientes vistos en un período de más de cien años constituyen un nutrido conjunto de experiencias anecdóticas. El problema es que no hay incentivos financieros importantes para ahondar en esta materia debido a que la investigación médica está vinculada principalmente con empresas farmacéuticas, las cuales tienen todo el dinero del mundo para investigar asuntos relacionados con el uso de los fármacos, pero que no respaldarían una investigación que encontrara una conexión con el uso de soluciones mecánicas porque no le aportaría beneficios.

Esta natural falta de incentivos para embarcarse en estudios rigurosos y científicos en materias que no son interesantes desde el punto de vista comercial es lo que mantiene determinados tópicos importantes en la oscuridad. Asimismo, da cabida a conjeturas y exageraciones por un lado y negación por el otro, lo que da origen a una situación que podría describirse como "el síndrome del creyente a favor y el creyente en contra", sin llegar nunca a la verdad real, al verdadero nivel de competencia.

El comportamiento de los primeros quiroprácticos —que incluso llegaron al punto de aceptar ir a prisión en la lucha por una idea— fue uno de los primeros ejemplos de desobediencia civil, la cual posteriormente demostró ser exitosa en otras regiones, otros países y en otros contextos. Su constante y firme negativa a sucumbir ante el *establishment* y su decisión de enfrentarlo en una contienda entre "el poder contra la razón" se ganó la simpatía de la opinión pública, un factor clave necesario para que se instituyeran las leyes en esta materia en los años subsiguientes.

El tipo de fórmula de desobediencia civil empleado por los profesionales de la quiropráctica precedió otra rebelión no violenta a una escala mucho mayor liderada por Mahatma Gandhi en la India. Esta insurgencia posterior alcanzó su cénit en 1930 con una caminata de casi 400 kilómetros llamada la Gran Marcha de la Sal hecha por Gandhi y 78 de sus seguidores. La mayoría de la gente conoce la simpatía que esta actitud de confrontación no violenta despertó en todo el mundo. La marcha fue un punto decisivo usado para impulsar la independencia de la India al destruir el estado de semiesclavitud mantenido por el Imperio Británico; y todo esto lo lograron aplicando el "poder moral". Posteriormente, Martin Luther King hizo que la misma fórmula funcionara en los Estados Unidos al romper la mentalidad basada en la idea "separados pero iguales" que había permanecido en vigencia en el Sur después que la esclavitud fuese abolida tras el fin de la Guerra Civil. Algunos años más tarde, Nelson Mandela aplicó con éxito la misma fórmula psicológica en su lucha contra el apartheid en Sudáfrica.

Cualquiera de los primeros quiroprácticos fácilmente se habría identificado con las personas inmersas en estas búsquedas de carácter moral, puesto que ellos mismos ya habían transitado ese camino antes y habían usado de manera exitosa la fórmula de la desobediencia civil incluso antes de que lo hiciera Gandhi. Contra todo pronóstico, utilizando métodos de desobediencia pacífica no probados en la época, incluso hasta el punto de ir a prisión por un sinfín de maniobras legales de todo tipo relacionadas con la "práctica de la medicina sin licencia", los quiroprácticos tuvieron éxito tanto en los Estados Unidos como en Canadá[53].

Desde sus comienzos hace más de cien años, la quiropráctica gradualmente se diseminó por todo el mundo, cruzando los mares desde

---

[53]Es interesante destacar que la desobediencia civil funcionará solamente en países de orientación democrática. De haber ocurrido estos movimientos en países bajo el dominio soviético, por ejemplo, no habrían tenido posibilidad alguna de éxito.

Norteamérica. Pero incluso después de ser completamente aceptada desde un punto de vista legal, la Sociedad Médica de los Estados Unidos continuó su cruzada por décadas subsiguientes y sólo se detuvo después que el gremio profesional entablara una demanda contra ella ante los tribunales federales de los Estados Unidos apelando a leyes y ordenanzas antimonopolio.

Cabe destacar que los quiroprácticos ganaron a pesar de tener tantas probabilidades en su contra no sólo gracias a su perseverancia; de hecho, en muchas instancias ganaron a pesar de algunas de sus estrategias más extravagantes y carentes de basamento. Los quiroprácticos lograron el éxito principalmente porque lo que estaban haciendo, fuera lo que fuera, funcionaba; no hay estrategia suficientemente buena si un producto tiene una falla crítica. En el debate entre el poder y la razón, para lograr el éxito debe existir verdaderamente la razón y en el caso de los quiroprácticos, la mayoría de los pacientes estaban sumamente satisfechos con los resultados que obtenían, sobre todo en aquellos que no habían logrado nada con los procedimientos médicos estándar.

Dediqué unas pocas páginas de este capítulo a la historia de los quiroprácticos en los Estados Unidos y Canadá por dos razones. Primeramente porque el estudio de la columna vertebral, la manipulación de la espina dorsal y ciertos ajustes vertebrales específicos podrían arrojar luz sobre la importancia que tiene el efecto de la gravedad en el mono desnudo como consecuencia de su evolución hacia el bipedalismo. La creación de toda una profesión fue necesaria para abordar los asuntos de orden anatómico, fisiológico y patológico atinentes al tema; de hecho, señala la importancia de tratar este asunto.

En segundo lugar, me gustaría reiterar que el asunto es harto interesante y que bien vale la pena estudiarlo no sólo desde una postura científica, sino también enfocándolo desde una perspectiva estrictamente sociológica. Para los científicos sociales se convierte en un estudio clásico bien documentado de lo que sucede cuando una idea es confrontada no sólo con lo ya establecido, sino que además se desarrolla fuera de los canales regulares de su entorno natural. En nuestros días, hay más de 120.000 médicos quiroprácticos en ejercicio privado de la profesión principalmente en los Estados Unidos y Canadá, quienes ven a millones de pacientes cada día. La quiropráctica es reconocida en muchos países de todo el mundo, y en los Estados Unidos y Canadá por las compañías aseguradoras y por todos los organismos gubernamentales estadounidenses, tanto locales como federales.

Es importante compartir esta historia de éxito porque está a tono con lo que Elaine Morgan dijo en relación con la teoría del mono acuático, que "si tiene basamento, prevalecerá de cualquier forma [a pesar de la oposición]; de no tener basamento, no merece prevalecer". Haber estado íntimamente inmerso en el desarrollo de la quiropráctica me ha dado suficiente discernimiento para ser cauteloso para desechar cualquier cosa que pueda ser vista como un entusiasmo exagerado que pudiera parecerse al fanatismo, no sólo porque sería impropio desde el punto de vista científico sino también porque podría obstruir o retardar el futuro desarrollo de los conceptos propuestos en este libro. Esto es particularmente importante en este tipo de empresa —en el campo general de la atención médica— porque manejamos algo que tiene el potencial de ayudar a millones de personas. Mientras más rápido las personas recuperen su salud mejor para ellos en el plano individual y para la sociedad como un todo.

La quiropráctica prevaleció porque es una práctica correcta en la mayoría de los casos y porque produce resultados positivos en el grueso de sus usuarios la mayor parte de las veces. Sobrevivió pese a la férrea oposición que enfrentó y al consecuente fanatismo distorsionante y pernicioso que al principio creció en las mentes de muchos de sus practicantes. Las confrontaciones de fuerzas sociológicas parecen ser la norma cuando algo nuevo sale a la luz, tanto que incluso hoy en día, 112 años después de su fundación, aún se encuentran algunos fanáticos acérrimos en ambos bandos.

Esos fanáticos causan daño no necesariamente a los quiroprácticos, sino al concepto de verdad científica. Afortunadamente, ha transcurrido suficiente tiempo para que sean una minoría insignificante. En la actualidad, la situación ha cambiado. Mayormente hay armonía, pero por haber vivido toda esa agitación hasta su fase final en la década de 1960, yo, por lo menos, puedo dar fe del hecho de que ideas nuevas relacionadas con el campo científico enfrentan numerosas dificultades hasta que alcanzan el lugar que les corresponde para el beneficio de todos. Tales dificultades se deben a que los prejuicios del *establishment* engendran fanatismo entre quienes las proponen, lo cual las hace muy difíciles escudriñar y clasificar. Se hace prácticamente imposible evitar que el ego y las emociones entren en el panorama y enturbien las aguas.

Yo pude identificarme de inmediato con Elaine Morgan cuando planteó con tanta valentía la idea de que durante un considerable período de nuestra evolución fuimos antropoides semi-adaptados a un medio acuático y se topó con lo que al principio debe haberle parecido una resistencia sorprendentemente incomprensible de parte de la comunidad académica, la cual aceptaba la hipótesis de la sabana simplemente porque había aparecido primero. El hecho de que ella no pertenecía a ese selecto grupo dificultó aun más la aceptación. Por razones de celo profesional, quienes promulgan una idea nueva por lo general sufren tremendos dolores de parto. Pero la acogida es aún peor cuando el descubrimiento lo hace alguna persona ajena a la profesión, particularmente cuando lo hace reordenando datos conocidos de una manera más inteligente. Esto ocurre porque consciente o inconscientemente la idea nueva constituye una amenaza para la autoestima profesional de los expertos.

La curiosidad es un elemento intrínseco de la condición humana muy constructivo que algunas veces se traduce en la búsqueda obstinada de conocimiento especializado por parte de los científicos. Estos expertos han puesto mucho empeño en sus esfuerzos por comprender claramente los campos de su elección, a los que generalmente les han dedicado muchos años de estudio. Entregan toda su vida a la investigación y albergan el deseo muy humano de encontrar algo nuevo y brindar su contribución al campo que han escogido, aportar a la humanidad algo que inspire elogios por parte de sus colegas y el público en general.

Este anhelo no es totalmente altruista, puesto que el prestigio que tan afanosamente persiguen tiene mucho que ver con la forma en que son vistos dentro de la comunidad académica y puede resultar en cargos como cátedras o jefaturas de departamentos de colegios universitarios o universidades. En la realidad, son verdaderos expertos en sus áreas de competencia y brindan una enorme contribución al pensamiento científico en general.

Conscientes de todo lo que tuvieron que pasar para adquirir este conocimiento, se les hace muy difícil aceptar que alguien fuera de su ámbito académico pudiera concebir un pensamiento importante, conciso y original en su campo de especialización, especialmente si se trata de una idea que contradice totalmente un aforismo aceptado. Esto es particularmente cierto si la idea puede cambiar de forma definitiva la manera en que vemos al Homo sapiens. Es fácil entender los deseos e imperfecciones de los seres humanos; podemos comprenderlos. Sin embargo, hay algo curioso: las mismas fallas humanas hacen inevitable que en algunas formas de búsqueda con fines investigativos, en determinados momentos y en ciertas condiciones, la presencia de mentes inteligentes e

inquisitivas —salvo lo que pudiera verse como endogamia intelectual—
es sencillamente lo que se necesita.

Esto se debe a que las personas ajenas a un campo del saber no
conocen las nociones preconcebidas que se les pueden atravesar en el
camino del pensamiento original. Esto les da la ventaja de percibir el
panorama completo con mayor facilidad. Son más abiertos y proclives
a cuestionar el pensamiento axiomático, las "verdades universales" que
pudieran ser erróneas. Al hacerlo pueden formular nuevas preguntas
que requieren nuevas respuestas. Asimismo, es más probable que sean
totalmente honestos, puesto que no tienen que mantener una postura
particular. El temor al ridículo y el consecuente aislamiento de aquellos
colegas que se atreven a pensar diferente es bastante fuerte en el campo
académico; muy pocos miembros del *establishment* están dispuestos a
arriesgar su nombre para respaldar una noción nueva que pudiera ser
considerada peculiar o fuera de lo común en un primer momento. Esto
no se aplica al "extraño" que, al no tener una reputación que defender
en este campo, ni colegas quien confrontar, es libre de actuar sin trabas.
Está dispuesto a presentar su caso ante el mundo y, dependiendo de la
veracidad de su argumento y de su habilidad para exponer su caso de
modo convincente, el mundo lo aceptará, lo rechazará o lo ignorará.

Podemos comprender el dilema del biólogo marino Sir Alistair Hardy
cuando teorizó por primera vez que durante un importante período
evolutivo, el Homo sapiens habría dependido del mar. Como biólogo,
no estaba influenciado por "verdades absolutistas" de los antropólogos
y sencillamente vio lo que otros no habían visto: que teníamos rasgos
anatómicos que solo poseían los mamíferos marinos. Tenía en su poder
pruebas nuevas concernientes a la evolución de la especie, pero sabía que
las nociones aceptadas en el momento eran incompatibles con esta nueva
forma de pensar y que la comunidad académica respaldaba totalmente
la exposición razonada de que el hombre se había desarrollado en los
espacios abiertos de las sabanas.

Hardy tampoco tenía dudas en cuanto a la reacción que le esperaba
si se atrevía a cuestionar el estatus quo. Todo esto probablemente lo hizo
rechazar la posibilidad de entrar en la solitaria arena que seguramente
enfrentan todos los innovadores. Indiscutiblemente, tal escenario
determinaría que él desarrollase el estado mental y la determinación de
un gladiador científico. Y estaba consciente que de seguir ese camino
seguramente habría implicado el sacrificio de una carrera prometedora.

De modo que por décadas la idea de que durante un importante período evolutivo nuestros ancestros pasaron buena parte de su tiempo cerca del mar, de donde sacaron la mayor parte de su alimento –al igual que lo hacen muchos otros mamíferos marinos- yació latente. Tuvo que venir alguien de afuera, la escritora científica Elaine Morgan, quien le dio coherencia y razonamiento al ofrecerla al público en la forma de un libro, *The Descent of Woman,* y posteriormente en otros libros que demostraron ser igualmente interesantes y en los cuales le hizo un seguimiento a la idea. El bien merecido éxito de sus escritos atrajo mucha atención, aunque algunos de los primeros adeptos a su "teoría del mono acuático" sin duda fueron más entusiastas que otros, como suele ocurrir cuando surge algo nuevo.

Este exagerado entusiasmo de parte de algunos adeptos contribuiría a crear barreras contra la aceptación en el seno de la comunidad científica, la cual no le gusta que le perturben su calma y naturalmente se pone en guardia ante cualquier cosa que pueda oler a fervor excesivo. Además, la nueva teoría carecía del filtro natural de los expertos, que tienden a desechar de inmediato, sin realizar ninguna investigación, afirmaciones hechas por toda persona que no pertenezca a su círculo de especialistas.

El término "mono acuático" que usó Morgan debe haber producido un choque semántico en los círculos académicos porque a primera vista puede sugerir simplemente eso: que éramos tan acuáticos como los delfines, por dar un ejemplo. Las personas que no se tomaron el tiempo para leer su primer libro deben haber llegado a conclusiones que sencillamente no estaban allí. Deben haber pensado que se decía que el mono acuático vivía en medio del mar y luego, en algún momento, regresó a tierra. Esto es un disparate total y cualquiera que tuviera esa idea simplemente o no leyó *The Descent of Woman* o si lo hizo no lo entendió.

Lo que realmente quiero enfatizar es que fuimos mamíferos marinos tal como se definen en la clasificación usada por los biólogos marinos, como desde luego lo era Sir Alistair Hardy. Tal como lo he señalado reiteradamente, nunca pudo haber existido un tiempo en el que fuéramos totalmente monos acuáticos; no hubo nunca una era en la que estuviéramos completamente adaptados al agua ni nada parecido. De hecho, y esto es de importancia primordial, nunca hubo la *necesidad* de que la especie se adaptara por completo al agua. En el agua, nuestra respiración era, y sigue siendo, peligrosamente inadecuada; además, no podíamos dormir en el agua y nuestra provisión de agua potable no podía depender del mar porque carecíamos de mecanismos fisiológicos eficaces para eliminar la sal.

En esa especie de limbo tierra/agua, avanzábamos hacia la adaptación al ambiente acuático, pero las condiciones ambientales mejoraron y de repente "dimos la vuelta en U" tal como lo expone Elaine Morgan tan apropiadamente. Un cambio en las condiciones ambientales en tierra se combinó con nuestra curiosidad e inteligencia y esto nos atrajo a convertirnos en residentes permanentes de tierra firme. Sin embargo, nuestros cuerpos siguen siendo hoy la versión medio terminada de un mono acuático. Al mismo tiempo, puesto que no hemos tenido suficiente tiempo en tierra, también somos antropoides semiterrestres.

Estamos a medio camino en esta coyuntura de la evolución; todavía necesitamos varios millones de años más para completar el proceso en tierra. A la vez, no hemos sido completamente destetados de nuestra experiencia en el agua y esta adaptación no acabada al bipedalismo es la principal razón por la que sufrimos los efectos de la gravedad en la espina dorsal. Ésta es la razón central por la cual los discos intervertebrales se afectan, por qué se comban, quiebran o desgastan, por qué hay tantos "problemas de espalda". Es también por lo que nuestras caderas, rodillas y pies sufren tanto, por qué desarrollamos artrosis degenerativa, especialmente en edad avanzada.

Es por esto que los profesionales de la salud deben ayudarnos a navegar a través de las consecuencias de la evolución incompleta hacia el bipedalismo terrestre suministrándonos técnicas que nos ayuden a recuperar una realineación vertebral más normal. Es por esto que quienes reciben atención quiropráctica con regularidad son más sanos y sufren mucho menos que quienes no la reciben. También por ello necesitamos regresar parcialmente al agua, incorporándola a nuestras vidas varias horas a la semana para obtener el descanso de las fuerzas gravitacionales que propicia un entorno acuático, fortaleciendo al mismo tiempo nuestro sistema músculo-esquelético. Sencillamente tenemos que representar en la práctica lo que somos en la realidad.

La historia de la medicina está llena de ejemplos de lo que sucede cuando por alguna razón el estatus quo enfrenta un desafío. Muchos de los grandes descubrimientos en todos los campos, pero especialmente en el de la medicina, fueron objeto de tenaces guerras, y sus propulsores fueron sometidos al ridículo: Harvey al describir cómo circula la sangre,

Pasteur al definir la teoría de los gérmenes, Marie Curie con sus rayos X y Palmer con su teoría del nervio comprimido, solo para mencionar unos pocos. A guisa de ejemplo, podemos mirar la trágica vida del Dr. Ignaz Semmelweiss, un médico húngaro que ejerció su profesión en Viena a mediados del siglo XIX y soportó todo el peso del ridículo, odio y envidia por sugerir que los estudiantes de medicina debían lavarse las manos cuidadosamente después de diseccionar cadáveres y antes de examinar a una mujer embarazada.

Semmelweiss había quedado estupefacto ante la asombrosa observación de que las salas de maternidad, en las instalaciones donde estaban estos estudiantes de medicina, tenían un número increíblemente elevado de muertes debido a "fiebre puerperal" o septicemia: hasta cinco veces mayor a la tasa observada en los hospitales donde empleaban a parteras. Concluyó que esto se debía a la práctica usual en esa época que llevaba a los estudiantes de medicina a diseccionar cadáveres y luego a examinar a las mujeres embarazadas.

Pudo convencer a algunos de sus colegas sobre la necesidad de incentivar el uso de procedimientos de higiene —lavarse las manos— pero otros en altos cargos, impulsados por la incompetencia, la vanidad, la envidia personal y los celos profesionales, ridiculizaron sus hallazgos y lo obligaron a salir de Viena cuando trató en vano de evitar las miles de muertes que ocurrían en las salas de maternidad abogando por la asepsia. Desecho, retornó a su lugar de nacimiento —a Pest, en Hungría— y afortunadamente, se convirtió en jefe del departamento de obstetricia de un importante hospital. Al principio estaba muy contento porque este cambio le permitió instituir medidas sanitarias que redujeron la tasa de mortalidad de mujeres parturientas en ese hospital de un 16% a una cifra mínima inferior al 1%. Y con esto quedó demostrado, más allá de cualquier vestigio de dudas, su argumento de que era la falta de medidas sanitarias por parte de los mismos médicos lo que estaba matando a numerosas mujeres que parían en los hospitales.

Semmelweiss sabía que tenía la respuesta para salvar miles de vidas en toda Europa y el resto del mundo donde se usaban prácticas antihigiénicas similares, pero a juzgar por su terrible experiencia en Viena, percibió que probablemente sería difícil llegar a instituir los cambios adecuados. Pensaba que sabía contra quién se enfrentaba. Sin embargo, persistió: confiaba que sería sólo cuestión de tiempo antes de que pudiera hacer llegar la información a otros hospitales y que entonces todo marcharía bien.

Teniendo esto en mente, mantuvo registros impecables e hizo su máximo esfuerzo para diseminar sus intachables hallazgos. Sin embargo, nada de lo que hizo pudo haberlo preparado para lo que vendría. En lugar de recibir gratitud y reconocimiento, para su estupefacción, fue ignorado. Es más, se burlaron de sus hallazgos. Pero lo que resulta aun más alarmante, curioso y trágico fue la insensible negativa de la mayoría de los otros hospitales de Europa a darle por lo menos el beneficio de la duda, poniendo a prueba el nuevo procedimiento e instituyendo las sencillas y necesarias medidas de higiene.

Se negaron a hacerlo a pesar de que podían haber implementado las medidas de una manera fácil y prácticamente sin costo alguno. Durante años, Semmelweiss rogó para que estos hallazgos fueran considerados si acaso tan sólo como prueba o precaución, pues no había posibilidad de que causaran daño alguno y el costo en dinero y esfuerzo habría sido insignificante. Tenía el conocimiento y la prueba. No obstante, debieron pasar varias décadas antes que todos se lavaran las manos cuidadosamente; entretanto, cientos de miles de mujeres y bebés perdieron la vida innecesariamente. Muchos hospitales continuaron con sus siniestras prácticas y en el peor de ellos, las muertes de madres y niños llegaron incluso a la cifra increíblemente alta de un 40%. En las comunidades en general muchas mujeres al tanto de la situación entraban en pánico ante la idea de parir en un entorno hospitalario y se rehusaban a concebir en estos lugares; naturalmente preferían correr el riesgo de ser atendidas por una partera en casa.

En 1865, Semmelweiss finalmente terminó en una institución mental y murió pocos días después debido a una infección que traía consigo y que contrajo luego de cortarse la mano en la sala de disección. Irónicamente, su deceso se debió al mismo tipo de infección que le había preocupado todo el tiempo y cuyo combate le había causado tantas penas y frustración en lo personal y lo profesional. Los informes de los tiempos transitados por la medicina están repletos de ejemplos trágicos y hazañas de sacrificios heroicos en medio de un profundo pesar, como el caso ejemplificado por la experiencia de Semmelweiss.

Cuando emerge un concepto o idea nuevos, especialmente si lo novedoso contradice la versión aceptada de las cosas, y, si quien la propone, es alguien ajeno al *establishment,* se necesita una personalidad fuerte, dispuesta a confrontar los convencionalismos. Al comienzo de cualquier descubrimiento de vanguardia, quienes se sienten atraídos al mismo por lo general son individualistas acérrimos. Mientras más oposición enfrenten, más frustrados se sienten y más tenazmente luchan. Durante su confrontación se crea una situación que tiende a afectarlos en lo personal.

A fin de mantener su determinación ante las tremendas desventajas, muchos son presionados hasta el punto de adoptar posiciones obstinadas; de hecho, algunos se ven obligados a convertirse en fanáticos. El estrés que deben soportar es tremendo, especialmente si su descubrimiento se encuentra en el campo de la salud porque saben que tienen información que salvará vidas y/o aliviará la miseria humana y que la egolatría, el egoísmo o sencillamente la pura ignorancia y la incompetencia les están impidiendo hacerlo.

Un rasgo de la personalidad de muchas de las personas vinculadas al cuidado de la salud es su afición natural hacia lo humanista. Eso parece especialmente cierto en el caso de los innovadores: cuando sus esfuerzos por generar cambios necesarios para disminuir el sufrimiento humano y salvar vidas se topan con obstáculos, experimentan una pena más allá de lo humanamente creíble, ya que no es fácil mantenerse al margen y ser testigo de la muerte y el sufrimiento cuando se sabe que se tiene el conocimiento necesario para implementar una forma de prevenirlos. Es como si uno tuviera un salvavidas en la mano y viera a alguien ahogándose pero no pudiera lanzárselo porque otra persona se lo impide, excepto que si este ejemplo se multiplica por millones de casos se transforma en una experiencia muy frustrante y dolorosa, por decir lo menos.

Cuando nace una idea nueva que contradice algo ya establecido y se abre paso desde fuera de sus canales normales, usualmente toma varias generaciones para alcanzar el campo de competencia que le corresponde. Una de las razones que explica esto es que el fanatismo inicial que era evidente y probablemente necesario a fin de librar la batalla contra una abrumadora oposición, se vuelve contra la idea nueva durante su segunda fase de desarrollo represándola porque provoca el rechazo de muchos de los individuos pensantes de la sociedad, precisamente los que necesita para su aceptación plena. Esto es así porque los pensadores y forjadores de opinión de la sociedad son personas indispensables que no pueden –y en realidad no deben- darle carta blanca a nadie, especialmente cuando perciben alegatos obvios y exagerados inducidos por el fanatismo.

Estas circunstancias sociológicas naturales, junto con los dolores del crecimiento que eran de esperarse, forman parte de la historia de la quiropráctica y ahora, más de cien años después de sus humildes inicios, la profesión ha acumulado la experiencia de tratar a millones de pacientes, con lo que ha ganado una marcada ventaja para resolver problemas mecánicos de la espina dorsal humana. La mayor parte de las escuelas dedicadas a la enseñanza de la quiropráctica en Canadá y los Estados Unidos han sido, ya por un largo tiempo, excelentes al graduar a verdaderos profesionales. Las horas de clase son equivalentes a las de las escuelas de medicina y son las mismas materias salvo las que son pertinentes sólo a cada disciplina.

Hoy en día, la quiropráctica se ha institucionalizado; es tan estadounidense como el pastel de manzana y tan canadiense como la hoja de arce. Ha sido una larga y valiente lucha que nunca debió ocurrir, pues habría sido mejor que todos los involucrados que hubieran invertido esa tremenda cantidad de tiempo y dinero en investigaciones, que es el escenario en el cual las cuestiones científicas deberían ocurrir y ser resueltas de una forma u otra.

En un mundo ideal, la búsqueda de la verdad, esa evasiva y pequeña palabra, debe realizarse en este ámbito, no en tribunales, no a través de legislaturas y el uso de la propaganda masiva. Lamentablemente, en el mundo real éste no es el caso. La demostrada incapacidad del hombre para ceder el control hasta que lo obligan a hacerlo se encuentra en el propio meollo de estas batallas, incluso en casos en los que el control sólo pertenece al conocimiento. En los actuales momentos, parece que no contamos con ninguna otra forma clara de alcanzar la verdad.

Al respecto, Carl Sagan señala: "Una lección clave de la ciencia es que para entender asuntos complejos, o incluso sencillos, debemos tratar de liberar nuestras mentes del dogma y garantizar la libertad para publicar, contradecir y experimentar. Los argumentos impuestos por la autoridad no son aceptables". Sin embargo, esta idea funciona en ambos sentidos: si quien plantea la idea novedosa desea hacerse de una credibilidad y pasar a ser una sólida parte de la trama de la sociedad, entonces debe colaborar y confirmar los hechos embellecidos que más ardientemente defiende y si no logra hacerlo, debe renunciar a ellos. Providencial, aunque imperfectamente, en una democracia al menos se puede luchar, pues en sociedades cerradas se asume como verdad lo que alguien decreta.

En una democracia, si la idea es lo suficientemente fuerte o precisa, la opinión pública en general puede determinar la plataforma de competencia adecuada involucrándose con las fuerzas que impulsarán la comercialización; plantearán la necesidad de utilizar los nuevos servicios y definirán la capacidad de generar competencia o alternativas. A final de cuentas, la opinión pública efectivamente lo hace.

Sin embargo, estas fuerzas correctivas parecen ser muy débiles cuando se trata de los sistemas de salud porque existe un oligopolio virtual de la enfermedad controlado por las empresas fabricantes de fármacos, las sociedades médicas y las compañías aseguradoras. Y no es que la situación actual sea consecuencia de alguna conspiración cuidadosamente montada; más bien es el resultado natural de haberle concedido legalmente a un grupo la hegemonía monopolista sobre los asuntos relativos a la salud. Este completo dominio fue previsto hace más de dos siglos por el Dr. Benjamin Rush, médico, filántropo y escritor amigo de Thomas Jefferson, John Quincy Adams y Benjamín Franklin. Rush, quien desempeñó un papel notable en la fundación de los Estados Unidos, fue uno de los signatarios de la Declaración de Independencia. Era muy respetado y estimado por el pueblo de Filadelfia. Se dedicó intensamente a la práctica de la medicina; de hecho, es considerado el padre de la medicina y la psiquiatría en los Estados Unidos.

Ésta es su opinión sobre el tema que nos ocupa: "A menos que coloquemos la libertad médica en la Constitución, llegará el tiempo en que la medicina se organizará y se convertirá en una dictadura encubierta. Restringir a un grupo de hombres el arte de curar y negarle el mismo privilegio a otros será la Bastilla de la ciencia médica. Las leyes de tal naturaleza son todas antiestadounidenses y despóticas. Son restos de la monarquía y no tienen cabida en una república. La Constitución de esta república debería asegurar el porvenir de la libertad médica de igual manera como lo establece con la libertad de culto".

¡Cuánta razón tenía! Es una desventura que las proféticas palabras del Dr. Benjamin Rush cayeran en oídos sordos en la época cuando se estaba redactando la Constitución, pues las artes curativas y por consiguiente la humanidad han sufrido las consecuencias. Al carecer de libertad para sacarle provecho a la curiosidad e inventiva naturales de la nación estadounidense y de otras repúblicas que siguen las mismas fórmulas restrictivas, se ha impuesto sólo una vía de investigación abierta al financiamiento: los fármacos y los procedimientos quirúrgicos dependientes del uso de fármacos.

Nadie podría presentar argumentos inteligentes o morales a fin de rechazar la provisión de fondos o incentivos para hallar nuevos fármacos y métodos quirúrgicos más seguros y eficaces. Sin embargo, canalizar *todos* nuestros esfuerzos en esa dirección, usar el dinero de los impuestos para sofocar cualquier otro enfoque investigativo que pudiera aliviar el sufrimiento humano a través de organismos públicos de control como la FDA (Dirección de Fármacos y Alimentos) es censurable y errónea desde el punto de vista moral. Esto va en contra de toda percepción intuitiva de lo que debería ser una democracia. Crear un oligopolio en el área del tratamiento de las enfermedades y respaldarlo a través de tácticas y leyes policiales-estatales promovidas por el gobierno es lo que se ha hecho por décadas en los Estados Unidos, irónicamente la "tierra de la libertad". Ello ha conducido exactamente a lo que el Dr. Benjamín Rush advirtió hace más de doscientos años: la creación de una dictadura encubierta.

Sin embargo, es necesario considerar el otro lado de la moneda de las ideas novedosas. Es cierto que muchos grandes innovadores y descubridores fueron ridiculizados, pero ello no quiere decir que algunas personas que presentan alegatos exagerados no merezcan ser descartadas de inmediato. El autor Martin Gardner señala que hoy en día, por ejemplo, no muchos podrán contener la risa si se les confronta con una persona que alega que la Tierra es plana; sin embargo, por increíble que parezca, existe una especie de hermandad que tiene el propósito expreso de demostrar esta absurda aseveración. Otros creen que la Tierra es hueca y está habitada por una raza superhumana que va y viene usando platillos voladores. Algunos de los más imaginativos creen que han sido secuestrados por alienígenas, quienes les han implantado microchips debajo de la piel para seguirles los pasos. Incluso otros creen que el mundo sólo tiene unos pocos miles de años de existencia. Carl Sagan lo dice claramente cuando señala: "Pero el hecho de que se burlaran de algunos genios no implica que todos aquellos que sean objeto de burlas son genios. A Colón lo ridiculizaron, igual que a Fulton y a los hermanos Wright. Pero también se rieron de Bozo, el Payaso".

Al final, creo que debemos reconocer que existe la necesidad de encontrar una fórmula para poner a prueba las ideas nuevas a través de investigaciones realizadas por dependencias gubernamentales o entes privados verdaderamente independientes que reciban financiamiento del gobierno o de instituciones benéficas, no por partes con intereses particulares. Debemos desarrollar un enfoque metódico viable que permita seleccionar un conjunto de criterios que podamos usar a los fines de estipular lineamientos para investigar las ideas nuevas.

Esto no sería perfecto porque la gente a cargo probablemente sería proclive a inclinarse a favor del status quo, pero al menos sería un comienzo. Si surge algo útil que califique para este tipo de estudio y las investigaciones arrojan resultados positivos, entonces quizás se podría implementar rápidamente en lugar de tener que luchar por generaciones para que salga a la luz pública. Una de las pautas que podría tomarse en cuenta es la existencia de evidencia anecdótica masiva y la correspondiente aplicación de la metodología científica en las investigaciones que esa información genere. En todo caso, al menos podría plantearse una nueva pregunta, se prestaría atención a la necesidad de investigar la idea aún más y algunos de los hallazgos podrían traducirse rápidamente en grandes beneficios para la humanidad. Se necesitarían investigadores independientes para crear una nueva clase de profesionales: puristas científicos que tengan el propósito de mantener la investigación abierta para nuevos enfoques en el campo de la medicina. Carl Sagan dice: "Deseamos encontrar la verdad, sin importar dónde esté. Pero para hallar la verdad necesitamos dos cosas: imaginación y escepticismo. No debemos temerle a la especulación, pero debemos ser cuidadosos y distinguir entre la especulación y los hechos".

Para lograrlo, se necesitan pautas nuevas. Estoy seguro de que las comunidades científicas del mundo se pueden reunir, hacer una "tormenta de ideas" y, al cabo de una o dos sesiones, determinar, cuando menos, los criterios necesarios para establecer pautas útiles y factibles. En el juego de la vida a veces conviene barajar de nuevo nuestras cartas de conocimientos y volver a repartirlas. Después de todo, quizás nos toque una mejor mano. Necesitamos instituciones que hagan las veces de "tribunales" científicos que se ocupen de promover la investigación en el campo de las artes de curación y estén formados por verdaderos investigadores apartados de la influencia económica de las casas farmacéuticas y la industria de la alimentación.

Sus esfuerzos apuntarían hacia aquellas áreas que han sido desatendidas porque no generan recompensas financieras para los grupos interesados. Hasta ahora, la promesa de obtener una recompensa pecuniaria ha sido la única forma de promover investigaciones serias, y tal retribución se obtiene principalmente de una sola fuente: las medicinas. No hay nada malo en los incentivos pecuniarios, sólo que su uso exclusivo en una sola área ha frustrado la búsqueda de otras respuestas.

Nuevos conceptos no tienen que basarse necesariamente en nuevos descubrimientos. Muchas veces nacen al reordenar hechos conocidos de una forma más inteligente. A veces, los reportes de algunas investigaciones especiales logran penetrar a través de los filtros oligopolistas si se presentan de una manera atractiva e inteligente y si contienen suficiente interés humano como para sacudir el modo de pensar de quienes crean las corrientes de opinión. No obstante, esas investigaciones deben permanecer en la arena de la opinión pública por mucho tiempo, soportando las embestidas del estatus quo a fin de integrarse a las verdades aceptadas por la sociedad.

Esto sucedió con la idea de que el hombre interactuó en un entorno acuático por un largo período de tiempo durante su evolución. En mi opinión, la hipótesis del mono costero ya ha superado la prueba del tiempo y ha prevalecido gracias a méritos propios. Después de todo, han pasado más de tres décadas y media desde que *The Descent of Woman* se presentara por primera vez al público y en términos generales ya se acepta que la hipótesis de la sabana y otras menos conocidas han sido derrotadas. En una entrevista sobre la hipótesis del mono acuático y la muerte de la hipótesis de la sabana, Elaine Morgan, en el tono tan modesto que la caracteriza, destacó: "Es la única partida que queda". ¡Cuán cierto es!

Libro Tres

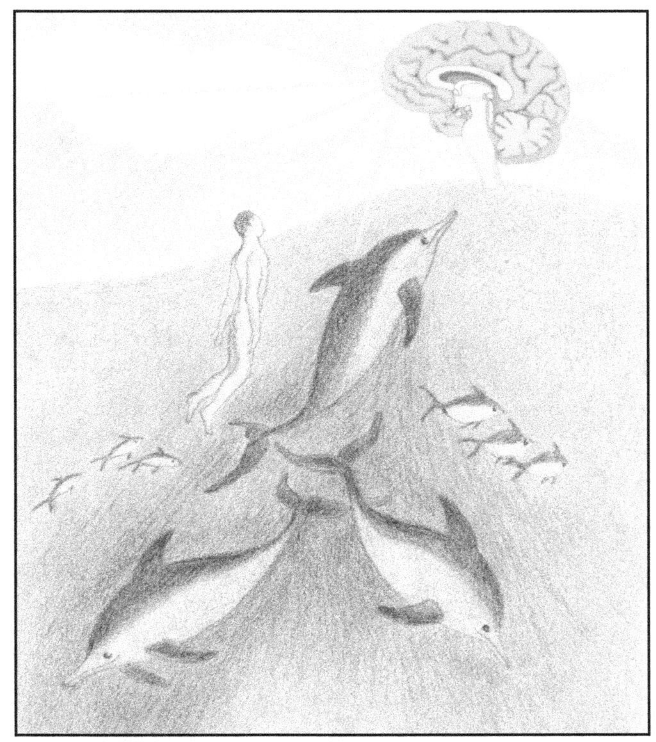

El Gran Cerebro

Capítulo 12

El cerebro de gran tamaño
y el miedo a la mortalidad...

En un capítulo anterior señalé que para que alguien proclame que algo es beneficioso y salvo que se afirme lo contrario, tendría que ser cierto para la *mayoría* de la población. Esto fue en referencia a los programas de video, máquinas y artilugios para hacer ejercicios que tal vez ayudan a algunas personas que tienen la resistencia o lo que sea necesario para persistir por un tiempo suficientemente largo, pero que a fin de cuentas benefician a muy pocos. La aseveración relativa a la necesidad de beneficiar a la mayoría que hice entonces debo repetirla ahora porque la considero relevante en otra área.

El presente capítulo es un tanto difícil de abordar porque debo entrar en un campo que siempre es delicado discutir; por lo general me las arreglo para evadir el tema. Me refiero al hecho de que mucha gente todavía tiene pensamientos conflictivos concernientes a la evolución debido al dogma religioso y a sus convicciones y creencias. Sin embargo, este libro no estaría completo si no abordara uno de los problemas que la evolución le endosa al mono desnudo como precio por haber desarrollado un gran cerebro inquisitivo: *la percepción del tiempo con la consecuente conciencia de su propia mortalidad.*

Esta realidad ha influido en la vida del Homo sapiens en un altísimo grado, lo que la convierte en una preocupación de primer orden y, más aún, crucial. A través de los tiempos, sociedades y razas enteras se han fundado sobre la necesidad de encontrar respuestas a nuestras más recónditas ansiedades relativas a este asunto. En el curso de la historia, han ocurrido guerras extremas y masacres étnicas porque sociedades diferentes tienen puntos de vista diferentes. La civilización ha experimentado inmensos cambios y ha pasado por altibajos en todas las esferas del quehacer humano, pero siempre hemos estado en presencia de la necesidad de satisfacer nuestra curiosidad y enfrentar el miedo a lo desconocido.

Creo que en el estadio de evolución en el que nos encontramos en el momento presente, ni el cerebro del mono desnudo ni su amplio acervo de conocimientos han evolucionado lo suficiente como para ser capaces de abordar cuestiones de esta magnitud. Sin embargo, mientras no se alcance ese punto, o mientras no consideremos evidencias que no podemos ni imaginar hoy en día, es posible resolver estos dilemas sumando muchas respuestas parciales, tal como nuestro organismo acostumbra a hacer cuando confronta nuevos ambientes físicos.

A medida que se hagan nuevos descubrimientos, también se abrirán campos nuevos, por lo que las respuestas podrían estar a la vuelta de la esquina. Sencillamente no lo sabemos. Los avances alcanzados en los últimos doscientos años en los campos de la ciencia y la tecnología superan con mucho todo lo que se hizo en los millones de años anteriores. Los países que preservan la libertad de pensamiento y la libertad de información producirán de manera natural nuevas formas de ver las cosas y la vasta inteligencia y curiosidad del mono desnudo en estos entornos permitirán acometer más estudios que se traducirán en nuevas respuestas.

No es mi propósito disuadir a nadie de asuntos relacionados con la religión. Sólo siento cierto recelo porque sé que el derecho perfectamente natural que tienen ciertas personas a rechazar el concepto de la evolución —y en una sociedad libre, a rechazar cualquier otra cosa— pudiera en cierta forma reducir las posibilidades de que les saquen provecho a los principios e ideas sumamente *prácticos* que se presentan en estas páginas o incluso impedirles que se beneficien de ellos. Esto podría ser motivo de preocupación, pues se pudiera creer que para seguir el plan de ejercicios y/o el régimen alimenticio propuestos en este libro quizás tengan que "tragarse" el concepto de la evolución, que consideran impropio según su religión y rechazan firmemente. Yo, desde luego, quiero que se beneficie tanta gente como sea posible, incluidos los enormes grupos de personas que no aceptan la idea de la evolución, que tienen —repito una vez más— todo el derecho de rechazar cualquier cosa que crean que está en conflicto con sus creencias religiosas. De manera que, consciente de esto, sería hipócrita de mi parte si no abordara el asunto, así sea en unas pocas palabras; sería insincero de mi parte si no enfrentara la responsabilidad de tratar de favorecer a esta enorme parte de la población que pudiera tener pensamientos conflictivos relativos a la evolución. Ignorarlo sería intelectualmente deshonesto.

En resumen, intentaré explicar una idea bastante sencilla que espero ayude a algunas personas a obtener los beneficios derivados del Concepto Delfín de Ejercicios y el Concepto de Nutrición del Mono Desnudo. Esta idea tiene que ver con un incidente que me abrió los ojos y que me ocurrió hace mucho tiempo, a la edad de diecisiete años, durante una clase de Lógica y Filosofía que tomaba en la Universidad de Florida y en la cual se estaba discutiendo el concepto de LA VERDAD. No quiero presentar todas las distintas definiciones de la palabra que una clase como ésta despertaría en las mentes de jóvenes estudiantes, ni la miríada de agobiantes intentos realizados tan sólo para procurar encontrarle un significado razonable.

Pero sí recuerdo el resultado de habérseme planteado la pregunta, pues como era de esperarse quedé impresionado por la inmensidad de su significado y esto me ayudó a resolver de por vida, justo allí y entonces, interrogantes que han preocupado a filósofos y estudiantes de Teología desde el principio de los tiempos. Me apresuro a decir que lo resolví *para mí*. No pretendo hacer ningún tipo de declaración filosófica de gran impacto que sea citada y venerada por los siglos venideros. Nadie debería esperar eso, y mucho menos de mí.

Lo que estoy diciendo es que encontré una solución sencilla que funcionó *para mí*. Esto fue lo que razoné y creí entonces, y nunca he titubeado desde ese momento, hace tanto tiempo, en asuntos concernientes a creencias religiosas de cualquier tipo. La conclusión a la que llegué consta solamente de cuatro palabras: "Lo que es; es". Concluí que en asuntos que van más allá de la comprensión humana, en materias atinentes a la *verdad absoluta,* no importa lo que yo piense, ni lo que otros hayan pensado en el pasado o lo que piensen ahora. Ni siquiera importa lo que pensarán en el futuro previsible. Pude haberme puesto unas sandalias, vestirme con una túnica como Charlton Heston en "Los Diez Mandamientos", dejarme crecer una larga barba blanca, subir a una colina y sentarme en una roca reclinado sobre una vara torcida, poner un semblante verdaderamente serio y fijar la mirada en el espacio meditando sobre esto durante cincuenta años; y aún así mi respuesta tendría que ser la misma: Lo que es; es.

Luego vino el siguiente pensamiento: *"Decidiré* creer que lo que es, *es bueno"*. Menciono esto porque guarda relación con el interrogante que se pudieran plantear algunas personas religiosas con respecto al concepto de la evolución. Muchos grandes científicos creyeron y creen firmemente en Dios. Puede ser que, como yo, hallaron una forma de abordar la VERDAD para sí mismos. Sinceramente espero que mi muy humilde y —lo confieso— sencilla observación de un tema que es tan importante para tantas personas, sirva para que algunos se permitan investigar la posibilidad de recibir ayuda a través de los conceptos de ejercicio y nutrición propuestos en este libro.

Me gustaría señalar a quienes puedan rechazar el concepto de evolución que la idea de que *lo que es; es,* tiene su contraparte: *lo que no es; no es.* Esto quiere decir que a pesar de todos mis argumentos, puntos de vista, explicaciones y opiniones más el cúmulo de conocimientos humanos con referencias y estudios realizados por un inmenso número de científicos de todas las disciplinas a lo largo de la historia, simplemente podría haber otra respuesta. Si la fe de alguien no le permite considerar correcta la teoría de la evolución, aún se podría asegurar que las ideas relacionadas con la aplicación *práctica* de los ejercicios y los principios nutricionales enunciados en este libro son correctas por razones equivocadas. Y si éste fuera el caso, vale la pena dedicarles tiempo porque estos sistemas realmente funcionan y son beneficiosos para toda persona que los ponga en práctica, independientemente de lo que crea.

Considerando la naturaleza del tema, me gustaría incluir en este capítulo una breve cita sobre religión de uno de los científicos más admirados y respetados que el mundo jamás haya conocido: Albert Einstein. Esto es lo que dijo una vez: *"Mi religión consiste en la humilde admiración del inconmensurable Espíritu Superior que se revela a sí mismo en los sutiles detalles que somos capaces de percibir con nuestras frágiles y débiles mentes. La convicción profundamente emotiva de la presencia de un Poder de raciocinio superior, que se revela en el incomprensible universo, constituye mi idea de Dios".* En otro momento, dijo: *"Entre la más profunda clase de mentes científicas difícilmente se encontrará una sin un sentimiento religioso peculiar que le sea propio. Su sentimiento religioso toma la forma de un extático asombro ante la armonía de la ley natural, la cual revela una inteligencia de superioridad tal que, comparados con ella, todo el pensar y actuar sistemáticos de los seres humanos son un reflejo enteramente insignificante".*

Einstein incluso expresó un pensamiento que va más directo al punto y refleja un mayor grado de reconocimiento: *"La humanidad tiene toda razón en colocar a los exponentes de elevados valores y normas morales por encima de los descubridores de la verdad objetiva. Lo que la humanidad debe a personalidades como Buda, Moisés y Jesús se encumbra para mí en un sitial más alto que todos los logros de la mente inquisitiva y constructiva".* Yo puedo identificarme con algunas de las reflexiones hechas por un científico y filósofo tan inteligente como Albert Einstein, pues me he dicho algunas de estas cosas a mí mismo, enunciadas de manera un tanto diferente, desde luego, pero el pensamiento es casi el mismo.

Por otro lado, mucha gente se aleja de la religión por lo que muchos fanáticos religiosos o malhechores han hecho, y hasta la fecha siguen haciendo, *en nombre* de las enseñanzas de Jesús, Buda y Mahoma y *en contra de* esas mismas enseñanzas. Ello incluye robo, mutilación, asesinato, intimidación, conquista y esclavitud. Esto, por supuesto, es harina de otro costal. Estos psicópatas habrían encontrado otras "causas" para justificar su conducta criminal si estos personajes humanistas no hubieran existido. Esto no debería en modo alguno separarse del hecho de que la sabiduría y las enseñanzas humanísticas han contribuido enormemente a sentar las bases de una sociedad que funciona. La mayoría de las leyes, al menos en el mundo occidental, se fundamentan en los preceptos morales originalmente promulgados en los Diez Mandamientos.

Me gusta definir o tildar de "bueno" simplemente cualquier cosa que beneficie a la especie. Si seguimos esta sencilla definición, podemos ver fácilmente que las enseñanzas morales han sido un ingrediente práctico indispensable en la formulación de las condiciones requeridas para vivir en paz y prosperidad. Para que la sociedad funcione bien, sólo necesitamos seguir la Regla de Oro en sus formas de expresión positiva y negativa: "haz a los demás lo que quieres que te hagan a ti" y "*no* hagas lo que *no* quieres que te hagan a ti" o ambas a la vez.

En mi opinión, nunca debería haber conflicto entre ciencia y religión porque el objetivo en ambas debería ser la búsqueda de la verdad, y todos —inclusive los científicos, quizás hasta en primer lugar— parecemos coincidir con la exhortación bíblica de que la verdad nos hará libres. Lo difícil es *definir* la verdad y hace muchos años me declaré incompetente en esta materia, teniendo que colocar la definición pura de la esencia de la verdad en el ámbito de la inteligencia universal y admitir que está más allá de mi comprensión. Para mí este pensamiento representa en un sentido muy real la esencia de la humildad y la fe combinadas: humildad para reconocer que no tengo la capacidad de saber y fe cuando *elijo* conscientemente creer que es bueno.

Cuando veo al cuerpo humano en acción; cuando observo su anatomía y fisiología, su sorprendente ingeniería mecánica y su gracia; cuando advierto que por momentos tiene una increíble capacidad para resistir situaciones aparentemente insuperables; cuando me doy cuenta de la creatividad del cerebro, sus dotes musicales y matemáticas, su esencia moral y su capacidad para amar, nunca dejo de sorprenderme. Es una experiencia que verdaderamente suscita humildad, que puede regresarme a mis sentidos, hacerme pensar en cuestiones instintivas básicas y permanecer, todo ese tiempo, maravillado ante las cosas que el cuerpo humano puede hacer. Lo menos que puedo sentir es un temor reverencial ante la presencia de una inteligencia universal en funcionamiento. Yo, al igual que otros profesionales comprometidos con la salud del ser humano, quizás estoy un poco más consciente de este tipo de cosas porque tenemos la oportunidad de ver día tras día a pacientes recuperarse de trastornos en los que sabemos que sólo actuamos como facilitadores para que el cuerpo se cure a sí mismo. De hecho, muchas veces el organismo se recupera *a pesar de* algo que hacemos, especialmente cuando se cometen errores en diagnósticos y/o tratamiento y el paciente mejora de todas maneras.

En materia teológica, las creencias tienen muchos matices, pero hay dos grandes tipos de extremistas: quienes creen que sólo existe su concepto particular de Dios y quienes creen que no debería existir concepto alguno de Dios. Ambos extremistas se aferran resueltamente a sus creencias, imposibles de probar, y al ser cuestionados, defienden sus posiciones enérgicamente.

Es inútil tratar de conversar con un *creyente* para convencerlo de algo, toda vez que su creencia no se basa en evidencia, sino en una *necesidad* profunda de creer. Esto resulta cierto para ambos: "el creyente a favor" y el "creyente en contra". El "creyente a favor" defiende su necesidad de creer porque esto lo hace sentir bien, le da un significado a su vida y apacigua su temor a lo desconocido. Los beneficios son tremendos. El "creyente en contra" defiende su necesidad de creer en cosas coherentes y lúcidas y piensa que creer en Dios está en consonancia con un pensamiento ilógico y por ende es inútil y dañino. Su creencia le permite mantener la racionalidad. Esto también representa tremendo beneficio.

Ambos se esfuerzan por encontrar respuestas lógicas a interrogantes que hasta ahora han trascendido la comprensión humana. Adoptando puntos de vista diferentes, ambos ven sus esfuerzos como correctos, puesto que los observan partiendo de sus necesidades particulares. Un tercer grupo se las arregla para caminar sobre la cuerda floja entre los otros dos al admitir cándidamente que no saben. De esta manera evitan la controversia. Son los agnósticos: ni afirman ni niegan[54]. Los agnósticos logran mantener su honestidad intelectual, pero no reciben beneficio adicional alguno. Pareciera que estarían en mejor posición si dieran un paso adelante y abordaran la incontrovertible *necesidad* humana de creer en un resultado futuro positivo incluso reconociendo al mismo tiempo que dicho resultado está, por ahora, más allá de la comprensión humana. Su posición se traduce en la negación de que existe la necesidad de abordar el tema. Al reconocer que no saben, se acercan mucho, al menos tácitamente, a la posición de que *"lo que es, es"*. Pero se detienen demasiado pronto y no reciben los beneficios adicionales del *"y es bueno"*.

Cuando consideramos la inmensidad del tiempo y el espacio, resulta muy difícil tomarnos a nosotros mismos demasiado en serio y creer que tenemos dominio sobre la esencia de la VERDAD. Para recibir una lección instantánea de humildad y para desdeificar los dogmas absolutistas fanáticos que lo abarcan todo, sea a favor o en contra de creer, basta distanciarnos por un momento y mirar la Tierra desde la perspectiva de un explorador espacial de la NASA.

Al ver fotografías del punto azul pálido tomadas desde casi 6.500 millones de kilómetros de distancia, un pequeño planeta solitario entre otros diez mil billones más, Carl Sagan señaló: *"Miren ese punto. Eso es aquí. Es el hogar. Somos nosotros. En él, cada una de las personas que aman, cada una de las personas de las que han oído hablar, cada ser humano que ha existido alguna vez, ha vivido su vida. La suma de nuestras alegrías y sufrimientos, miles de religiones, ideologías y doctrinas económicas confiables, todos los cazadores y recolectores, todos los héroes y los cobardes, todos los creadores y los destructores de la civilización, todos los reyes y los aldeanos, todas las parejas jóvenes enamoradas, todas*

La palabra viene de gnosis, que significa conocimiento; a-gnosis = falta de conocimiento.

las madres y los padres, todos los niños llenos de esperanza, todos los inventores y los exploradores, todos los profesores de moral y los políticos corruptos, todas las superestrellas, todos los líderes supremos, todos los santos y los pecadores que han existido en la historia de nuestra especie han vivido allí, en una partícula de polvo suspendida en un rayo de sol... No hay quizás mejor demostración de la insensatez de la vanidad humana que esta imagen distante de nuestro diminuto mundo. Para mí, ello acentúa nuestra responsabilidad de tratarnos más afablemente los unos a los otros, y de preservar y apreciar el pálido punto azul, el único hogar que hemos conocido".

Después de considerar el mundo desde una perspectiva de esta naturaleza, se hace muy difícil ponerse de parte de cualquier tipo de afirmación extravagante, absolutista o fanática. Nos hace querer cuestionar más; despierta nuestra curiosidad natural y comprueba que mientras más sabemos, más descubrimos cuán poco sabemos. Ha habido momentos de la historia en los que esto se torna marcadamente evidente. Un ejemplo que viene a la mente fue cuando Hubble fijó su mirada más allá de nuestra Vía Láctea y descubrió un sinfín de nuevas galaxias. Hasta ese momento ignorábamos cosas concernientes sólo a nuestra propia pequeña agrupación, pero desde entonces adquirimos conciencia de que ignoramos cosas concernientes a la existencia de otros ¡diez mil billones de planetas!

Al tratar de entender por qué algunas personas aceptan restringir la psiquis humana voluntariamente con ataduras dogmáticas, al tratar de descifrar por qué muchos adoptan creencias fanáticas, el único argumento que puedo hallar es que en ciertas personas, la necesidad psicológica básica de creer es tan fuerte que invalida cualquier evidencia que se oponga a su creencia particular. Pareciera como si algunos individuos, en algún momento de sus vidas, alcanzaran un punto en el que se ven tan agobiados por situaciones de estrés que pensar les resulta doloroso. En dicho momento son más vulnerables a aceptar reglas o lineamientos rígidos que reemplazan la razón. Esto es cierto en muchos aspectos de la vida, pero particularmente en aquellos que supuestamente abordan la cuestión general de la "mejora de la sociedad" o las "verdades" morales, espirituales o religiosas, toda vez que estas búsquedas "altruistas" los absuelven de los sentimientos de culpa que surgen de manera natural cuando uno renuncia a la racionalidad y se subordina a un dogma insensato.

Sin embargo, los *líderes* fanáticos usualmente tienen una agenda diferente que gira en torno al poder en bruto. Estos líderes se definen a sí mismos y reaccionan en respuesta a la proposición de que lo bueno es cualquier cosa que beneficie sus posibilidades de alcanzar el poder o mantenerse en él, sea político, religioso o económico. Ésa es su meta. Ése es su objetivo encubierto y harán cualquier maniobra para alcanzarlo, incluso si ello los lleva a manipular el "temor a lo desconocido" tan característico en los humanos.

En mi opinión, la necesidad de creer, en el caso de la religión, es más o menos proporcional al grado en que la humanidad mantenga un miedo irresoluto a la muerte y/o a sus secuelas o al grado en que pensar en la muerte se traduzca en angustia o pesar. Mientras más enraizados tengamos estos sentimientos, mayor será la necesidad de creer. Mientras más contemplemos la posibilidad de que no existe tal cosa como una vida después de la muerte, más afligidos pudiéramos sentirnos. Algunos podrían razonar que si no hay vida después de la muerte no tiene mucho sentido vivir la vida actual, lo que hace que todo parezca inútil y sin sentido. De ahí la necesidad de creer.

Lo anterior son pensamientos muy poderosos que generan también sentimientos y conflictos muy poderosos que debemos abordar. En términos generales, mientras más inclinada a las matemáticas sea la persona, es decir, mientras más tienda a usar su cerebro "izquierdo" prevalentemente, más difícil le resultará aceptar respuestas incompletas. Si pertenece a una religión organizada, estará entre los que más cuestionan y necesitará una reafirmación constante de su dogma particular. A la inversa, a mayor inclinación artística de la persona, mientras más tienda a usar el cerebro "derecho" prevalentemente, más fácilmente aceptará respuestas religiosas que evoquen emociones y tomará los fuertes sentimientos que perciba como prueba de que sus enseñanzas religiosas son verdaderas.

Éstas no son reglas inmutables, rígidas. Algunas personas se ubican en el medio. Algunas van y vienen en diferentes momentos de sus vidas dependiendo de las circunstancias, mientras que otras mantienen una batalla interior encolerizándose en todo momento, "cuestionando su fe" en reiteradas ocasiones y sintiéndose culpables cuando el pensamiento racional prevalece sobre la convicción emocional e insatisfechos, desde el punto de vista intelectual, cuando la convicción emocional prevalece sobre el pensamiento racional. Y hay quienes pasan toda la vida en constante agitación, con su cerebro izquierdo y su cerebro derecho sumidos en un toma y dame, lanzándose puñetazos el uno al otro sobre esta materia, inmersos por siempre en una batalla sin fin, malgastando su esfuerzo mental y su energía mientras descuidan otras facetas significativas de la vida.

Personalmente sé de un ejemplo: una pareja de hermanos que tras haber sido criados en una atmósfera muy religiosa se vieron atrapados en estos conflictos. Cuando llegaron a sus años dorados, sufrieron las consecuencias de creer que serían curados por la pura fe y descartaron sendos tratamientos médicos que de seguro los habrían salvado. Uno sufrió una muerte horrible, fácilmente evitable a través de procedimientos médicos modernos que él rechazó. Sin embargo, sus hermanos de religión, que habían orado durante meses y le habían ungido con aceite las lesiones provocadas por el cáncer de piel que para el momento habían consumido su cerebro, llegaron al colmo de decirle poco antes de su muerte: "Es que no tuviste suficiente fe, hermano". Su hermana se encuentra incapacitada porque luego de una exitosa cirugía de cadera tras una caída, se rehusó a darse tiempo para sanar: apenas tres o cuatro días después de la operación, sometió su cadera a bruscos movimientos contraindicados con toda intención, lo que produjo un estrés mecánico excesivamente intenso que dio al traste con los beneficios de la cirugía. Lo hizo alegando que ella era diferente a todos los demás, que la convalecencia no era necesaria en su caso, y que *debía demostrar que Dios la protegería y la sanaría.*

Dos cirugías posteriores no lograron reparar el daño que se había causado a sí misma y terminó en una silla de ruedas de por vida. Muchos intentaron razonar con ella; incluso al punto de señalarle que hasta los animales, por instinto, tratan de proteger sus heridas mientras sanan. Todo fue en vano. Pareciera como si, a diferencia de su hermano, ella hubiera tenido *demasiada fe*. Estas son manifestaciones de extremismo. En estos casos, el fanatismo aparentemente sólo los perjudicó a ellos, pero esto no es cierto. Sus familiares se vieron sometidos a una gran angustia todo el tiempo hasta la muerte de uno y siguen viviéndola hasta ahora, pues tienen que encargarse de cuidar a la otra. Es una vergüenza pensar que esa experiencia tan penosa fue producto de su irracionalidad fanática y que como tal pudo haberse prevenido tan sólo con un mínimo de sentido común.

El fanatismo en cualquier área anula el pensamiento racional, que es precisamente lo que nos diferencia del resto del reino animal. Esto quiere decir que el fanatismo crea una condición mental que de alguna manera nos retrotrae a cuando por primera vez nos diferenciamos de otros monos, nos hace actuar guiándonos sólo por el instinto animal y borra el pensamiento civilizado de nuestras acciones. El fanatismo interfiere con nuestra creatividad y nuestra búsqueda de una mejor manera de hacer las cosas. Nos atrasa, porque no permite que información nueva y controvertida entre en nuestras mentes - información que necesitamos a fin de alcanzar conclusiones viables y estar en mejores condiciones. El fanatismo rampante oscurece la ética y da licencia al comportamiento psicopático en nombre de una "moralidad más elevada". Da origen al suicidio, mutilaciones, asesinatos y destrucción de parte de quienes han sido ungidos con "misiones sagradas". Absuelve el comportamiento criminal y las atrocidades al aceptar la noción de que el fin justifica los medios, que tal "moralidad más elevada" faculta al "líder supremo" para emprender una misión con miras a cambiar a la humanidad.

Muchas son las personas que pertenecen a un grupo religioso y no caen en dogmas absolutistas que todo lo abarca, como ocurrió con los dos hermanos mencionados anteriormente. Mantienen su fe pero también su sentido común y procuran buscar explicaciones racionales cuando se trata de tomar decisiones importantes, especialmente aquellas que involucran la posibilidad de perder la vida, un miembro, o la salud en general. La mayoría de las veces son capaces de llevar una vida productiva y feliz orientada hacia su familia, se convierten en miembros ejemplarizantes de la sociedad y contribuyen enormemente al bien común. Al ser ejemplos de una vida honesta, promueven un comportamiento cívico en sus hijos y en otras personas. Al ejercer una influencia positiva en sus comunidades, se ubican entre aquellos que mantienen la estructura de la civilización amalgamada. Transmiten a sus semejantes el verdadero mensaje de amor que promulgan sus religiones. Son *buenos,* pues sus actitudes y acciones benefician a la especie.

No obstante, estos miembros de las religiones formales no tienen el monopolio de las actitudes cívicas y los estilos de vida éticos. Pertenecer a un grupo religioso no es en modo alguno requisito previo para las legiones de personas que se mantienen alejadas de los dogmas espirituales, pero que también llevan vidas honestas y ejemplares. Ellos, de igual modo, brindan un valioso aporte a la sociedad. Ellos también son *buenos.* Ellos también forman parte importante del entramado del pensamiento y la acción civilizados. Ellos también benefician a la especie.

Antes de concluir la idea sobre el fanatismo, hay otro modo de pensar que imposibilita el pensamiento racional. Algunos han adoptado la idea de que cualquier cosa que el "establishment" diga es verdad y pasan toda la vida tratando de descifrar cuál es la noción en boga del momento en relación con casi cualquier cosa. Cuando la identifican, la siguen ciegamente, incluso cuando pudiera parecerles irracional. Hoy en día, la mayor parte de los conocimientos aceptados son bastante exactos, especialmente aquellos que se han sometido a la prueba del tiempo, pero en muchas instancias no ocurre así. Esto lo podemos ver en numerosos campos, particularmente en el de la medicina, donde cada diez o veinte años descubrimos que algunas cosas que una vez "sabíamos" resultan no ser tan precisas.

En el presente circulan versiones aceptadas de pensamientos exagerados irracionales. Un ejemplo es la idea de que tomar sol es malo. Esto es absurdo. Por supuesto que *quemarse* con cualquier cosa, incluido el sol, es dañino, pero todo ser vivo necesita interactuar con la luz del sol. Esto me recuerda la falacia aceptada referente a respirar "el aire malo de la noche" en los tiempos en que Florence Nightingale lógicamente preguntó qué se suponía debía uno respirar en la noche, sino el aire de la noche. Otra noción irracional en boga ya mencionada en un capítulo anterior es la idea de que para hacer ejercicio tenemos que usar máquinas o volvernos adictos a la adrenalina trotando. Asimismo, cada cinco años, aproximadamente, la versión aceptada sobre el consumo de huevos pasa de un lado a otro de la balanza, de ser bueno a ser malo. Esto ha ocurrido durante los últimos treinta años. El mono desnudo debe cuestionar continuamente su acervo de conocimientos y siempre hacer uso de su racionalidad. Esto es cierto no sólo en el quehacer de la ciencia —un científico siempre debe ser un signo de interrogación ambulante— sino que también es válido en la vida cotidiana.

Existe un área del cerebro que al ser estimulada con sondas eléctricas produce "experiencias espirituales" incluida la "luz blanca" y el "túnel" descritos por muchos que han pasado por experiencias cercanas a la muerte. Estos sentimientos ocurren en cualquier persona que se someta a esta prueba, independientemente de sus creencias. No obstante, investigaciones en las que se utilizaron imágenes de resonancia magnética funcional para estudiar el cerebro de personas muy religiosas —monjas, por ejemplo— muestran que estas personas tienen una actividad metabólica mayor que otras en esta área específica del cerebro. Para los más inclinados a pensar en términos científicos, estas observaciones son simplemente el resultado de respuestas fisiológicas a estímulos; debido a que las monjas usan más esta área del cerebro, entonces se deduce que estaría más desarrollada, lo que explica por qué muestra una mayor actividad metabólica. En tanto, para aquellos que son muy religiosos, esto demuestra que Dios está dentro de nosotros, tanto así que incluso tenemos un área en nuestro cerebro para Su divina presencia, Su divina comunicación.

Recientemente ha habido gran interés en las experiencias de personas que han estado clínicamente muertas y han sobrevivido para contar su experiencia. Muchas de ellas dan testimonio de haber estado "flotando" sobre sus cuerpos mirando hacia abajo y después son capaces de recordar conversaciones del equipo que les practicó la cirugía e incluso mencionan algunos instrumentos quirúrgicos poco comunes; todo esto a pesar de que en ese momento físicamente no podían ver ni oír nada. Éstos no son casos aislados. Hay muchos casos registrados. La evidencia anecdótica abunda. Es significativo realizar mayores estudios sobre estos planteamientos porque de ser ciertos, si la persona puede "abandonar" el cuerpo y estar consciente de su entorno a través de otros medios aparte de sus cinco sentidos, esto tendría inmensas connotaciones destinadas a revolucionar la forma en que concebimos la vida misma. Ello significaría que la mente es una entidad independiente del cerebro, un concepto que actualmente sería muy difícil de entender desde una postura científica, pero que la religión ha adoptado siempre al definir el alma. Independientemente de cómo lo veamos —*y quiero enfatizar que esto depende de cada uno de nosotros individualmente*— la posibilidad de que esta área del cerebro siquiera exista como una entidad física significa que debe servir a un propósito ahora o que ha servido a un propósito en el pasado.

Si ello de alguna manera tiene algo que ver con la necesidad de apaciguar el miedo a lo desconocido o nos proporciona un efecto tranquilizador en respuesta a nuestros conflictos no resueltos, entonces su propósito estaría bien definido, pues el temor y la ansiedad constantes, van en detrimento del bienestar del mono desnudo e interfieren con su deseo de preservar su existencia. Coincidencialmente, su presencia se ajustaría con la definición de "bueno" porque beneficia a la especie.

El temor y la ansiedad mantienen una secreción hormonal de sustancias necesarias para el mecanismo de lucha-escape que en efecto provoca estrés. Y el estrés constante, si no se alivia, conduce a la depresión. Ambas condiciones son desfavorables para la procreación, la supervivencia o ambas. De hecho, la depresión profunda y severa es la causa número uno de suicidio del mono desnudo moderno. Uno podría llegar lo suficientemente lejos como para argumentar, de modo bastante convincente, que, aparte de los casos de eutanasia justificada o autoinmolación inducida por el fanatismo, toda persona que comete suicidio lo hace mientras está clínicamente deprimida.

El área "espiritual" del cerebro podría servir para otro propósito adicional. Su capacidad para evocar poderosos sentimientos de amor, bondad y compasión podría encaminarnos hacia la posibilidad de que ella sea el asiento que la evolución escogió para estimular al individuo a actuar, no solamente en respuesta a su propio y egoísta instinto de preservación, sino también en relación con la preservación instintiva fraternal, maternal, paternal y de toda la familia, toda vez que la especie se beneficia al preservar a la familia, a la cual él pertenece. Mientras más inteligentes se vuelven las tribus del mono desnudo y más conocimientos adquieren, más evidente les resulta este beneficio y más lo extienden: del individuo hasta incluir a su familia, la tribu, el estado, el país, el mundo y el universo, incluido el bien colectivo e incluso la posibilidad de alcanzar una conciencia ecológica y actitudes positivas hacia el medio ambiente.

La sabiduría colectiva del mundo no ha evolucionado todavía como para incluir a la mayor parte de la población, pero las sociedades más orientadas al civismo florecen más que aquéllas que no son tan iluminadas, lo que significa que éstas tenderán a sobrevivir mientras las otras se quedarán a la zaga o perecerán. La teoría de la supervivencia del más apto de Darwin no se aplica solamente a individuos, sino también a sociedades enteras. Estamos en camino hacia ello. Parece utópico, pero creo que lo alcanzaremos. Nos adaptaremos a una hermandad racional o pereceremos, y pienso que hemos llegado demasiado lejos en nuestra evolución como para retroceder a la Edad de Piedra. Somos demasiado listos como para dejar que eso suceda.

Debemos recordar que la inteligencia del mono desnudo, el único animal que tiene la capacidad de ser consciente del tiempo y por ende de la mortalidad, es la responsable de crear el miedo a la muerte o a lo que hay después de ella y, en consecuencia, la necesidad de abordarla filosófica o religiosamente. Si la habilidad para incorporar nuevos procesos del pensamiento produjo el miedo a la mortalidad, no vamos a aliviarlo a través de la ignorancia. Sin embargo, la ignorancia, con sus atroces consecuencias, es lo que han utilizado muchos líderes religiosos para controlar a sus rebaños y dominar a sociedades enteras a lo largo de la historia. Debemos avanzar más allá de este control y liberar nuestras mentes a fin de perseguir metas nobles para esta vida, pero aún debemos abordar la necesidad de tratar el interrogante de la mortalidad.

Tal como debemos pagar un precio biomecánico por el bipedalismo evolutivo, también debemos pagar un precio por una mayor inteligencia. Junto con el cerebro de gran tamaño y su habilidad para elaborar pensamientos imaginativos, surgió la necesidad de entender cosas que están fuera de su alcance. Con ello vino la necesidad de cotejar el instinto de supervivencia con el conocimiento certero de que todos estamos destinados a morir: dos pensamientos y actitudes directamente incompatibles que crean estrés. Las leyes de selección natural favorecerían a quienes de alguna forma se las hubieran arreglado para confrontar el estrés inducido por el miedo producido por un cerebro indagador de mayor tamaño que planteó más interrogantes que respuestas.

Actualmente se puede mostrar el estrés gráficamente en estudios del cerebro hechos con imágenes de resonancia magnética funcional. El esfuerzo necesario para mentir, por ejemplo, produce más estrés que decir la verdad, lo cual constituye la base para el uso del polígrafo. Un conflicto sin resolver mantiene elevados los niveles de estrés, lo cual ocupa buena parte de la energía y actividad del cerebro. De manera que para la continuación de la especie es propicia la presencia de un mecanismo que nos pudiera proporcionar los medios para enfrentar lo desconocido y reducir el estrés y la depresión, un mecanismo que incluso tendría una ubicación anatómica en el cerebro.

Es relevante destacar que en casi toda sociedad que el mundo haya conocido jamás, desde la más primitiva hasta la más avanzada, siempre ha existido la necesidad de una deidad: desde las tribus que adoraban al sol hasta los antiguos griegos y romanos y sus dioses multipartitas y las sociedades de los últimos milenios con sus grandes religiones monoteístas. Esto no comprueba que exista una deidad, desde luego, pero sí comprueba que hay la necesidad de creer que existe, que hay una exigencia humana básica profundamente enraizada que debe ser satisfecha. La presencia de una región anatómica del cerebro que crea sensaciones de consuelo y paz cuando es estimulada a través de la meditación, así como pensamientos de deidades, encantamientos, rituales y toda la parafernalia religiosa — o a través de la estimulación eléctrica— es un fuerte indicio de que la necesidad es tan profunda y fuerte que la selección natural determinó que quienes posean la habilidad de poner estos mecanismos en acción fueran más aptos para sobrevivir y tener prole.

Si vemos la arquitectura como prueba física de la preocupación de la especie por un tema determinado, podremos observar que la mayor concentración de monumentos y edificaciones a través de la historia ha sido inspirada por la obsesión religiosa y la preocupación por lo que pueda ocurrir después de la muerte. El trabajo y la riqueza dilapidados en muchos de estos templos para ayudar a los soberanos en su camino a otra vida fueron gigantescos; a ellos se les dedicó más tiempo, dinero y esfuerzo que a cualquier otra actividad de su época. En muchos casos de la historia, la construcción de estos monumentos condujo a la caída de sociedades, pues se trataba de una inversión muerta: no generaba ningún beneficio práctico en la vida cotidiana de la población. Un ejemplo que obviamente viene a la mente es la descomunal construcción de las pirámides de Egipto y otras inmensas estructuras en la América precolombina y en otros lugares.

Por todo el mundo están diseminadas decenas de miles de gigantescas iglesias ornamentadas y otras estructuras religiosas que dan un testimonio silente de la importancia que la humanidad le ha atribuido a este asunto. Un claro ejemplo de ello se encuentra en la Isla de Pascua, donde los nativos emprendieron un colosal proyecto de construcción de megalitos de piedra en forma de cabeza humana y despilfarraron todos los recursos naturales de la isla al utilizar todos los árboles como rodillos para trasladar estas gigantescas cabezas. Cuando ya no quedaba un árbol más, la lluvia desapareció y, con ella, toda la vegetación comestible. Los pájaros y sus huevos comestibles tuvieron el mismo destino. La situación se tornó tan precaria que la mayor parte de los habitantes de la isla murió de hambre y al final, ni siquiera pudieron hacer canoas para escapar de la desolación que ellos mismos habían creado. Sin embargo, los megalitos aún siguen en pie, de cara al horizonte del océano, expresando un mudo testimonio de una locura fanática.

En nuestros días se siguen librando guerras santas en las cuales las dos partes en conflicto alegan que su dios está de su lado. Mientras tanto, miles de personas son asesinadas y mutiladas sin una pizca de arrepentimiento. Sólo en los últimos doscientos años es que la ciencia ha tenido una marcada influencia en nuestras vidas y en los países industrializados del "primer mundo" las religiones han estado separadas de los gobiernos, lo que ha permitido realizar investigaciones en todos los aspectos de la vida.

Una excepción notable en este sentido es la actual negativa por parte del ejecutivo del gobierno de los Estados Unidos de permitir investigaciones completas con células madre embrionarias. Esto, por supuesto, sólo represará por un tiempo la posibilidad de beneficiarse de los conocimientos que se obtengan en este campo tan prometedor. No hay forma de refrenar el conocimiento. Retardar estas investigaciones sólo pospondrá los beneficios potenciales y colocará a los investigadores estadounidenses en desventaja, puesto que no estarán entre los primeros en alcanzar información nueva que, sin duda, contribuirá enormemente al desarrollo de procedimientos médicos para combatir toda una gama de enfermedades que hoy en día no tienen tratamiento. Restringir las investigaciones sobre las células madre embrionarias es equivalente a mantenerse en el oscurantismo médico visto en los tiempos antes de que salieran a la luz Mondino dei Lucci y otros de los primeros anatomistas italianos estudiosos de la disección y posteriormente Leonardo Da Vinci con sus dibujos anatómicos, también basados en la disección.

Mondino y sus colaboradores, junto con otros maravillosos anatomistas, más Da Vinci y su trabajo increíblemente preciso, permitieron comprender mejor la estructura del cuerpo humano y cómo ocurren muchas de sus funciones. Leonardo Da Vinci fue una rara combinación de genialidad entre los hemisferios derecho e izquierdo del cerebro, científico y artista a la vez. Él es con mucho el ser más talentoso e inteligente de quien se tenga conocimiento en toda la historia. Incluso hoy en día, los estudiantes de medicina utilizan algunos de sus dibujos al estudiar anatomía. Su trabajo, junto con el brillante trabajo original que previamente hicieron algunos de sus conciudadanos, contribuyó enormemente a crear el escenario que permitiría ver la práctica de la medicina desde un punto de vista científico más que desde la perspectiva de consideraciones religiosas o supersticiosas como la "necesidad de echar fuera a los demonios".

Fue así como la civilización occidental moderna comenzó a comprender cómo deberíamos abordar la práctica de la medicina y todo comenzó al permitir la disección del cuerpo humano con fines investigativos a pesar de que la disección era vista como una práctica vil y pagana por la mayoría de la gente de esa época, quienes veneraban a los muertos.

La repulsión natural que existe en las mentes de los hombres civilizados cuando contemplan el acto de cortar a otro ser humano fue una parte esencial de los sentimientos negativos que esta práctica provocó en las mentes de la gente en general. Dictámenes religiosos les prohibían a musulmanes, hindúes, judíos y bizantinos realizar disecciones, por lo cual era imposible adoptar un enfoque científico en la práctica de la medicina. La prohibición de diseccionar el cuerpo humano generaba significativas consecuencias sumamente perniciosas. Esto condenó la práctica de la medicina al ámbito del oscurantismo, toda vez que en el enfoque médico de estas autoridades religiosas persistieron todos los errores de los primeros griegos y se impidió que nuevos conocimientos entraran en el panorama. Éste es otro caso en el que las creencias religiosas fanáticas obstruyen el pensamiento libre y mantienen la ignorancia a través de la restricción de información valiosa para el mejoramiento de la especie.

A uno sólo le queda preguntarse por qué el Cristianismo permitió la disección mientras que otras religiones no. Indudablemente, los primeros cristianos no eran en modo alguno más avanzados o iluminados que sus contrapartes. Indudablemente, durante los siglos anteriores, el dogma cristiano se había opuesto intensamente a tales prácticas. Yo creo que la respuesta radica al menos parcialmente en algo a lo que pudiera referirme como una "fortuita ventana histórica de oportunidad". A comienzos del Siglo XIV había tanta agitación en la jerarquía eclesiástica que la sede pontificia de la Iglesia Católica debió mudarse a Aviñón, Francia. Los conflictos internos había reducido significativamente el poder del Papa, lo que condujo a que la Iglesia dejara de intervenir temporalmente en las persecuciones colectivas y particulares de esa época. Cabe destacar que el anatomista Mondino dei Lucci hizo la primera disección humana pública en 1314 en la Universidad de Bolonia. No parece ser una coincidencia que entre 1314 y 1316 no hubiera ningún Papa dirigiendo las políticas de la Iglesia.

Mondino pudo escabullirse a través de esa ventana abierta e instituir la práctica de la disección, la cual captó la atención de todos y se convirtió en tema de muchas conversaciones en todos los principados. Posteriormente se construyeron anfiteatros, y cualquiera que así lo deseara podía asistir a sesiones de disección de cadáveres humanos y verlas por sí mismo. En general hay consenso en que el período de la historia conocido como el Renacimiento se inició en Italia en esa época. Pareciera que la ciencia comenzó a florecer porque la jerarquía de la Iglesia se encontraba demasiado agitada y demasiado ocupada con sus propias luchas de poder como para controlar otros aspectos de la vida, lo que abrió un espacio para que se desarrollara el pensamiento científico racional.

Desde 1378 hasta 1417 ocurrió lo que se conoce como el Gran Cisma de Occidente: hubo primero dos papas y posteriormente tres, todos en rivalidad por el control, todos alegando ser el legítimo heredero de Cristo y todos con sus propias oficinas y personal administrativo y sus propios lugartenientes religiosos: sus Colegios de Cardenales. Esta lucha intestina creó un vacío de poder y permitió, entre otras cosas, que ocurriera la disección humana y se abriera el camino para que muchos otros anatomistas que surgieron más adelante, incluido Leonardo Da Vinci, brindaran sus aportes. Una vez abierta la ventana, no era fácil cerrarla, pues había una razón más elemental: la Iglesia siempre había predicado que el alma era lo importante en un hombre y que el cuerpo era solamente el vehículo del alma. De manera que estudiar el cuerpo humano no podía considerarse sacrilegio, pues ello estaría a tono con la idea de aprender más sobre la divina obra del Todopoderoso.

La medicina occidental, aprovechando una tregua en la persecución fanática, dando un salto a través de la ventana histórica de la oportunidad que se abrió durante la lucha intestina de las autoridades jerárquicas, logró sentar las bases para una metodología científica moderna fundamentada en fenómenos físicos observables. Una vez que se encendió la mecha no hubo forma de apagarla, aunque posteriormente la Iglesia Católica y otras han continuado lanzando gritos de advertencia ante ideas y conceptos nuevos, incluso en el presente. Otras partes del mundo donde el control religioso se mantuvo férreo durante la época no fueron tan afortunadas, por lo que se vieron obligadas a permanecer en las garras del oscurantismo médico.

Da Vinci, al emplear su talento increíblemente agudo tanto en el arte como en la ciencia y diseccionar unos treinta cadáveres durante su vida, llevó el estudio de la anatomía a un sitial muy elevado, especialmente en lo referente a la descripción del sistema músculo-esquelético. Sin embargo, no era perfecto, pues en varios de sus bosquejos anatómicos, en lugar de plasmar estrictamente lo que observaba al ver un cadáver diseccionado, dibujaba cómo él pensaba que estaban interconectados los órganos internos. Por ejemplo, en aquel tiempo había mucho recelo sobre la "ubicación del alma"; se creía se encontraba en el cerebro. Ésta era la versión aceptada de la época y Da Vinci, en un acto poco usual en él, no lo cuestionó. Por eso, cuando dibujó el aparato reproductor masculino racionalizó que el esperma —el cual debía contener elementos del alma a objeto de pasarlos a la prole— debía viajar desde el cerebro hasta el fluido de la espina dorsal y de allí a los testículos. Sus bosquejos de esta área revelan este absurdo anatómico. A pesar de unos cuantos errores de este tipo, la contribución hecha por el genio del Renacimiento a nuestro conocimiento de la anatomía es incalculable. Algunos de estos dibujos aún se emplean actualmente, a pesar de que han transcurrido más de cuatrocientos años.

A través de los tiempos, muchos "líderes religiosos" han manipulado una flaqueza humana presente por doquier: el factor miedo. Sacándole provecho a esa debilidad han obtenido riquezas, lealtad y poder al prometer dicha después de esta vida o condena eterna a quienes osan descarriarse de su dominio. En lugar de tratar de apaciguar el miedo en pro de una vida más feliz aquí en esta existencia terrenal, han hecho y aún hacen todo lo contrario, e infunden terror entre sus adeptos —a quienes mantienen en un cautiverio psicológico— y luego los retienen implícitamente o insinuándoles que están en posesión de las llaves que abrirán las puertas que los conducirán a recompensas divinas o castigos infernales.

Cada cierto tiempo, incluso en el mundo occidental, incluso en el país científicamente más avanzado del mundo, e incluso actualmente, en pleno siglo XXI, el dogma religioso puede frustrar la posibilidad de nuevos descubrimientos. Represar las investigaciones de las células madre embrionarias debido a una doctrina religiosa equivale a prohibir la disección humana tal como ocurrió hasta el siglo XIV en Europa y casi para siempre en otras regiones del mundo y producirá el mismo tipo de resultados negativos. Después de todo, la investigación de las células madres es, en esencia, disección; la principal diferencia radica en que se realiza bajo un microscopio. El argumento moral/ético de que no se deben hacer investigaciones sobre materia viva – un óvulo fecundado y congelado en una probeta – es bastante deficiente, sobre todo cuando esa misma sociedad permite legalmente terminar la vida humana en el primer trimestre de embarazo a voluntad de la interesada mediante prácticas abortivas y cuando los mismos óvulos fecundados pueden se descartados también a voluntad, *pero no estudiados antes de hacerlo.*

La ciencia y la religión siempre han estado en pugna, pues al recabarse información nueva, se resuelven interrogantes que estaban bajo el control de líderes religiosos, quienes los despejaban a través de respuestas "mágicas". El concepto monoteísta de Dios —relativamente nuevo— fue impulsado por el judaísmo, el cristianismo, el islam y el zoroastrismo. Ello ocurrió luego que el hombre empezara a obtener más conocimiento sobre la acción de fuerzas universales que previamente había atribuido a lo sobrenatural, como cuando encontró para los truenos y los relámpagos una explicación distinta a la de que "los dioses están enojados". Una vez que salieron a la luz pública nuevas explicaciones, surgió la necesidad de prescindir de las anteriores.

Hizo falta algo de tiempo para acabar con un montón de dioses y para que la religión cambiara, pero finalmente debió adaptarse a fin de acoger los nuevos conocimientos derivados de la observación de las leyes naturales. Los dioses antiguos parecieron no tener mucha cabida una vez que entraron en escena respuestas nuevas. Sin embargo, dogmas religiosos mucho más formales se han quedado a la zaga frente a hechos que se han comprendido desde entonces, especialmente en el campo de la astronomía y los principios de la evolución. Cuando recordamos los aspectos negativos de la Iglesia en los siglos pasados debemos estar conscientes del hecho de que las decisiones de los líderes religiosos simplemente eran un reflejo de los tiempos; *"hacían lo mejor que podían, en el momento en que lo hacían, con la capacidad que tenían para hacerlo". La Iglesia fue una parte integral de un establishment que tenía mucho poder y estaba sujeto al oscurantismo de la época, un establishment deficiente que tenía una abrumadora necesidad de conocimientos.*

Lamentablemente, la estructura de la Iglesia y el Estado, intrínsicamente defectuosos, más los cerrados puntos de vista de la sociedad, prácticamente impidieron tener acceso a información nueva o a emprender acciones en torno a ella. La falla inherente del sistema seguro saldría a la superficie cuando las creencias dogmáticas impedirían aceptar nuevos descubrimientos y esto hacía que los choques entre el discernimiento innovador y el razonamiento doctrinario fueran inevitables. Los tiempos también determinaron otra cosa: en cualquier pugna entre ciencia y religión sólo había una autoridad que mantenía el poder supremo y no había forma de ganar un argumento cuando una de las dos partes fungía de juez y jurado a la vez.

Galileo Galilei sacudió las bases de la Iglesia al publicar un libro en el que hacía un análisis astronómico sobre la rotación de los planetas a partir del cual se deducía que no somos el centro del universo. Esta teoría, descrita por primera vez por Copérnico, contradecía directamente lo que el Papa Urbano había decretado como doctrina de la Iglesia. Echaba por tierra, abierta y públicamente, la interpretación de las Santas Escrituras que había elaborado el mismísimo Papa. Y Galileo no sólo cuestionó el dogma, sino que además tuvo la osadía de desafiar directamente al Papa reinante. Expresó la preocupación típica de un científico en una carta que envió a su amigo alemán Johannes Kepler, otro defensor de la teoría de Copérnico, al escribir: *Mi estimado Kepler: ¿Qué podrías decirme de aquellos eruditos que, con obstinación realmente viperina, se han negado acérrimamente a echar una mirada por el telescopio? ¿Qué debemos hacer ante ello? ¿Debemos reír o debemos llorar?"*[55].

No sabemos qué le habrá respondido Kepler, pero el 22 de junio de 1633, una Sentencia Papal le demostró exactamente lo que pensaban el Papa Urbano y los Cardenales, como se observa en el documento original que se presentó al condenarlo por herejía, al cual han tenido acceso los historiadores. El largo manuscrito comienza indicando lo siguiente: *"Por cuanto tú, Galileo, hijo del difunto Vincenzo Galilei, de Florencia, de setenta años de edad, fuiste denunciado en 1615 ante este Santo Oficio por sostener como verdadera una falsa doctrina enseñada por algunos,*

---

[55]Pareciera que muchos líderes religiosos de la actualidad aún se niegan a "mirar por el telescopio" y reconocer hechos obvios que están fuera de toda duda. ¡Algunas sectas religiosas afirman que la Tierra sólo tiene entre 6.000 y 10.000 años!

a saber, que el Sol está inmóvil en el centro del mundo y que la Tierra se mueve y posee además un movimiento diurno; por tener discípulos a quienes instruyes la misma doctrina; por mantener correspondencia sobre el mismo tema con algunos matemáticos alemanes..."

En otros extractos se señala: *"La proposición de que el Sol es el centro del mundo y no se mueve de su sitio es absurda, filosóficamente falsa y formalmente herética, porque es expresamente contraria a las Sagradas Escrituras. La proposición de que la Tierra no es el centro del mundo, ni inmóvil, sino que se mueve, y que además tiene un movimiento diurno, es también absurda, filosóficamente falsa y teológicamente considerada cuando menos errónea en la fe".*

"...Pronunciamos que tú, Galileo... al haber mantenido una doctrina contraria a las Divinas Escrituras...Diálogos de Galileo Galilei que sea prohibido... Te condenamos a prisión formal en este Santo Oficio... Herejía".

No hay duda de que el juicio a Galileo y su condena por herejía fueron acciones terribles, pero sus consecuencias fueron más allá de castigar injustamente a un hombre. Marcó el final de la "ventana histórica de oportunidades" donde había florecido la ciencia; marcó el final del Renacimiento. Fue malo para la especie.

Mientras Galileo se retractaba de sus opiniones ante la amenaza de tortura, España estaba muy ocupada "purificándose y limpiando al país de infieles", es decir, judíos, musulmanes y protestantes. Esto se hizo bajo los auspicios de la Iglesia Católica de España al promover la implacable persecución que el Rey Fernando y la Reina Isabel habían propugnado 155 años antes cuando el Papa les concedió el permiso para crear la Inquisición[56]. Afortunadamente, cuando menos una ventana permaneció abierta, toda vez que los holandeses habían logrado separarse de España y, por consiguiente, del implacable poder de la Iglesia. Gracias a ello,

---

[56]Edgar Allan Poe, en su relato "El pozo y el péndulo", retrata los horrores de la Inquisición española: *"Me bastaba respirar para traer hasta mi nariz un vapor de hierro enrojecido. Extendíase por el calabozo un olor sofocante. A cada momento reflejábase un ardor más profundo en los ojos clavados en mi agonía. Un rojo más oscuro se extendía sobre aquellas horribles pinturas sangrientas. No había duda sobre el deseo de mis verdugos. ¡Los más despiadados! ¡Los más demoníacos de todos los hombres! "¡La muerte!", me dije. "¡Cualquier muerte, menos la del pozo!". Esa espantosa situación respaldada y alentada por la Inquisición española sobrevivió durante 356 años hasta una fecha relativamente reciente en la historia: 1834.*

mientras que en casi toda Europa se instituían el horror y se suprimía la libertad de pensamiento, los holandeses estaban absortos en la búsqueda de metas y ambiciones diametralmente opuestas. Estaban ocupados investigando la inmensidad de los cielos mediante lentes mejor tallados. Estaban inmersos en investigaciones y actividades técnicas basadas en la lógica y la precisión que crearon las primeras computadoras: relojes construidos a las mil maravillas que no sólo daban el tiempo en forma exacta, sino que además mostraban los movimientos de los planetas de nuestro sistema solar en relación con el tiempo siguiendo las ideas de Copérnico. Toda Holanda se hizo partícipe de cuestiones científicas, lo que dio lugar a investigaciones en otras áreas. El científico holandés Antony Van Leeuwenhoek logró crear lentes que le permitieron observar objetos ampliándolos hasta 270 veces; hasta entonces, un buen microscopio alcanzaba un máximo de 50 aumentos.

Así fue como el hombre, un tiempo después, habría de observar por primera vez la presencia de bacterias y conocer el micromundo de los organismos vivos, lo que posteriormente fue un factor sumamente significativo en el establecimiento de los criterios médicos e higiénicos utilizados en el mundo moderno. Los ciudadanos de Holanda pudieron mantener viva la llama de la razón principalmente porque en ese momento disfrutaban de la fabulosa riqueza derivada del monopolio en el comercio de especias. Gracias a la Compañía Holandesa de las Indias Orientales, Holanda era la nación más rica del planeta. Recordemos que para esa época ya ese monopolio había estado en manos de Florencia, donde había prosperado el arte y la ciencia. Ahora, esas mismas circunstancias les permitieron a los holandeses disponer del tiempo libre necesario para participar en otras actividades distintas a la cotidiana búsqueda de techo, abrigo y comida.

No sólo nacieron los grandes artistas, sino que, además, las interrogantes relacionadas con la ciencia y la filosofía pasaron a estar a la orden del día. El gran filósofo inglés John Locke estaba exiliado en Holanda en esa época y formaba parte de la élite intelectual de la nación. Sus escritos tuvieron una profunda influencia en los padres fundadores del nuevo experimento *de gobierno del pueblo, por el pueblo y para el pueblo* que tendría lugar al otro lado del océano. Las ideas de Locke tuvieron un profundo efecto en Thomas Jefferson, John Adams, Benjamin Franklin, Thomas Paine y otros influyentes ciudadanos que participaron en la redacción de la Carta Magna de los Estados Unidos, cuyo contenido establece claramente los medios para enfrentar la incomodidad de Locke con los poderes del gobierno. De hecho, podría decirse que la Constitución de los Estados Unidos es el marco que en la práctica guió a la sociedad a través del uso de la razón en lugar de la superstición y el oscurantismo, todo de conformidad con las ideas y escritos de John Locke. Locke defendió los derechos del individuo y la restricción del poder del gobierno y la Iglesia.

Liberar al hombre para que persiga sus metas con un mínimo de interferencia del gobierno también libera la energía necesaria para inventar, investigar y aprender. Mientras más libre sea el hombre, más energía se crea y más luces y compresión se extrae para depositar en nuestro caudal común de conocimientos. La libertad es buena, buena para la especie. Es esencial para el progreso porque se ajusta a nuestra herencia evolutiva, liberando talentos innatos del hombre como los son la inventiva y la inteligencia.

Han pasado casi 400 años desde que Galileo fue obligado a retractarse, y aún muchos líderes de la Iglesia Católica —y muchos líderes de las iglesias protestantes que se derivaron de ella— no aceptan *de verdad* el hecho de que la Tierra tiene miles de millones de años y que el hombre no es el centro del universo. La mayoría de sus seguidores, particularmente en los países con mayores niveles de educación, sí aceptan las pruebas indisputables que presentan astrónomos y geólogos. Pero, incluso hoy en día, muchos líderes religiosos aplican tenazmente dogmas antiguos y defienden con fanatismo su posición pese a que todas las pruebas apuntan en dirección contraria.

Todo esto a pesar de que en 1992, 359 años después que Galileo fuera obligado a retractarse, ocurrió un hecho sumamente interesante en el Vaticano cuando otro papa, Juan Pablo II, tomó una decisión sorprendente —más aún, valerosa: revocó la sentencia de herejía dictada contra el Padre de la Ciencia. Al hacerlo, y al pedir perdón, reconoció que la Iglesia Católica se había equivocado, no sólo en el caso específico de Galileo y la astronomía, sino también en la idea de que la Iglesia podía inmiscuirse en la ciencia. Al mismo tiempo advirtió que el oscurantismo religioso nunca más debía meterse en el camino del avance científico, nunca más la fe cristiana debía ser incompatible con la ciencia, nunca más la religión debía repetir el espantoso error de obstaculizar nuevos descubrimientos.

Debemos considerarnos afortunados por haber vivido en la época de ese Papa iluminado, que hizo del mundo un lugar mejor para vivir. Fue bueno para la Iglesia. Fue bueno para la especie. Lamentablemente, muchos de sus propios seguidores y muchos líderes religiosos de otros grupos cristianos continúan bajo el dominio del oscurantismo religioso, e incluso hoy en día, se niegan a entender la magnitud del espacio y el tiempo del Universo y se niegan a ver lo que debería ser obvio: quiénes somos y de dónde venimos. Se niegan a ver a través del telescopio de Galileo.

No debería ser ninguna sorpresa que a lo largo de diferentes épocas muchas personas no hayan estado dispuestas a aceptar ser extorsionadas u obligadas a someterse a una posición de dependencia intelectual por algún representante de una Iglesia ni por algún autodeterminado y autoungido "líder espiritual". Tampoco debería causar sorpresa que su reacción natural sea rebelarse contra el pensamiento religioso formal en general. Ésta podría ser la reacción que se esperaría contra la intolerancia y el odio que muestran quienes públicamente proclaman tener atributos divinos pero que mantienen una agenda escondida.

Sin embargo, independientemente de lo que hayan propuesto algunos líderes religiosos de escasa moralidad, el hecho es que todos, creyentes y no creyentes por igual, aun debemos encontrar respuestas a interrogantes relativas a la mortalidad. Para la especie, esto es un imperativo. Significa conseguir lidiar, de una forma efectiva, con ese conflicto que llevamos internamente: el tener que contraponer el instinto de conservación con el conocimiento seguro de saber que todos vamos a morir. Es parte del precio que pagamos por ser inteligentes y estar conscientes del tiempo, lo que a su vez forma parte de nuestro proceso evolutivo y es bueno para la especie.

En respuesta a nuestra extraordinaria inventiva produjimos bienes que dejaron muy atrás la habilidad de nuestro cuerpo físico para manejarlos y es ésta es una de las principales razones por las que nuestra salud se encuentra tan debilitada hoy en día. Si queremos estar a tono con nuestro hábitat natural y recuperar la salud, podemos dar marcha atrás al reloj en el campo de la evolución y ver en perspectiva la alimentación y el ejercicio. Empero, la angustia mental que nos perturba es un territorio nuevo, no explorado, producido por el cerebro de gran tamaño del mono desnudo y su habilidad para generar nuevos procesos del pensamiento. Es un constante movimiento hacia adelante. En este sentido, no podemos buscar respuestas en lo que hacíamos hace millones de años porque nuestras habilidades mentales, ahora mayores, exigen respuestas cónsonas con el conocimiento que vamos adquiriendo.

En asuntos relacionados con la mortalidad, algunos debemos asumir una nueva perspectiva. Hasta que cada uno de nosotros no encuentre una respuesta satisfactoria compatible con nuestra propia sinceridad intelectual, continuaremos conviviendo con un conflicto no resuelto, sin importar qué tan profundo lo enterremos en los más oscuros recovecos de nuestras mentes y sin importar si admitimos que existe o no. Como la inteligencia que adquirimos al evolucionar está vinculada con el origen de nuestros padecimientos, también debemos vincularla a nuestro desarrollo como sociedad. La inteligencia rústica, sin conocimiento ni ética, es peligrosa. El único remedio posible y absolutamente necesario es la adopción de campañas educativas masivas a escala mundial, ya que sólo de esta manera podemos solucionar los problemas que nuestra inteligencia ha creado. Es por esto que todos y cada uno de nosotros debemos tener acceso a nuestro acervo de conocimientos: la biblioteca del mundo.

La búsqueda de conocimientos y de formas inteligentes de aplicarlos es invalorable para la mejora de la especie. Pero, eso sólo es una parte del panorama; el amplio caudal de conocimientos del mono desnudo siempre debe estar a la disposición de todos los pueblos del mundo, debe llegar al más recóndito lugar de la tierra y a la mente del más humilde, porque es la inteligencia y los conocimientos lo que nos proporcionarán las soluciones a nuestros más espinosos y complejos problemas. Bien lo dijo Simón Bolívar en 1819 cuando señaló: "El derecho de expresar pensamientos y opiniones de palabra, por escrito o de cualquier otro modo, es el primero y más inestimable don de la naturaleza. Ni aun la ley misma podrá jamás prohibirlo". Qué exacta resultó ser la exhortación bíblica: "La verdad os hará libres".

Con el advenimiento de una era de mejores comunicaciones, y particularmente mediante el uso del Internet, estamos avanzando en la dirección correcta: la vasta colección de conocimientos del mono desnudo está haciéndose disponible para todos, gracias a lo cual cada vez más personas podrán barajar las cartas de conocimientos y conseguir mejores manos en el juego de la vida, lo que a su vez incrementará exponencialmente nuestra mutua comprensión. La revolución de la información está en pañales: sus efectos apenas comienzan a verse. El futuro es prometedor.

Se dice que Sir Francis Bacon señaló que "poca filosofía conduce al ateísmo, pero mucha filosofía nos regresa a Dios". Esta frase podemos llevarla a la realidad cuando consideramos que con mayor cuantía de filosofía —es decir, más amor al conocimiento— cambia el sencillo concepto de Dios, la Inteligencia Universal, el Poder Superior, la Naturaleza o la Verdad Absoluta que teníamos en la niñez, lo cual nos da una mayor inspiración para meditar sobre todo lo que es bueno y plantearnos una respuesta que nos satisfaga como individuos.

A través de los años, muchas personas han expresado su satisfacción siguiendo los preceptos de una religión organizada; muchas han encontrado en ella una explicación aceptable, gracias a lo cual se sienten psicológicamente mejor. Dependiendo de qué tanto creen en ella, y en tanto no lleguen al fanatismo, estos individuos tienen resuelto su conflicto existencial interno. Otros que no pueden aceptar intelectualmente el dogma de la iglesia deben encontrar otras alternativas que les resulten satisfactorias. Las próximas páginas de este capítulo están dirigidas principalmente a este segundo grupo de individuos. Si se adopta la definición de "bueno" como cualquier cosa que beneficie a la especie, no cabe duda de que la creencia positiva de tener un propósito en la vida dentro del gran esquema de las cosas es cónsona con esa definición.

Si, además, cuando abordamos asuntos que están más allá de la comprensión humana, si aceptamos que *lo que es, es,* y decidimos *creer que es bueno,* no tenemos que renunciar a nuestra sinceridad intelectual como tendríamos que hacerlo frente a versiones dogmáticas religiosas que en nuestra opinión abiertamente contradicen hechos harto conocidos. Además, rápidamente podemos manejar cualquier información nueva que se presente, y podemos incorporarla a nuestro sistema de creencias sin que choque con actitudes conflictivas y dogmáticas que lo abarcan todo, puesto que ya estamos listos para aceptar el conocimiento nuevo y hasta a darle la bienvenida, incluso cuando lo nuevo pueda contradecir algo en lo que creemos. Sólo así podemos evolucionar mentalmente.

Cuando logramos entender que la muerte es necesaria para que la especie evolucione; cuando podemos abordar este conocimiento satisfactoriamente desde un punto de vista filosófico o religioso al estar conscientes de ello, entonces también podemos vivir la vida de una forma más llevadera y satisfactoria. Esto, por sí mismo, es beneficioso para la especie.

Los afortunados que tienen hijos literalmente vivirán para siempre, puesto que les habrán pasado sus rasgos genéticos a las generaciones del futuro. Pero incluso quienes no tienen hijos también pasarán rasgos compartidos a las futuras generaciones a través de los hijos de sus parientes, porque todos venimos de un *pool* genético. A veces, ciertas cualidades específicas sólo aparecen luego de varias generaciones. Alguien puede tener un rasgo específico insignificante —como una marca de nacimiento o un meñique torcido— al cual se le puede seguir el rastro hasta alguna tía abuela u otro ascendiente más lejano.

Pero lo más importante es que rasgos específicos heredados, como leves variaciones de las circunvoluciones anatómicas cerebrales y un mayor flujo de sangre que provoca un metabolismo más acentuado en ciertas áreas del cerebro, pueden determinar que se hereden ciertos rasgos en un grado más intenso que lo normal: se trate de destrezas verbales, inteligencia social, habilidad matemática, talento musical u otros talentos artísticos o conciencia espiritual.

Sin duda alguna, el *pool* genético permanece vivo; sin duda alguna, seguimos viviendo a través las siguientes generaciones gracias a la continuidad de esta chispa de vida. Sin duda alguna, siempre continuaremos formando parte del gran esquema de las cosas. Al ser una influencia positiva mientras estamos vivos, podemos tener un efecto constructivo en el futuro y, por decirlo de alguna manera, podremos seguir viviendo gracias a nuestras acciones cuando ya no estemos presentes físicamente.

A manera de ejemplo puedo decirles que algunas de las personas citadas en este libro ya no están con nosotros, pero a través de sus escritos nos hablan tan fuerte como si estuvieran vivas. Ésta es la magia de los libros, el lugar donde depositamos el conjunto de conocimientos que ha crecido demasiado como para almacenarlo en nuestros cerebros. Como dijera Barbara Tuchman: "Los libros son los portadores de la civilización. Sin libros, la historia calla, la literatura enmudece, la ciencia se inhabilita, el pensamiento y la especulación se detienen". Hacer cosas positivas para la mejora de la especie no necesariamente implica participar en grandes acontecimientos que sacudan al mundo. B.J. Palmer dijo una vez: "Haz el bien porque está bien hacer el bien". Yo, cuando menos, no veo por qué debe haber otra razón. Es simplemente cuestión de esforzarse para dejar el mundo un poco mejor de como lo encontramos; para nunca estar en rojo en las columnas de débito y crédito de la vida; para formar parte de la solución en vez de formar parte del problema.

Podemos realizar acciones altruistas tan sólo por la razón egoísta de sentirnos bien por haberlas hecho. No hay nada de malo con esta actitud: es cónsona con la mejora de la especie y el recibir satisfacción cuando contribuimos con la sociedad probablemente está programado en nuestros cerebros. Piensa en Grande – Mantenlo Sencillo. Podemos sembrar un árbol. Podemos enseñarles a las personas cómo ser mejores; podemos enseñarnos a nosotros mismos cómo ser mejores. Podemos hacer que alguien sonría al actuar con amabilidad o al hacer algo chistoso. Podemos tener un efecto positivo incluso mediante acciones sencillas, como recoger un papel que alguien tiró al suelo.

Podemos ser una influencia positiva en alguien, en algún momento, en algún lugar, de alguna forma. Mi amigo el doctor Clair O'Dell, médico quiropráctico de Michigan, solía decir: "Quizás nunca sepas qué tan lejos llegue algo que puedas pensar, decir o hacer hoy. Posiblemente mañana ello pueda influir en las vidas de millones de personas". Cuán cierto. Cuando le dices algo positivo a alguien en un momento particular de su vida, eso puede llegar a ser la chispa decisiva que la persona necesitaba para poner en marcha su determinación y tomar una decisión importante. A cierto punto de su vida, Alexander Fleming cambió de carrera y decidió estudiar medicina. Seguramente alguien influyó en su decisión al decirle una palabra de aliento cuando dudaba en tomar una decisión tan importante. Esa persona, al estar en el momento apropiado con el mensaje apropiado, fue tan importante en una cadena de eventos como el encuentro fortuito de Fleming años después con un moho que mata las bacterias. Ambos eventos tuvieron un papel esencial entre las acciones que condujeron al descubrimiento de la penicilina.

En 1945, Fleming recibió el Premio Nobel de Medicina. Su discurso de aceptación puso al descubierto su carácter, pues dijo: "La naturaleza hace la penicilina; yo sólo la encontré". Quizás eso sea cierto, pero él nunca la habría encontrado de no haber estado en el lugar correcto, en el momento correcto y con la *actitud correcta,* y esto no habría ocurrido salvo que hubiera tomado la decisión de cambiar de carrera, quizás con la ayuda de alguien que le dijo algo positivo en el momento adecuado. Esas palabras alentadoras, soltadas en un instante dado, llegaron a influir en las vidas de millones de personas —de hecho, en este caso particular, *salvaron* las vidas de millones de personas.

En lo personal, este libro quizás no se habría escrito si mi hijo Mark no me hubiera brindado unas cuantas palabras de aliento cuando yo me debatía entre abordar o no tan inmensa responsabilidad y si luego, poco después, no me hubiera despertado el interés en las ideas de Sir Alistair Hardy. Si estas páginas benefician cuando menos a una persona, Mark merece parte del crédito. Así funciona.

Si escudriñamos nuestro pasado, estoy seguro de que la mayoría de nosotros puede visualizar un momento crucial en nuestras vidas en el que tomamos una decisión importante y cambiamos algo para mejor. Aunque la decisión la tomamos nosotros y sólo nosotros, probablemente podemos recordar a alguien que en algún lugar, de alguna forma y en un momento específico nos dio una pequeña señal de apoyo en un momento de incertidumbre para que tomáramos una decisión que estaba destinada a cambiar nuestras vidas para siempre. Tal es el poder de una o dos palabras pronunciadas en el momento correcto. Tal es el poder del pensamiento positivo.

No hay nada malo en reconocer que la humanidad no ha encontrado las respuestas a ciertas preguntas. Algunos misterios, como la cura de ciertos tipos de cáncer, caen en esta categoría, pero ejercitamos la fe cuando insistimos en que existe una cura, que no la hemos encontrado *todavía* y que esto probablemente se debe a que no hay suficiente información. Así que la fe en un resultado desconocido pero positivo nos permite invertir tiempo, esfuerzo y dinero para persistir, día tras día, en la búsqueda de respuestas en nuestras instituciones especializadas en investigación y en otros sitios, con la esperanza de acrecentar nuestro acervo de conocimientos con nuevos descubrimientos que se traduzcan en aplicaciones prácticas para la mejora de la especie.

Pero hay otros misterios que están más allá de nuestra capacidad de entendimiento. En esta categoría, en cuestiones relacionadas con la Verdad Absoluta o el Poder Superior, sencillamente es más fácil creer en sentido positivo que creer en sentido negativo. Esto de ninguna manera quiere decir que estamos sacrificando nuestra sinceridad intelectual más de lo que lo haríamos si adoptásemos la posición de creer en sentido negativo. Además, no se puede dudar que los resultados de creer en sentido positivo son más gratificantes porque nuestros sentimientos sencillamente son un reflejo de nuestros pensamientos. Los pensamientos positivos producen sentimientos positivos y acciones positivas que benefician a la especie; los pensamientos negativos hacen todo lo contrario.

¡En realidad, desde los años 80 se sabe que *son nuestros pensamientos los responsables de crear todos nuestros sentimientos*. En cuanto interpretamos un hecho y le atribuimos un significado, en cuanto *creemos* que algo es cierto, entonces experimentamos de inmediato el sentimiento correspondiente. Así es que tiene sentido, que en asuntos que se encuentran más allá de nuestra comprensión, en asuntos relacionados con la Inteligencia Universal o la Verdad Absoluta, *decidamos* darle un significado positivo a aquellas preguntas a las que no les hemos hallado respuesta. De esta manera podemos recibir el correspondiente sentimiento de paz y consuelo. Realmente tenemos en nuestras manos la clave para sentirnos diferente porque podemos decidir qué creer.

El doctor David Burns, psiquiatra de la Escuela de Medicina de la Universidad de Pensilvania y especialista en trastornos del estado de ánimo, basa todo su exitoso ataque terapéutico contra la depresión y la ansiedad en la noción de que *nuestros pensamientos crean nuestros sentimientos*. La terapia está basada en el diálogo, en el cual se enfatiza el uso del sentido común. La idea, adoptada primero por el doctor Aaron Beck, nos permite descubrir de dónde proceden todos nuestros sentimientos, por qué tenemos pensamientos negativos automáticos que interfieren en nuestra felicidad y qué podemos hacer para cambiar la forma en que pensamos y, al mismo tiempo, volver a disfrutar de nuestras actividades cotidianas y sentirnos complacidos con ellas. Este tratamiento no farmacológico, clínicamente comprobado, se llama "terapia cognitiva" y es particularmente exitoso en el tratamiento de la depresión y la ansiedad[57].

Esta terapia revolucionó la forma en que vemos los trastornos del estado de ánimo y creó una metodología que tiene resultados maravillosos en la mayoría de las personas que busca ayuda por estos motivos, al mostrarles cómo observar las cosas de una manera lógica y precisa y cómo evitar sentirse abrumados por los pensamientos negativos automáticos, los cuales están basados en una forma de pensar distorsionada y visiones lúgubres de la vida. Sin embargo, las nociones de la terapia cognitiva[56] van más allá del tratamiento de los trastornos del estado de ánimo. Nos dan armas para enfrentar el estrés de la vida diaria; nos ayudan a colocar en perspectiva y encontrarle respuesta a una de las preguntas más importantes que el mono desnudo jamás haya enfrentado: *¿De dónde provienen nuestros sentimientos? ¿Cómo se producen? ¿Cómo es posible que nos descuidemos y dejemos de ahondar en un tema tan importante?*

A todos los niños se les deberían enseñar estos principios en la misma escuela primaria, para que estén conscientes de las distorsiones más comunes que agobian a la humanidad y puedan evitar gran parte del dolor y la angustia que viven a medida que crecen y se transforman en seres humanos completos, libres tanto como sea posible de muchos de los pensamientos imprecisos que causan tristeza, angustia y otros sentimientos dañinos no deseados y que nos roban la felicidad y evitan que utilicemos en forma óptima nuestras capacidades y talentos.

---

[57]Básicamente, la depresión es el sentimiento que tenemos por la impresión de que perdimos algo muy valioso para nosotros; la ansiedad surje al tener la impresión de que estamos a punto de perderlo. La tristeza y la depresión son dos cosas distintas.

[58]Si desea ver un estudio completo de estos principios y desea realizarse una profunda autoevaluación de sus fortalezas y debilidades psicológicas mediante la terapia cognitiva, le recomiendo que lea el libro "Sentirse bien" del Doctor David Burns.

El doctor Burns muy acertadamente señala que los sentimientos no son hechos. Sólo son el reflejo natural del pensamiento. Día tras día somos bombardeados por una miríada de hechos y pensamientos. Algunos son positivos; otros, negativos; la mayoría son neutrales. Es un hecho neurológico incontrovertible que antes de experimentar cualquier emoción relacionada con un evento, primero debemos atribuirle un significado. Entonces, si sabemos que nuestra interpretación del hecho, y no el hecho en sí mismo, es lo que crea nuestros sentimientos, simplemente no tiene sentido elegir darle un análisis negativo y hacernos sentir miserables cuando enfrentamos asuntos que están más allá de nuestra comprensión.

Cuando dudemos, cuando enfrentemos preguntas relativas a la Verdad Absoluta, es mejor optar por lo positivo y recibir la correspondiente retribución emocional positiva que optar por lo negativo o tratar de mantenerse neutral, toda vez que en los dos últimos casos sólo obtendremos como retribución sentimientos de temor y ansiedad. A continuación se explica, en forma condensada, cómo se forman los sentimientos:

COMO SE PRODUCEN LOS SENTIMIENTOS

De acuerdo a la Terapia Cognitiva

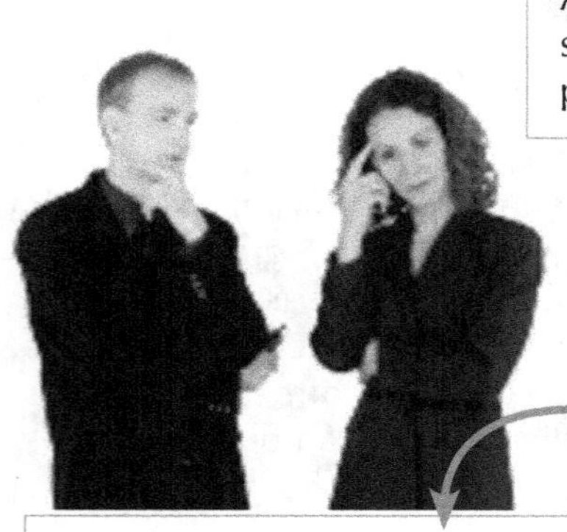

A Ves al mundo como una serie de eventos, neutros, positivos y negativos.

B Interpretas y filtras el evento con tu propia capacidad intelectual, experiencia, actitudes y distorsiones cognitivas, personales, familiares y culturales: dándole así un significado.

C Inmediatamente después, obtendrás una respuesta emotiva en concordancia con tu interpretación del evento – no por el evento en sí. En el momento en que piensas algo, y lo crees, tendrás una repuesta emocional. Esto explica por qué diferentes personas reaccionan de manera distinta ante un mismo hecho. Simplemente lo descifran de una forma también distinta y personal, dándole su propio significado y por consiguiente, producen sentimientos acordes con su pensamiento.

1. Pasa algo (ocurre un hecho) o nos planteamos algo nosotros mismos.

2. Analizamos el hecho o el planteamiento utilizando nuestra propia capacidad individual de razonamiento y le damos un significado. Nuestra capacidad de razonamiento está determinada por varios factores: nuestro cociente básico de inteligencia y nuestra inteligencia social, las costumbres particulares típicas de nuestra cultura con sus errores conceptuales y distorsiones; las virtudes y prejuicios de nuestra familia, nuestras imperfecciones, nuestras distorsiones y las experiencias de nuestras vidas.

3. El *significado* que le atribuimos al hecho, y no el hecho en sí mismo, determina nuestros sentimientos. En cuanto tengamos un pensamiento, le demos sentido y creamos en él, percibiremos la emoción que le corresponde. Mientras más intensamente creamos en el pensamiento y más importancia le demos, más fuerte será el sentimiento correspondiente. El diagrama que se muestra arriba ilustra cómo se fabrican los sentimientos según los conocimientos adquiridos gracias a la terapia cognitiva.

Observen que en el diagrama no existe una comunicación directa entre A y C, lo cual quiere decir que un hecho no puede hacernos "sentir" de alguna forma. Es sólo nuestra propia *interpretación del hecho* lo que tiene la capacidad de provocar una emoción. Esto sólo ocurre después de pasarlo por el "Filtro B" de la interpretación. Familiarizarnos con estos principios nos abrirá nuevos caminos para abordar la solución de problemas. Nos enseñará mucho sobre por qué hacemos ciertas cosas que a algunos les parecerán lógicas mientras que a otros no tan lógicas. Esto nos mostrará por qué ante un hecho determinado algunos tienen sentimientos negativos, otros tienen sentimientos positivos y otros no se sienten afectados de ninguna manera: son respuestas diferentes ante un mismo hecho.

Explicará también por qué los sentimientos no demuestran que una apreciación determinada es correcta sino que sólo son un reflejo de lo que ocurre cuando consideramos un pensamiento y *creemos en* él. Empero, lo más importante es que nos dará un método para analizar mejor el hecho en sí mismo eliminando gran parte de los pensamientos distorsionados que todos tendemos a tener; nos permitirá asumir una perspectiva más clara y más racional que nos dará una gran ventaja en la toma de decisiones y, al eliminar en gran medida nuestra tendencia a tener pensamientos distorsionados, nos suministrará una perspectiva que nos conducirá a una vida más feliz y plena.[59] La evolución de la especie no sólo es física, sino, también, mental y espiritual. Al volvernos más inteligentes y al adquirir nuevos conocimientos nos llenamos de un producto derivado nocivo: los conflictos existencialistas. Ahora es menester aplicar mayor inteligencia y nuevos conocimientos para resolverlos.

---

[59]Aprovecho, una vez más, para recomendarles encarecidamente a quienes puedan estar interesados en mejorar su forma racional de pensar y sentir, el libro SENTIRSE BIEN, Editorial Paidos, del Dr. David Burns, Médico Psiquiatra de la Universidad de Pensilvania. Título en inglés: FEELING GOOD.

Epílogo

Puede que haya muchas o pocas personas que no se oponen a la teoría de la evolución pero que por alguna razón siguen aferradas a la noción de que el hombre evolucionó en el escenario de la sabana, tal como se ha enseñado por varias generaciones, a pesar de que hoy en día muchos antropólogos —si acaso no todos— coinciden en que no es correcta. Este grupo podría estar quedándose a la saga o no ha tenido el tiempo o la inclinación necesarios para pensar mucho en esta propuesta y ve con escepticismo la posibilidad de aceptar la creencia relativamente nueva según la cual nosotros evolucionamos parcialmente en las costas.

Puede que un grupo de investigadores haya rechazado la "hipótesis del mono acuático" por el excesivo entusiasmo de sus primeros seguidores, quienes pueden haber dado la impresión equivocada de que supuestamente nos adaptamos al mar más de lo que en realidad lo hicimos. La exageración no tiene espacio en la ciencia y por naturaleza tiende a conducir al rechazo por parte de quienes crean las corrientes de opinión. Lamentablemente, también conduce a que se condene la idea en su totalidad, no sólo los segmentos exagerados y que esto ocurra sin realizar mayores investigaciones. Con respecto a todo lo anterior quisiera señalar que estas personas no tienen que "tragarse" la teoría nueva del escenario marino para obtener los beneficios o la orientación del Concepto Delfín de Ejercicios y el Concepto de Nutrición del Mono Desnudo. El hecho es que ambos funcionan bien, porque *lo que es*; es, incluso cuando no sabemos por qué. Si usted cree que la información nueva es incorrecta, todo lo anterior aún podría funcionar por razones equivocadas. De hecho, desarrollé por lo menos los ejercicios del Concepto Delfín basándome sólo en consideraciones anatómicas y fisiológicas antes de familiarizarme con la hipótesis de Sir Alistair Hardy.

Por otra parte, si lo vemos desde una perspectiva diferente, si quisiéramos ver el material de este libro sólo desde el estricto sentido de su contribución a nuestro acervo de conocimientos, en primer lugar podríamos dar fe de la eficiencia de hacer ejercicios aprovechando la resistencia del agua mientras flotamos. Podemos asegurar que los resultados son excelentes.

En segundo lugar, podríamos considerar los enormes beneficios que se obtienen al alcanzar y mantener el peso y la alimentación apropiado por consumir lo que son nuestros alimentos ancestrales. Por último podríamos añadir todo esto a la vasta cantidad de pruebas ya existentes para demostrar que durante un importante período de nuestra evolución dependimos del mar. Además, el inmenso número de personas que han tenido la oportunidad de familiarizarse con la hipótesis del mamífero marino debe entender con facilidad el Concepto Delfín de Ejercicios y el Concepto de Nutrición del Mono Desnudo y además se debe poder predecir su efectividad, puesto que ambos constituyen una prueba práctica —beneficiosa para la salud mental y física del hombre— de que ese período evolutivo existió.

Mi posición personal sobre lo que considero un razonamiento lógico ha quedado de manifiesto a lo largo de los contenidos de estas páginas. No tengo duda de que por un importante período de nuestra evolución nuestros ancestros vivieron en ambientes costeros y obtuvieron la mayor parte de sus alimentos del mar. Estoy firmemente convencido de que somos el producto de los cambios que por naturaleza ocurrieron en respuesta a esa realidad.

Gracias a descubrimientos recientes, junto con nuevas formas de determinar su fecha de origen, esto se ha demostrado ampliamente y ahora forma parte integral de "la verdad moderna". Es natural suponer que durante un tiempo persistirá un puñado de fieles creyentes que renegarán de los nuevos descubrimientos, pero son una clara minoría. Las viejas ideas tienen la tendencia a aferrarse a su posición con sorprendente fuerza, pero el apretón de la muerte que mantenía la hipótesis de la sabana en una posición firme y sólida ahora ha cedido ante una realidad más húmeda. Podría entenderse que una persona inteligente y preparada cuestione legítimamente la cantidad de tiempo que nuestros ancestros pasaron en un ambiente costero marino; dónde ocurrió esto *exactamente,* o incluso en qué grado nos afectaron los cambios que sufrieron nuestros cuerpos por haber vivido en ese entorno acuático.

Podría entenderse que haya razonables diferencias de opinión con respecto a los detalles. Sin embargo, las transformaciones *anatómicas* obvias que experimentan nuestros cuerpos —que sólo se observan en otros mamíferos marinos— no se pueden explicar por otros medios sino como resultado de haber pasado un importante período de nuestra evolución en un ambiente costero. Los cambios físicos visibles, como los depósitos de grasa subdérmica, la pérdida del pelo funcional, las lágrimas saladas en situación de estrés, el descenso de la laringe y muchos otros mencionados por Elaine Morgan en sus libros, *The Descent of Woman y The Scars of Evolution* son tan evidentes que hablan por sí solos; son la "prueba de fuego", como también lo son las habilidades de pararnos en dos pies, contener la respiración y hablar.

El cerebro de gran tamaño y sus cambios metabólicos, internos e invisibles, los mecanismos que controlan la inmersión, la regulación térmica y los patrones cerebrales específicos para el lenguaje no son evidentes al ojo desnudo pero existen, al igual que otro producto secundario de la selección natural: nuestra inteligencia.

A este paquete debemos añadir la alimentación, toda vez que el cerebro no hubiera podido llegar a su tamaño y funcionamiento actuales sin ayuda metabólica. El pescado y los mariscos, ricos en fósforo y aceites especiales, les dieron al mono desnudo y al delfín un cerebro más grande y los hicieron mucho más inteligentes en comparación con los parientes que dejaron atrás. También debemos añadir la nueva evidencia incontrovertible del ADN que nos señala que todos los que vivimos en la actualidad, descendemos de un solo grupo de unos 2000 que sobrevivieron en las islas.

Así mismo, con las ideas expresadas en este libro albergo la esperanza de contribuir a la aceptación universal de La Hipótesis del Mono Acuático al restarle algo de la temprana exageración que típicamente ocurre cuando nacen nuevos conceptos. Muchos fueron con razón desanimados por un desmedido entusiasmo inicial sobre cuán acuáticos realmente éramos y por eso pienso que es importante señalar que debido a nuestra dependencia fisiológica a la ingesta diaria de agua dulce tuvimos que ser originalmente *monos de estuario.* Este hecho, por sí solo, es suficiente para habernos mantenido anclado a las áreas costeras y a las islas donde había ríos. Dependíamos del mar pero al igual que los descendientes de los Condilartra que eventualmente se habrían de convertir en mamíferos marinos a tiempo completo, nosotros también dependíamos del agua dulce ofrecida por los estuarios. Ellos no hubieran podido adaptarse lentamente de forma total ni nosotros de forma parcial, es más ni siquiera hubiéramos podido sobrevivir de otra manera o en otro lugar.

Al usar la misma definición de mamíferos marinos que utilizan los biólogos marinos —es decir, aquellos mamíferos que pasan la mayor parte de sus vidas cerca o dentro del mar y obtienen sus alimentos de esa fuente— encontramos que hay 123 especies vivas registradas en esta categoría. Esas especies se encuentran dentro de las familias de los delfines, ballenas, focas, leones marinos, morsas, manatíes, dugongos y nutrias. Los osos polares también son considerados mamíferos marinos no sólo porque son nadadores excepcionales, sino también porque obtienen su sustento cazando focas del mar. La evolución de todos los mamíferos marinos, incluyendo al hombre, estuvo relacionada con la falta de oportunidades para la búsqueda de alimentos en sus ecosistemas originales. Cuando las provisiones en tierra escasearon, muchos encontraron refugio en el mar. Cuando reaparecieron oportunidades en tierra, algunos regresaron; de hecho, varios continúan en el proceso de readaptación. Los hipopótamos y los elefantes son ejemplos de animales que necesitan interactuar en dos ambientes. Los cambios en sus cuerpos los obligan a permanecer consuetudinariamente en sitios donde hay agua.

El mono desnudo moderno, el Homo sapiens, es otra especie que actualmente está atrapada en un período de transición con las mismas necesidades. Tiene profundas raíces evolutivas en dos ambientes pero no ha transcurrido el tiempo necesario para producirse la adaptación total a ninguno de los dos. En consecuencia, por ahora y por el futuro previsible debemos interactuar en ambos espacios. Este es nuestro hábitat de zoológico. Este es el dictamen de nuestro código genético. Lo que es; es. Lo que somos; somos.

Con la publicación de este libro, tengo la esperanza de que el Concepto Delfín de Ejercicios y el Concepto de Nutrición del Mono Desnudo se coloquen en la arena de la opinión pública para que los monos desnudos inteligentes reflexionen y/o lo embistan con su pensamiento y libre albedrío y se forjen sus propias opiniones con respecto al valor del tema. Sólo entonces se podrá ver si estas ideas pueden prevalecer por mérito propio.

Estos conceptos no tendrán el beneficio de millones de dólares en publicidad ni la intermediación de las casas farmacéuticas y las industrias de alimentos para convencer a médicos y persuadir a la gente de que pueden recuperar gran parte de la salud mediante su aplicación práctica. Sin embargo, estas nociones, no sólo tienen la lógica y la razón de su lado, sino que además tienen la presencia etérea de las fuerzas de la evolución y, comenzando con Charles Darwin, el pensamiento de miles de investigadores inteligentes de muchas disciplinas diferentes, todos involucrados con la fascinante exploración que tiene como objeto descubrir quiénes somos, de dónde venimos y qué nos obligó a hacer la naturaleza para alcanzar nuestro estado actual en la evolución.

Bibliografía

Albert Einstein, citas

Aldous Huxley, cita

American Spice Trade Association

Associated Press

BBC News

B.J. Palmer, cita

Brown University News Bureau

Carl Sagan, citas

Charles "Tremendous" Jones, cita

CNN News

Discovery Channel

Dr. Benjamin Rush, citas

Dr. Clair O'Dell, citas

Dolphins and Man.....Equals? Regina Blackstock

El Nacional, periódico venezolano

El Universal, periódico venezolano

Encyclopedia Britannica, Great Books of the Western World

Encyclopedia Católica

Fads and Fallacies in the Name of Science, Martin Gardner

Sentirse Bien, Dr. David Burns

Field Museum, Chicago

Great Books of the Western World, by The Encyclopaedia Britannica Grey's Anatomy

IBM

Jacques Cousteau, cita

Jay Leno, cita

Joseph Addison, cita

Los Alamos National Laboratory

Muscle Testing, by Lucille Daniels, Marian Williams, Catherine Worthingham

National Geographic News

National Geographical Society

Nutrition in Health and Disease, Lippincott

Public Broadcasting System, USA

Ralph Gerard, Neurophysiologist, cita

Reuters

Smithsonian National Museum of Natural History

The Descent of Woman, Elaine Morgan

The Naked Ape, Desmond Morris

The New York Times

The Origin of Species, Charles Darwin

The Scars of Evolution, Elaine Morgan

Thomas Edison, cita

United States Surgeon General, quote

Under the Influence, James Milan and Katherine Ketcham

U.S. Department of Commerce

Wikipedia

Will Rogers, cita

Your Health and Chiropractic, Thorp McClusky

Zoológico de San Diego, California, USA

Para contactar al autor

El Dr. Daniel Roberts puede ser contactado a través del correo electrónico theevolutionsolution@gmail.com

Página web: www.institutoroberts.com

Página web: www.dolphinex.com

Información sobre cinturones flotadores y cómo se puede adquirir este libro:

theevolutionsolution@gmail.com

Notas

Notas

Notas

Notas

Notas

www.ingramcontent.com/pod-product-compliance
Lightning Source LLC
Chambersburg PA
CBHW061333250726
48657CB00004B/1138